从天花到猴痘

——警惕痘疹疾病卷土重来

主编　杨永弘　马　琳

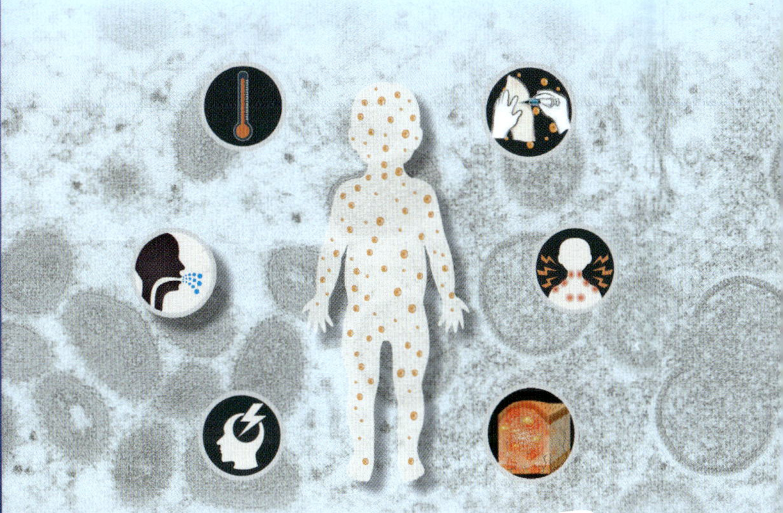

人民卫生出版社
·北　京·

图书在版编目（CIP）数据

从天花到猴痘：警惕痘疹疾病卷土重来 / 杨永弘，马琳主编．-- 北京：人民卫生出版社，2026. 1.
ISBN 978-7-117-39146-7

Ⅰ. R512. 99

中国国家版本馆 CIP 数据核字第 2026J6Z743 号

从天花到猴痘——警惕痘疹疾病卷土重来

Cong Tianhua dao Houdou ——
Jingti Douzhen Jibing Juantuchonglai

主　　编：杨永弘　马　琳
出版发行：人民卫生出版社（中继线 010-59780011）
地　　址：北京市朝阳区潘家园南里 19 号
邮　　编：100021
E - mail：pmph @ pmph.com
购书热线：010-59787592　010-59787584　010-65264830
印　　刷：人卫印务（北京）有限公司
经　　销：新华书店
开　　本：889 × 1194　1/32　　印张：9.5
字　　数：272 千字
版　　次：2026 年 1 月第 1 版
印　　次：2026 年 2 月第 1 次印刷
标准书号：ISBN 978-7-117-39146-7
定　　价：99.00 元

主　　编　杨永弘　马　琳
副 主 编　马　香　殷　俊　姚开虎　谭文杰　黄　辉　刘　盈
编　　者（按姓氏汉语拼音排序）

邓江红（首都医科大学附属北京儿童医院）
高艳青（首都医科大学附属北京佑安医院）
郭凌云（首都医科大学附属北京儿童医院）
黄　辉（安徽中医药大学）
黄保英（中国疾病预防控制中心病毒病预防控制所）
李　旭（哈佛医学院）
刘　钢（首都医科大学附属北京儿童医院）
刘　盈（首都医科大学附属北京儿童医院）
卢清华（深圳市儿童医院）
马　琳（首都医科大学附属北京儿童医院）
马　香（山东大学附属儿童医院）
木其日（内蒙古自治区国际蒙医医院）
谭文杰（中国疾病预防控制中心病毒病预防控制所）
陶剑生（江西省湖口县中医医院）
田厚文（中国疾病预防控制中心病毒病预防控制所）
王　珊（首都医科大学附属北京儿童医院）
王文玲（中国疾病预防控制中心病毒病预防控制所）
王召阳（首都医科大学附属北京儿童医院）
乌日娜（内蒙古自治区国际蒙医医院）
吴长城（中国疾病预防控制中心病毒病预防控制所）
肖媛媛（首都医科大学附属北京儿童医院）
闫桢桢（首都医科大学附属北京佑安医院）

杨永弘（首都医科大学附属北京儿童医院）
姚开虎（首都医科大学附属北京儿童医院）
殷　俊（安徽医科大学第一附属医院）
于　丹（首都医科大学附属北京儿童医院）
张　霞（北京和睦家医院）
赵　莉（中国疾病预防控制中心病毒病预防控制所）
周剑芳（中国疾病预防控制中心病毒病预防控制所）
周亚彬（首都医科大学附属北京儿童医院）

编写秘书　李　旭　黄保英

序　一

在人类历史的长河中，痘病毒及其引起的疾病始终占据着不可忽视的位置，并一直是重大的公共卫生问题。从天花的历史性消灭到近年来猴痘引发的全球关注，痘病毒疾病的威胁深远，认识、研究及防控痘病毒疾病对全人类的健康影响至关重要。2022年多国猴痘感染病例激增是一次非同寻常的不典型流行，也是自天花消灭后的首次全球规模的痘病毒感染事件，当年7月世界卫生组织宣布猴痘疫情构成"国际关注的突发公共卫生事件"。全球消灭天花并停止了天花疫苗免疫接种已数十年，同时对痘病毒的长期忽视与放松警惕，导致人类对其认识及关注远远不够。年轻一代对于天花的危害知之甚少，因而对于猴痘可能引发的危害没有足够的认知。

杨永弘教授长期关注感染性疾病的基础与临床研究。早在2010年的国际交流中，他就敏锐地了解到猴痘的存在和潜在危害。2022年5月世界卫生组织确认了英国第1例猴痘病例，杨教授和他的学生们就及时关注到此次流行，较早在国内杂志上报道其流行状况，并组织相关专家起草、发布了我国首部《儿童猴痘诊疗和预防专家共识》。痘病毒感染引起的疾病其临床表现多为皮肤病变，因此杨教授与他的学生——著名儿童皮肤科专家马琳教授一起担任主编，很快组织起了皮肤病学、病毒学、免疫学、感染病学、内科学等多学科专家在内的编写团队，并邀请预防医学与公共卫生领域的专家参与，撰写了这本《从天花到猴痘——警惕痘疹疾病卷土重来》。

本书详细讲述了痘病毒的过去与现在，从天花病毒到现今流行的猴痘病毒，概括了基础研究的前沿内容与其对临床实践的思考与启示，并对相关疫苗的最新进展予以综述。更为可贵的是，杨教授出身于中医世家，他从中医“上工治未病”得到启示，带领科研团队查阅了大量古籍史料，对中国人痘接种术的突出历史贡献进行了挖掘与梳理。

本书的出版，正值全球多国经历猴痘病毒的流行之后。猴痘的流行让我们反思，让我们重新认识痘病毒，并要求我们不断提高诊断水平，警惕各种痘病毒疾病发生和可能流行的隐患。通过阅读本书，读者不仅能了解到痘病毒的相关基础和临床知识，更能深刻感受到在全球化时代下，基础研究、临床实践与公共卫生紧密结合的重要性。本书对于医学生、临床医生、研究人员、公共卫生政策制定者及防疫一线人员等均有极大的参考价值，我乐意向大家推荐这本书。

中国科学院院士　高　福

2025 年 10 月

序　二

痘病毒的历史贯穿了人类整个医学史。人类与天花的斗争直到20世纪70年代末才取得了阶段性的胜利,天花的生物威胁至今仍然存在。近年来又出现全球猴痘流行,再次印证了痘病毒对人类健康所产生的广泛且深远的影响,预防和控制痘病毒感染仍将是公共卫生领域的重要挑战之一。《从天花到猴痘——警惕痘疹疾病卷土重来》的出版为我们反思和重新认识痘病毒提供了宝贵的契机。

首都医科大学附属北京儿童医院一直以深厚的底蕴和卓越的成绩引领着我国儿科医学的发展,这得益于医院良好的学术传承。医院创立者诸福棠教授的关门弟子杨永弘教授创建了感染与微生物研究室,长期致力于感染性疾病的基础与临床研究,不仅在国内处于领先地位,在国际上也享有盛誉。更令人钦佩的是,杨教授年过八旬,仍孜孜不倦。2022年,当猴痘在欧洲出现并向全球蔓延时,他迅速组织专家团队编写并发布了我国首部《儿童猴痘诊疗和预防专家共识》,为儿科临床和公共卫生应对提供实践指导。马琳教授是杨永弘教授指导的研究生中的佼佼者,现在是我国乃至国际儿童皮肤专业的领军者。她在繁忙的临床工作中始终关注医学前沿,积极参与科研与教学,不仅在儿童皮肤病临床诊治上处于先进水平,同时在感染性疾病尤其是金黄色葡萄球菌感染方面作出了重要贡献。他们师徒联手主编这部著作,充分再现了医院学术传承的风貌。不仅如此,我院还有姚开虎、刘钢、邓江红、刘盈、郭凌云、于丹等一批年轻学者参与本书编写。作为院长,我为医院拥有这样一批笔耕不辍、勇于奉献的老中青齐聚的专家队伍而感到欣慰。

在此，也十分感谢中国疾病预防控制中心病毒病预防控制所谭文杰教授等预防医学界专家，以及安徽中医药大学的黄辉教授等参与编写本书，他们为本书贡献了非常专业和精彩的内容。我深信，这本参考书不仅可为关心这一领域的读者打开一扇了解痘病毒的窗口，更可为临床医生、痘病毒相关研究者和公共卫生防控工作者提供坚实的科学资料，必将推动痘病毒研究的持续深入，造福人类健康事业。

倪　鑫

国家儿童医学中心

首都医科大学附属北京儿童医院院长

2025 年 10 月

前　言

病毒和细菌是对人类健康构成主要威胁的两类微生物。从1676年荷兰科学家安东尼·菲利普斯·范·列文虎克（Antonie van Leeuwenhoek）利用显微镜首次观察到微生物，到1876年德国科学家罗伯特·科赫（Robert Koch）发现首个致病细菌——炭疽杆菌，微生物学的研究逐渐深入。然而，人类对病毒的认识则稍晚于细菌。1892年，俄罗斯生物学家德米特里·伊万诺夫斯基（Dmitri Ivanovsky）通过实验证明烟草花叶病是由一种比细菌更小、可通过细菌滤器的微生物引起的。随后，荷兰科学家马丁努斯·威廉·拜耶林克（Martinus Beijerinck）进一步确认这一病原体是一种新的生命形式，并命名为“滤过性病毒”。直到20世纪30年代，人们才了解病毒的基本组成是核酸和蛋白质，且其只能在活细胞内寄生。

在病毒的大家族中，痘病毒是一类结构复杂的脱氧核糖核酸（deoxyribonucleic acid，DNA）病毒，其中正痘病毒（orthopoxvirus）是一个重要分支。能够感染人类的正痘病毒包括天花病毒（variola virus，VARV）、牛痘病毒（cowpox virus，CPXV）、痘苗病毒（vaccinia virus，VACV）及猴痘病毒（mpox/monkeypox virus，MPXV）。这些病毒均可引起不同的感染性疾病，具有显著的公共卫生意义。特别是猴痘病毒，近年来在全球范围内的暴发频率和规模引发了广泛关注。事实上，自世界卫生组织（World Health Organization，WHO）宣布的八次国际关注的公共卫生紧急事件中，有两次是由猴痘病毒引起的，显示出其威胁性。

痘病毒感染常导致特殊的皮肤感染性疾病，表现形式以“痘”为特征，体现为不同类型的皮疹。虽然多数病例以皮肤改变为主要特征，但某些感染的表现形式较为特殊。例如，儿科中常见的传染性软疣虽由痘病毒引起，却不以“痘”为典型表现。因此，临床医生需结合症状、流行病学史及病原学检测，进行精准诊断。

天花是人类历史上最为严重的传染病之一，曾多次引发区域性、洲际乃至全球的大流行。16 世纪，中国传统医学已通过接种患者痂粉的“人痘”法防治天花，这被认为是疫苗的雏形。1796 年，爱德华・詹纳（Edward Jenner）推广牛痘疫苗，开启了现代免疫学的先河。随后，随着更安全高效的疫苗接种策略的实施，天花发病率大幅下降。1980 年，世界卫生组织正式宣布天花被全球消灭，成为迄今唯一被彻底消灭的传染病。然而，天花病毒样本的存留及其潜在威胁仍然是全球公共卫生的焦点，其泄露或成为生物武器的可能性，已引发了国际社会的高度警惕。

在天花消灭后，猴痘病毒成为最重要的正痘病毒。自 1970 年首次在人类中发现猴痘感染以来，病例逐渐从非洲扩散至其他地区。2003 年，美国暴发了由非洲输入猴痘病毒引起的疫情。2022 年，猴痘疫情暴发，病例在非流行地区广泛传播。同年 7 月，WHO 宣布猴痘为公共卫生紧急事件。尽管 2023 年疫情有所缓解，但病例仍在部分地区持续增加。2024 年，刚果民主共和国猴痘疫情范围进一步扩大，并出现新的进化分支，已传播至多个邻国。2025 年 1 月，我国发现一起猴痘病毒Ⅰb 亚分支聚集性疫情，传染源为 1 位外籍人员，有刚果民主共和国旅居史，在其密切接触者中陆续发现 4 例关联病例，均为亲密接触后感染。2024 年 8 月 14 日，WHO 再度宣布猴痘为公共卫生紧急事件。早在 2013 年编辑出版《儿科疫苗学》一书时，我们就意识到，必须重视猴痘病毒的全球大流行。因此，自 2022 年猴痘暴发以来，我们密切关注全球疫情的发展。当世界卫生组织报告猴痘病例不到 1 个月时，我们便在国内期刊上发表了文章《关注猴痘在多国的流行》，随后又从不同角度发表了多篇文章，并组织国内专家制定了相关共识。

在全球范围内停止接种天花疫苗后，正痘病毒中的痘苗病毒感染病例呈散发性分布，大多为实验室感染，并伴随相应症状。例如，2017 年，我国江苏省报告了 5 例由痘苗病毒引起的肺部感染病例。近年来，我们还注意到内蒙古地区发生了多例羊口疮病毒感染病例。羊口疮病毒引起的皮损与猴痘相似，但其传播特点与猴痘病毒有所不同，羊口疮病毒有明确的地理分布特点，如患者通常局限于牧区，且有与牲畜密切接触史等。因此，在猴痘暴发期间，不能忽视其他致病性痘病毒的感染事件，应及时通过病原学证据进行必要的鉴别诊断。

我国是天花疫苗的发源地。早在东晋时期，葛洪在《肘后备急方》中将天花称为"虏疮"，并意识到这是一种传染性疾病。清代医书《痘科金镜赋集解》记载："闻种痘法起于明朝隆庆年间宁国府太平县，姓氏失考，得之异人丹家之传，由此蔓延天下，至今种花者，宁国人居多。"现有文献表明，早在16世纪的明朝，已有16部古籍提到种痘术，而清早期的6部文献记载可追溯至明末时期的种痘实践。这些证据表明，至少在四五百年前，包括但不限于皖南地区已有规模接种人痘，这为我国明代"人痘"接种法已成熟提供了有力证据。

随着国际交流日益频繁，中国的人痘接种术通过土耳其在中国生活、经商的人群传至英国。也许英国人并没有学到中国人痘的精华，如"熟苗"(减毒活疫苗)的技术，认为人痘接种副作用大，死亡率高。也有文献指出，爱德华·詹纳可能并非牛痘疫苗的真正发明者，而且牛痘疫苗在临床应用的时间相对较短，不到百年，就被痘苗病毒制备的天花疫苗所替代。因此，从时间跨度和应用范围来看，天花疫苗起源于中国，且至少早于爱德华·詹纳牛痘苗200余年。

在中国古代，人痘接种术能够得到广泛应用，得益于接种技术的不断成熟和规范化。早期的人痘接种法非常简单，主要采用痘衣法，接种成功率有限。直到清乾隆年间，鼻苗法逐渐增多，这种创新性的黏膜免疫途径逐渐形成了一整套技术体系，包括疫苗的选择、制备与保存、接种时间、接种对象、操作流程、接种后注意事项等。尤其是，选苗和贮苗条件非常严格，其中"时苗"被认为毒性强而不推荐使用，而"熟苗"则因其温和性而备受青睐。事实上，从技术上看，"熟苗"即为天花减毒活疫苗，是经过多次传代培养后毒性减弱但仍保持活性的天花减毒疫苗。清代医家朱奕梁在《种痘心法》中提到："若时苗能连种七次，精加选炼，即为熟苗""其苗传种愈久，则药力愈精，人工选炼愈熟，火毒尽去，精气独存，所以万全而无患”。由此可见，中医不仅开创了疫苗的先河，还在“减毒活疫苗”和“黏膜免疫”领域作出了重要贡献。本书对祖国医学对天花防治中的贡献作了比较详细的论述，也是中西医融合方面的一种尝试。

天花疫苗的历史名称从人痘到牛痘，再从牛痘到痘苗病毒。其被明确命名为“Vaccinia”的时间大约发生在19世纪中叶至末期。中国的天坛株，据齐长庆的记载，分离自一位著名的天花患者，后者的病毒也转变为“Vaccinia”，至今仍是一个谜。就天花病毒疫苗而言，第一代天花为减毒活疫苗；第二代是在第一代疫苗株基础上通过细胞系生产的活疫苗；第三代为减毒活疫苗，如ACAM3000；第四代为正在研发的新型疫苗，包括基因重组减毒疫苗、蛋白亚单位疫苗、信使核糖核酸疫苗和脱氧核糖核酸疫苗等。目前全球已批准（紧急使用）的猴痘疫苗，都是针对天花病毒研发的活病毒疫苗，应该是一种交叉免疫预防手段，且具有明确副作用，接种人群受限。用猴痘病毒制备的新疫苗正在开发中，我国学者也为此作出了重要贡献，本书也作了比较详细的介绍。

我们组织了从事临床（尤其是皮肤科）和基础研究（病毒、免疫与疫苗）的专家，共同撰写了这本参考书。本书的另一大特色是对祖国医学在天花诊治和人痘疫苗方面的贡献进行了梳理、查证和总结，亦是中西医学融合研究的一次尝试。本书总论部分首先系统介绍了中医防治天花的成就与贡献，接着详细阐述了痘病毒的病原学、免疫学、实验室诊断，以及痘病毒感染性疾病的临床诊断与鉴别诊断，并从西医学角度介绍了疫苗。各论部分则分别介绍了不同痘病毒引起的感染性疾病，重点讨论了天花和猴痘，并涉及我们曾关注过的羊口疮和儿童常见皮肤病——传染性软疣。全书既具深度又通俗易懂，旨在为读者提供一个全面的视角。

在此，我们要特别感谢高福院士和倪鑫院长自始至终的大力支持，并为本书作序。特别感谢中国疾病预防控制中心病毒病预防控制所谭文杰教授团队和安徽中医药大学黄辉教授团队对本书作出的特殊贡献。我们还要感谢参与本书编写的所有同仁们的辛勤努力。由于时间紧迫、内容广泛，尽管我们尽力而为，也很难达到理想的高度，书中难免存在不足和错误，恳切希望广大读者在阅读过程中不吝赐教，欢迎发送邮件至邮箱 renweifuer@pmph.com，或扫描下方二维码，关注“人卫儿科学”，对我们的工作予以批评指正，以期再版修订时进一步完善，更好地为大家服务。

杨永弘　马　琳

2025 年 10 月

目　录

总　论

各 论

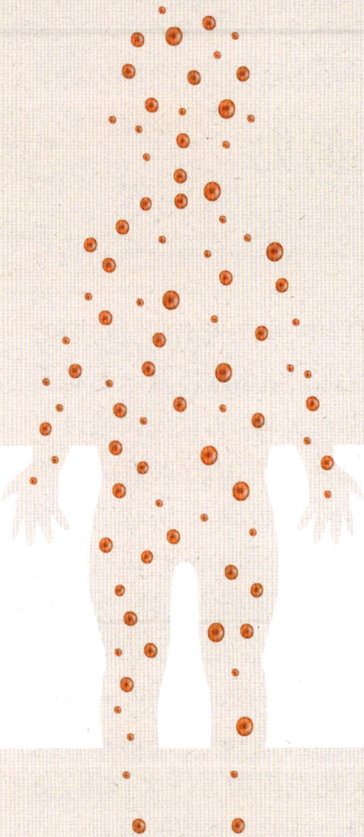

总　论

第一章
中医防治天花简史

中国古代医家在长期与疾病斗争的过程中，早在先秦两汉时期就已经形成了“治未病”思想和“伤寒”六经辨证论治诊疗体系。面对天花这种严重威胁生命安全的疫病（急性传染性疾病），古代先民通过不断摸索与尝试，在晋唐宋元时期就拟定了诸多辨别、治疗的方法和预服药物防疫的措施；延至明清时期治疗范围不断扩展，从疾病本身到并发症及后遗症，痘疹（重点针对天花）防治文献层出不穷，拟出了难以计数的防治方药。晋唐提出“以毒攻毒”学说，多归入伤寒一类，以“清热解毒”为主；宋代从脾肾论治形成了“胎毒论”；由元入明以后，对单纯治疗的效果产生质疑，并发现了天花周期性流行和“一发不再发”的规律。在这些认识和理念的指导下，通过长期防治实践，最终孕育并诞生出了人痘接种术，为预防天花发挥出了巨大作用，在人类急性传染病防治史和免疫学的发展史上写下了辉煌的篇章。

第一节　中医对天花的认识

天花在我国古代著述中归属“痘疹”范畴，晋唐时期就有记载，宋金元时期多从轻重有别或划分不同阶段来区别，明代逐渐与麻疹等明确区分；病因病机的认识，经历了热毒、时气致病到胎毒致病，再到先天禀赋胎毒结合天行时毒致病的领会过程，这些认知为人痘接种术预防天花奠定了一定的理论基础。

一、天花病名的演变

在中国古代文献中，天花有虏疮、豌豆疮、豌豆疱等，又有痘疮、痘疹、痘症、皰疮、脓疱、天痘、天行痘、珍珠豆、天行发斑疮、茱萸豆、登痘疮、百岁疮等名称。目前国内形成的共识是，天花的文字记载首见于1600多年前的晋代医药学家葛洪（283—363年）所著的《肘后备急方》（约341年），书中载："比岁有病，天行发斑疮头面及身，须臾周匝，状如火疮，皆戴白浆，随决随生，不即疗，剧者数日必死。疗得差后，瘥瘢紫暗，弥岁方灭，此恶毒之气也。世人云：以建武中于南阳击虏所得，仍呼为虏疮"。书中对天花发病缘由、症状表现、病情进展及预后都作了较为详细的描述，并提出其病因是东汉建武年间（23—56年）因战争而从俘虏中传播的，故称其为"虏疮"。从皮疹的部位、时间、形质、高致死率，以及留有瘢痕等特征，可以判断为天花。这是天花在中国流行的最早记载。过去医学史认为阿拉伯名医拉齐（864—935年）最早描述了天花，而葛洪这一文字记录比之早了近600年。

自葛洪起，中国历代医药学家对天花（痘症）开展了旷日持久的研究，据我们不完全统计，仅历代各类痘症相关书籍就有800余种，单以《中医文献辞典》条目统计，书中明清痘症书籍就约有90余种，主要集中于"痘"和"痘疹"或"痘疮"症状的描述。

根据文献记载，天花在晋唐时期被称为虏疮、豌豆疮、豌豆疱等。"痘"的出现多与"豆"相关，"豆"作为病症描述最早出现于隋代巢元方《诸病源候论》（610年）所载的"豌豆疮"，"其疮形如豌豆，故以名焉"。唐代多延续隋代以"豆"为症状的描述，孙思邈《备急千金要方》（652年）和王焘《外台秘要》（752年）称之为"豌豆疱"，但《外台秘要》卷三《天行发斑方三首》中引用了《肘后备急方》的"虏疮"内容，与其他天行发斑类疾病相混同。后世医籍中逐渐以"痘"代替"豆"成"痘疮"病名。成书于明代的《字彙》（1615年）对"痘"的解释即为"痘疮"。明代孙一奎考证认为，"痘"即古时之"虏疮"，其《赤水玄珠·第二十八卷痘疹心印》（1584年）云："余考痘之为症，上古轩辕、秦越人、淳于公辈，皆未之论列也，自东汉建武中，南阳征虏染流中国，时谓之虏疮"。这与晋代《肘后备急方》的记载遥相呼应，由此"虏疮"被确认为是我国最早的天花病名。

宋代以后天花病名比较复杂，曾出现"痘""痘疮""痘疹"等以天花疾病为主的不同的名称。宋金元时期多数医家均将天花疾病与麻疹,甚至水痘等其他出疹性疾病合而并论,统称为“疮疹”“痘疹”“斑疹麻痘”等。“痘”“疹”二字合称首见于北宋淳化三年官修方书《太平圣惠方》(992年),称为“胗豆”,是细胗与豆疮的合称,“夫婴孩患胗豆疮子者……凡绝乳婴孩,生于胗豆”,“腑热生于细胗,脏热生于豆疮”,以为是同一种出疹性疾病的轻症和重症。这种观点在当时影响较大,北宋庞安时《伤寒总病论·斑豆疮论》(约成书于1000年)亦将麻疹和天花合称为“斑豆疮”,称“天行豌豆疮”毒轻者谓“麻子”;重症为豌豆疮,其毒最重,小儿多患,这是对出疹性疾病鉴别的初步探讨,但尚不明晰。同时期的董汲在《小儿斑疹备急方论》(1093年)中论述“斑疹”,指出天花和麻疹等其他出疹性疾病之病机、证候有区别,脏腑积热之热深症重者为天花,这是目前已知最早对痘疹及斑疹的专论,象征着我国古代医家对天花成体系研究的开始。

当时也有少数医家认识到,“疹”与“痘”不仅有轻重之别,症状也有所不同。如北宋钱乙《小儿药证直诀·疮疹候》(1119年)论述小儿出疹性疾病时,开始尝试区分“水疱”“脓疱”“斑”“疹”四类病证,其中“脓疱”之疱疹不透明而浑浊,圆形鼓起,触之坚硬;“疮疹”未发前,“面燥腮赤,目胞亦赤,呵欠顿闷,乍凉乍热,咳嗽嚏喷,手足梢冷,夜卧惊悸多睡,并疮疹证,此天行之病也”。到南宋时期,陈文中《小儿痘疹方论》阐述痘疹以痘疮为主,更明确地认为麻疹与天花症状不同,麻疹“如蚊蚤所咬”,“痘疮”则光泽、起发、红活。

“痘疹”作为病名正式出现于南宋端平二年(1235年)成书的《闻人氏痘疹论》;及至明代,太医院将痘疹单列一科。

“痘”“疹”的释义是逐渐变化的,随着实践经验的积累,明代对各类出疹性疾病的分辨更加清晰准确,天花被称作“痘疮”“痘症”等,明代儿科著作基本能准确区分天花与麻疹。如鲁伯嗣《婴童百问》(1542年)出现“水痘”,第九十九问为“麻证”“水痘”,第一百问为“疮疹”,分别对应着麻疹、水痘和天花。万全《片玉痘疹》(1549年)将天花疾病定名为“痘疮”,与麻疹的病因、病机、治法、方药进行了明确区分;其另一部痘疹专著《痘疹心法·原痘论》(1549年)指出:“或云,自建武征虏,遂染其毒,流布中国,谓之虏疮。或曰圣疮,言其变化莫测也。或曰天疮,言为天行疫疠也。或曰百岁疮,言人自少至老,必作一番也。或曰豌豆疮,言其形之相似也”。

目前已知，“天花”病名首见于明末清初思想家黄宗羲季子黄百家（1643—1709年）《天花仁术序》，系于康熙癸亥（1683年）为傅政初《天花仁术》一书（佚）所作，该序因收入黄百家《学箕初稿》卷二中而有幸得以保存下来；清代袁句《天花精言》（1753年）记载了天花病名的由来：“爰随笔志之，而谬为友人所许，美其名曰天花精言”，指出“天花”乃委婉之称，形容面部改变如“天女散花”一般，因愈后皮肤留有瘢痕、面部损毁严重而得名。

之后的清代医书中，不少医家同时以“痘”和“天花”称呼。如邱熺《引痘略》（1817年）自序写道：“难婴儿之患天花，十损二三，甚者不存五六。”在正文中又写作“痘疮”。到了民国时期，“痘”与“天花”两个名称仍然并存，如秦伯未《秦氏痘疹图说》（1918年）以“痘”称呼天花，而恽铁樵《保赤新书》（1928年）全书使用“天花”一名，且明言“天花是俗名，医书上谓之痘”。《保赤新书》实际上是现代医学教育进入中国之后刊印的传统医书。随着现代医学的引入，传统医书逐渐摒弃“痘”“痘疮”“痘疹”等病名，开始更多采用“天花”一词相称呼，渐渐地成为这一烈性传染病的唯一病名。

由此可见，中医对于天花的认识经历了曲折的演变和发展过程。

二、天花的病因理论

早在先秦两汉时期，《黄帝内经》就提到瘟疫的传染性及其防治措施，《素问遗篇·刺法论》曰：“黄帝曰：余闻五疫之至，皆相染易，无问大小，病状相似，不施救疗，如何可得不相移易者？岐伯曰：不相染者，正气存内，邪不可干，避其毒气，天牝从来，复得其往，气出于脑，即不邪干”。《灵枢·百病始生》曰：“风雨寒热不得虚，邪不能独伤人。”指出瘟疫的高传染性和病状相似的特征，探讨了疾病内因与外因的辩证关系，强调了提升自身免疫力的关键作用。

汉晋隋唐医学著作多认为，天花是由热毒、时气所致，归于伤寒门类。东汉时期（3世纪初）张仲景《金匮要略》就有发疹性疾病（包括天花在内）的论述，如“阳毒之为病，面赤斑斑如锦纹”等；东晋葛洪《肘后备急方》（约341年）用“恶毒之气”来解释天花病之外因，明确指出为时气病。隋代巢元方在其《诸病源候论》（614年）云：

"伤寒热毒气盛，多发痘疮，其疮色白或赤，发于皮肤，头作瘭浆，戴白脓者其毒则轻，有紫黑色作根，隐隐在肌肉里，其毒则重。"指出"表虚里实，热毒内盛"的病机特征，兼顾了内外因的同时更侧重于内因。孙思邈《备急千金要方》(652年)认为系时气热病，并在卷十列有"伤寒方"，附有"治人及六畜时气热病豌豆疮方"，可知当时痘疮发病不止小儿，孙氏也未将天花列入小儿专科之内。唐代王焘《外台秘要》(752年)认为，痘疮形成是由于"热毒内盛，攻于脏腑，余气流于肌肉"。

宋金元时期医者既肯定了天花有传染性，对于病机方面又提出"胎毒说"，或认为因饮食积热、失治而受外邪或外伤引动所致。北宋《太平圣惠方》(992年)将小儿痘疮的成因归结于热毒攻于脏腑，"脏腑积热"，收载有"治伤寒发豌豆疮灭瘢痕诸方"和清热解毒"治时气发豌豆疮诸方"；北宋董汲《小儿斑疹备急方论》(1093年)提出"胎中积热"观点；另一部南宋官修医著《圣济总录》(1117年)认为，天花发病有内外两方面因素，内因为小儿体质纯阳，脏腑蕴热，自内出外，外因为遇时疫伤寒"发豌豆疮"，或饮热乳致"小儿疮疹"。同一时期的钱乙在《小儿药证直诀》(1119年)中更明确地提出"胎毒说"，认为"小儿在胎十月，食五脏血秽，生下则其毒当出"；又在《痘疮治法通论》中云："食母腹中秽液，入儿五脏，食至十月，即秽液满胃……此亦母之不洁余气，入儿脏中，本先因微寒入，遇风寒邪气相搏，而成痘疹也"。认为该病的外因为"遇天行时热"，由此提出内毒外感合邪之"胎毒外感说"。南宋刘昉《幼幼新书·卷十八斑疹麻痘》(1150年)中指出，小儿患痘为积热在脏，蒸郁热毒散于四肢。由南宋太医局刊刻的《小儿卫生总微论方》(1156年)也明确指出，小儿初生后，因胎毒攻发，而身生痘疮。张从正在《儒门事亲》(1228年)中指出，胎毒的成因是"儿之在母腹也，胞养十月，蕴蓄浊恶热毒之气"；陈文中《小儿痘疹方论》(1254年)也认为，小儿痘疹乃胎中所受，因其母不知禁戒，纵情厚味，好啖辛酸，或食毒物，其气传于胞胎而成；李东垣在其所著《东垣十书》(1529年)中解释胎毒成因，认为新生儿吞下恶血，复归命门胞中，形成胎毒。

"胎毒病因说"能够部分解释天花"一生仅得一次"的现象，有其合理性的一面，影响深远，加之后世医家加以修补完善，到明清时期成为被广泛接受的主流观点。明代医家基本承袭前人“胎毒致病说”，认为天花发病由内藏胎毒与外气相感，内外因共同作用而成，但一般不再将痘疹类疾病归属于伤寒之类。如鲁伯嗣《婴童百问》（1542 年）指出，痘疹内因在于小儿“初离母体，口有液毒”，咽下后伏于心，遇天行时气，热邪发于外；薛铠《保婴撮要》（1556 年）亦持此论，指出患儿内有胎毒，“食母五脏血秽，伏于命门”，外遇时气，或惊骇跌扑，或饮食所伤，因而发之。

清代不少医家对于胎毒病因说进行了拓展，如张志聪《侣山堂类辩》（1663 年）提出：“痘之毒气，已萌于有生之初”，仍认为痘疮是先天之毒；清代张琰《种痘新书·痘原赋》（1741 年）指出，痘本胎毒，秽毒深藏，遇天行之疫疠，邪气、恶血从脏腑发，而成天疮；清代御医吴谦《医宗金鉴·种痘心法要旨》也认为，天花由内外因共同作用而发，“痘禀胎元出不再”“天疮之名因天禀”“毒发必自待天时”。

天花胎毒说今天看来局限性十分明显，中国古代学者对此也有所认识，早在北宋提出的同时，就有截然不同的观点出现了。如初虞世在《养生必用方》（1097 年）中提出：“又一岁之中，疮疹大小相类，此疫气也，当作疫气治之”，这是对天花等痘疹类疾病具有传染性（“疫气”）的早期认识。随着辨治实践的不断深入，渐渐地“胎毒说”质疑之声不断出现，到了明代中期甚至有直接批驳的观点。如万全《痘疹世医心法》（1549 年）载：“将谓秽毒淫火，邪则一岁之中，大而郡县，小而村落，病者相似，而死相继，比屋哭声，秽毒淫火，未必人人若此之甚也。将谓时行正病，邪何以自少至老，但作一度，厥后再无传染也？”王肯堂《幼科证治准绳·痘疮门》（1602 年）云：“痘疹之发，显是天行时气……岂可概谓胎毒哉？”“淫火秽血，古亦有之，而何独无痘疹之患？”但同时又云：“疫疠一染之后，不能保其不再染；而痘疮一发不再发，则胎毒之说，又何可尽废乎？”张介宾《景岳全书·痘疮诠》（1624 年）也认识到，天花的发作与天行时气有密切关系，但仅将“时气外触”视作诱使胎毒发作的诱因。明末吴又可《温疫论》（1642 年）则记载“无论老少强弱，触之者即病”，这是对其接触传染的确切描述。清代张璐《张氏医通》（1695 年）明确指出：“岁气并临，疫疠传染，岂可概为胎毒哉？”明确指出疫疠之气是天花的病因而非诱因，认识到了这类疾病的传染性及严重性，开始脱离胎毒学说的桎梏。

直至清代叶天士（1666—1745 年）、薛生白（1681—1770 年）、吴鞠通（1758—1836 年）、王孟英（1808—1868 年）等温病学家的出现，卫气营血辨证、三焦辨证等学说的提出，形成了系统完整的温病学理论体系，对很多传染病的认识提高了到前所未有的高度。在此基础上，清代王清任《医林改错 · 卷下 · 论痘非胎毒》明确提出“痘非胎毒”说，指出天花发病具有流行性，“少则一方，多则数省”，并确定其属“遇天行”“触浊气”之瘟疫，邪气从口鼻而入、传染而成；天花之顺逆主要取决于感受瘟毒的轻重，受瘟疫轻瘟毒随花而出、出花必顺，受瘟疫重疫毒逗留于内、出花必险，受瘟疫至重，瘟毒烧炼其血，痘色紫黑，死血阻塞，瘟毒内攻，脏腑变生逆证。

由此可见，中医对天花病因病机的认识是逐渐提高、不断深化的，形成了独特的认识。但由于中医各家基础理论学说各异，各个流派各自传承和学习的方法路径不一，对天花病因病机的理解、分析和探讨，相互之间存在诸多的分歧和矛盾，呈现出多样性的观点，而且不同时期医家也在各自的经验性积累和实践中进行验证，不同的历史阶段占据主导地位的学说也有所不同。

第二节　中医防治天花的实践历程

中国古代先民很早就开始摸索和发展出了一套系统天花防治方法，包括预先服用药物预防、采取隔离防疫措施，内服外敷、针药并用治疗。历代“治痘”专著多达 800 余种，“治方”无以计数，不仅在痘疹病毒类疾病的防治中发挥出重要作用，而且在人痘接种术的诞生和发展上同样也起到了重大的作用。

一、天花治疗体系的形成

面对天花，中国古代医家早期探索的重点放在治疗上，从辨别症状、判断病情到辨证论治、议方用药，形成了因机证治相贯通的较为完整的辨治体系。

据考证，晋唐时期《肘后备急方》《诸病源候论》《千金要方》等诸多古籍的相关记载，均体现出中国早期朴素的“以毒攻毒”思想。晋代葛洪不仅是第一个描述天花的医家，也是世界上第一个记载用药物治疗天花的医家，他创制了天花外治法，包括以蜜摩患处、升麻水煮或苦酒渍洗、地黄黑膏外涂等。《肘后备急方》(约 341 年)载：“取好蜜通身上摩，亦以蜜煎升麻，并数数拭之，亦佳。又方，以水煮升麻，渍绵洗之，苦酒渍煮弥佳，但燥痛难忍也”“每多作毒意防之，用地黄黑膏亦好”。

服药法也是防治痘疮的一个重要措施，如《肘后备急方》陶弘景所补文字中记载“永徽四年，此疮从西域东流于海内，但煮葵菜叶、蒜齑啖之则止，鲜羊血入口亦止，初患急食之，少饭下菜亦得”的记载；敦煌所藏药方中也有“兔皮疗豌豆疮方”。

唐代孙思邈《备急千金要方》(652 年)则灸药并施、内服外灸皆用，所列药物显著增多，多用黄连、大黄、青黛之类，其“治人及六畜时气热病豌豆疮方”中大多为清热解毒单味方药，列有我国第一个内服治疗天花的复方“木香汤方”，第一个灸法治疗天花的处方“灸两手腕研子骨尖上三壮”。王焘《外台秘要》(752 年)设立了“天行发疮豌豆疱疮方”专篇，共记载“黄连三两”“煮大黄五两”等 12 首治疗方，其中除《肘后备急方》《千金要方》外，还包括已久佚的《延年秘录》一书方剂，如“《延年》疗天行壮热头痛，发疮如豌豆遍身”，用“大青汤方”。该书汇集了初唐及其以前的诸多医学著作成果，可视作早期天花治疗的基础。

宋金元时期载有痘疹防治的著作有 10 余种，在用药与处方、各类症状，以及并发症的处理上均有所拓展，并开始采用分阶段治疗的方法，大致分未出痘期、出痘期、出痘后三个阶段，症状和治法皆不同。如北宋官修方书《太平圣惠方》(992 年)分载“治伤寒发豌豆疮诸方”“治伤寒发豌豆疮灭瘢痕诸方”“时气发豌豆疮诸方”，痘尚未出用生油方疏利，痘已出用胡荽酒方透邪，痘出瘥后收靥消瘢，列有“鹰粪白膏”“朴硝膏”“灭瘢白芷膏”等 13 首灭瘢方；董汲《小儿斑疹备急方论》(1093 年)提出，初觉未明宜用升麻散解之，痘出已明予凉药清解，已出未快可予紫草散之类，还提到疮疹入眼等并发症方；钱乙《小儿药证直诀》(1119 年)除以清热解毒治痘外，更有从脾肾论治的论述，列有“百祥丸”“牛李膏”“宣风散”“栝蒌汤”等方，还提及母乳忌口、不可令饥及受风寒等注意事项。南宋官修医著《圣济总录》(1117 年)指出，初时予伤寒疏利法，忌冷防遏，痘已出则不可疏、不可汗，所载治痘方法繁多，卷二十八《伤寒发豌豆疮》载治疗方剂 18 首，卷一六九《小儿疮疹》又列“紫草汤”“黄柏膏”“木通汤”等 30 余种治痘方；刘昉《幼幼新书》(1150 年)记载更加详细全面，专列《斑疹麻痘》卷，汇集了前代记载，按未出、初出、已出、太盛、出不快、倒靥、减瘢及面目、咽痛、大小便兼并诸证等篇，分列 180 多首方，如未出疏利方 5 则、初出以紫草方为先及胡荽酒方、生油方 3 方；《小儿卫生总微论方 · 卷八疮疹论》(1158 年)载有诸多疮疹防治方剂，从疮疹未出到疮疹初出、已出再到疮疹余毒未清等，同时记载“疮疹入眼”等诸多并发症及其相应方剂，内容丰富、全面翔实，表明天花方药治疗体系初步建立。

宋金元时期医家还提出宣解、清热、温凉、温补、疏利、补气、益血等治法，并有疏利下法的使用，各有侧重。北宋“胎毒说”的提出者钱乙指出，治痘疹既要解毒又要温中，宜寒凉、温凉之药，不可妄下、妄攻、妄发散，忌受风冷。刘河间(约 1110—1200 年)论三焦少阳火动引发，不可妄用吐、泻、下三法，强调和法安里；张子和《儒门事亲》(1228 年)载有痘疹医案，认为天花以浊恶热毒为源，“岂有寒欤”，轻者因而扬之，宜先宣解，与治伤寒时气同法；南宋陈文中首撰小儿痘疹专著《小儿痘疹方论》(1254 年)，认为治痘当先分表里虚实，大致分为表虚、里虚、表里俱虚、表里俱实四类，用药偏于温热；经数据挖掘考证，其治小儿痘疹以补虚药为主，清热药、解表药、利水祛湿药等为辅。元代曾世荣《活幼口议》(1332 年)则强调补益气血，若患儿气脉充实宜微下之，气虚则不可下。李杲《东垣十书》(1247 年)将痘疹发病归咎于寒、热、湿，关键为伤于乳食内蕴湿热，引动母胎恶血伏邪，分别用外发寒邪、内泻二火、复其本位以拨乱反正；朱丹溪强调活血调气，安表和中，轻清消毒，气虚用人参、白术加解毒药，血虚用四物汤加解毒药，不可下、不可汗。

宋金元时期还形成了治痘三大流派，即钱乙寒凉法、陈文中温补法及朱丹溪和中安表解毒法。到明代，又形成“分期施治”和“始终同治”两大派；“始终同治”以魏直的补益保元法为代表，又有与钱乙的寒凉法、陈文中的温补法并称“治痘三大家”之说。

明清时期各类痘疹医籍尤其是方书层出不穷，治疗方剂蔚为大观。治痘方如明代汪机《痘治理辨》载150余首，万全《痘疹世医心法》近150首，孙一奎《痘疹心印》197首，陈文治《痘疹真诀》近300首，程嘉祥《程氏家传经验痧麻痘疹秘要妙集》500余首，聂久吾《痘疹活幼心法》40余首，翟良《痘疹类编释义》150余首；清叶大椿《痘学真传》90余首，黄序《痘科约囊》80余首，陈奇生《痘科扼要》50首，张琰《种痘新书》200余首，文起《痘科辑要》230余首，陈启运《痘科摘要》51首，费启亨《痘科醉缘》数十首，支改斋《痘疹玄机》200余首，曾鼎《痘疹会通》200余首，张銮《痘疹诗赋》50余首，汪琥《痘疹广金镜录》59首等。

明清各家治法各具特色，有以补益为主，有以养阴为主，或辅以解毒，或治以润燥，并提出了各自的理论依据。如明代万全《片玉痘疹》（1549年）在胎毒说基础上，强调病情轻重与天行时气相关，注重明辨顺逆、养护调理；聂久吾《痘疹活幼心法》（1616年）讲究痘不轻治，不拘顺逆，用药“温补为主，解毒为辅”。汪机著《痘治理辨》（1519年），系因当时“痘灾盛行”，乃“探索群书，见有论治痘疮者纂为一编，以备仓卒，易为检阅，免致临病而荒忙失措也”，这明显是应对疫病灾害极其重要的“备灾”手段，“理辨”也证明治疗上形成了理法方药相贯通的一整套方法。

我们总结明代新安固本培元派医家治疗痘疹经验，从汪机《痘治理辨》、徐春甫《痘疹泄密》和孙一奎《痘疹心印》中筛选治疗痘疹的处方719首，数据挖掘并进行统计学分析得出用药频次最高的4味药分别为甘草、人参、当归、白术，三位新安医家的两项关联分析位居第一的分别为甘草-人参、人参-大枣、甘草-黄芪，同时依据痘疹发病病因病机特点，分期论治采用了诸如解表、和中、解毒之法。

清代汪昂《痘科宝镜全书》（1689年）提出发表和中、泻火凉血、清气解毒等法，痘出之始当以散为主，正气虚以补益升发为主；程云鹏《慈幼筏》（1704年）认为，种痘“虚症当补、实症当清，虚中夹毒补而解之”；叶大椿《痘学真传》（1732年）喜用补益气血、清热解毒、清热凉血，解表疏风化痰、理气健脾化湿之品，治痘多从气血、痰毒、热毒、湿热立论；张琰《种痘新书》(1741 年)提出“三日发热，三日出齐，三日起胀，三日灌浆，三日收靥”，见点予解毒佐升提，起胀顺证调理、险证清补，灌浆温补、不可清凉之治，系统提出了分阶段治疗用药，变证、逆证处理有别；陈复正《幼幼集成》(1750 年)强调痘疹轻重悬殊，以补中兼解毒为治则，慎用苦寒克削之品；余霖《疫疹一得》(1794 年)指出痘疹治疗与伤寒迥异，强调用药次第，首用自创清瘟败毒散，再用桔梗汤；王清任《医林改错》(1830 年)强调“痘非胎毒”，不可妄用寒凉和肆意补益，治宜补气破血，创制通经逐瘀汤并附治变证各方；余国珮《痘疹辨证》(1850 年)更重燥邪发病，治当养阴润燥，立有安本解燥汤、沛然复生汤治痘方。

总之，治痘方药经过历代医家补充与发挥从简单到全面，治痘方法也从单一到复杂，从以毒攻毒出奇方到固本培元用补药，从“胎毒”立论处方到“非胎毒”用药宜忌，从伤寒立法配伍到瘟疫次第用药，从分阶段分过程到辨证分期论治，补益保元、安表解毒、寒凉、温补、和中各家治法灵活变通，虽纷纭繁杂，但通过不断完善和创新发展，各自都形成了一套完整的痘疹治疗体系。

二、天花预防的艰辛探索

我国医者运用药物治疗天花的研究摸索了 1600 多年，但对确属天花感染后的救治疗效并不尽如人意，早在宋元时期就认识到这一点。南宋陈文中虽然在《小儿病源方论》(1254 年)中说：“夫小儿患痘疮，文中所用之药无不应手取效。今略举数家，以为引证。”却又在《小儿痘疹方论》中明确指出：“小儿病证虽多，而疮疹最为重病，何则？疮疹之病，盖初起疑似难辨，投以他药，不惟无益，抑又害之，况不言受病之状，孰知畏恶之由？父母爱子，急于救疗，医者失察，用药差舛，鲜有不致夭横者。”

到了明代，更多人意识天花流行后单纯服药治疗作用不大，对出痘顺逆没有大的影响。明代《弘艺录·卷二十三谢殷天承医痧并効序》(1525 年)载：“口痘本无药，其善者勿药也，不善者虽药无庸也。”申斗垣《外科启玄》(1604 年)论“明顺痘吉”时说：“非人之能调，非药之能疗，乃天生之妙而已矣，耳下鼻边三五点红起窠光润，吉。”孙一奎梳理前代痘疹研究文献后，更是在《痘疹心印》(1602

年）中就发出这样灵魂拷问：“至宋钱仲阳而下，陈文中、李东垣、王好古、朱彦修乃始言之。迨刘昉之《幼幼新书》、王宾湖之《幼科类萃》、徐用宣之《袖珍》……皆特以痘疹为言者不下数十家，各相发明，以无遗漏，宜乎今之婴童，可无虞矣。何为年来痘疹一临，殇轻相踵，十不保五，曷故哉？”。

正是由于我国医学对于天花传染性和疾病转归的认识，积极促进了天花预防的发展。如宋代《小儿卫生总微论方》（1156 年）指出：“家有数儿，一儿既患，余儿次皆及及，便当为备以防之，以秽气转相传染也。”预服药物、隔离是疫病预防通常做法，但我们对历代相关文献进行整理并考证后发现，从东晋《肘后备急方》首次记载天花在我国流行开始，晋隋唐宋金元 1000 余年时间，都未见天花有效预防方法的记载，对其方药的挖掘及研究中，也未曾见到有文献提及除方药以外的有效预防方法。

明代的 1470—1591 年间，有不少历史文献记载了预防天花的方剂。董宿方《奇效良方》（1470 年）记载：“疮疹盛行，恐相传染，煎茜根汁与服，以解利之。”彭用光《体仁汇编》（1549 年）载：“五六月取丝瓜蔓上卷须阴干，至正月初一日子时，用二两半煎汤……温浴小儿身面上下，以去胎毒，永不出痘，纵出亦少也。”李时珍《本草纲目》（1590 年）载：“腊月八日，取采生兔一只，取血以荞麦面和之，少加雄黄四五分，候干成饼。凡初生小儿，三日后如绿豆大者，与二三丸，乳汁送下，遍身发出红点，是其征验。有终身不出痘疹者，虽出亦不稠密也。”

黄惟亮《医林统要通玄方论·小儿杂证·秘传小儿痘疹经验良方》（1573 年）载：“予因视亲游宦，传得《小儿痘疹一宗方诀》，累试累验，百发百中，活人者多。”“大同府奉钦差巡抚大同都察院右副都御使李钧旨：当职传得痘疹一方，至简至易，屡试屡验，万中不损一人，故使出传四方，刊印数千张贴于通都大邑，使人人通知，小儿全活，亦慈幼之事也。”

孙一奎《赤水玄珠》（1584 年）卷二十七载：“四脱丹：蝉蜕，蛇蜕，凤凰退（即哺出鸡子壳），神仙退（即父母爪甲），右各等分，焙为末，每服一钱，炼蜜为丸，绿豆大。每年除夜服，服三年，永不出痘。”《遵生八笺》（1591 年）载：“元日四更时，取葫芦藤煎汤浴小儿，终身不出痘疮。其藤须在八九月收藏，又云在除夕。葫芦煎汤亦可。”

怪病奇疾出奇方，以上预防方药甚至难以判断是治疗方还是预防方，其中，多提到“终身不出痘疮”“永不出痘”“百发百中”“万中不损一人”等词，今天来看无论内服外用，效果很可能无法达到，但这些手段无疑提示了我国医者对于天花预防的重视和初步萌芽。

三、人痘接种术的发明及其历史记录

我国古代医者除了探索出服用方药以预防天花的方法，还发明了人痘接种术预防天花，对于天花的防治作出了重大贡献。

（一）人痘接种术的发明

古人通过长期实践的观察发现，如感染轻微型天花，不经治疗也可自愈，而且下次流行时不再感染，每人一生只会出一次。这种终身只发病一次再无感染的特性，最迟在明代就已有了明确的认识，如万全《痘疹世医心法》（1568 年）曰：“自少至老，但作一度，厥后再无传染”；孙一奎《赤水玄珠》（1584 年）亦有类似明确记载“自少至老，但作一次，厥后再无传染也”；王肯堂《幼科证治准绳》（1602 年）也明确说：“然疫疠终身不染者，比比皆是，而痘疹无一人得免，疫疠一染之后，不能保其不再染，而痘疮一发不再发”。说明明代人们已经观察到自然感染天花病毒并幸存下来的患者，可以终身不再染病，这为人痘接种术的发明奠定了认识论基础。

古人认识到天花传染的特性后，开始有意识地让小儿感染轻微痘疹。从穿戴污染有痘浆之衣物的“痘衣法”，到直接刮取痘疮浆液植入鼻内的“痘浆法”，从收取愈后痂皮研成粉末吹进鼻中的“旱苗法”，到选择感染传递多次的痘痂用水调匀后植入鼻腔的“水苗法”，通过轻度感染引发轻微痘疹，得一次较温和的天花，自动产生终身免疫力，“人痘接种术”就这样在古老的中国大地上诞生了。这种方法被称作“种痘”或“种花”，被植入的痘毒称为“痘苗”，其实就是经过处理后毒性大幅降低的天花病毒。其中植入鼻腔感染接种这一主要的人痘接种方式是鼻黏膜免疫的伟大尝试。

由此上溯，晋代葛洪《肘后备急方》就载有“治卒有猘犬凡所咬毒方”，书中所叙“杀所咬犬，取脑敷之，后不复发”，可以说是最原始的狂犬疫苗雏形，也是“以毒攻毒”最早的应用记载。人痘接种术同样是预先接种毒力比较小的痘毒这种特定的致病物质，以达到预防天花的目的，两者从核心思想到具体方法都是一脉相承的。隋代巢元方《诸病源候论》也有"射工病"的相关防治方法；唐代孙思邈《千金要方·卷五·少小婴孺方·痈疽瘰疬第八》中，更是诞生了用患者疮中黄脓接种防治特定疾病的方法："以针及小刀子决目四面，令似血出，取患疮人疮中汁黄脓敷之，莫近水三日，即脓溃根动，自脱落。"这一点和人痘接种术取痘痂种痘有着异曲同工之妙。可见，晋唐时期形成的"以毒攻毒"理念，也为人痘接种术的发明奠定了思想基础。

虽然在很长一段时期，传统中医是以"痘疹源于胎毒，必须引而外发"的理论，来认识种痘的潜在预防作用，但从种痘方法看，已经以皮肤和黏膜两种途径进行免疫接种，这应该是人类最早的主动免疫实践记录，是人类免疫史上一次伟大的进步。

（二）人痘接种术的文献记载

中国古代先人发明的人痘接种术，是人类预防天花史上的重大突破，但迄今为止其诞生和起源的具体时间、地域尚未形成完全统一的意见和认识，学术界目前主要有起源于唐代、宋代、明代的三种观点。

一是起源于唐代之说。清代董玉山《牛痘新书》(1884 年)载："考上世无种痘诸经，自唐开元间，江南赵氏始传鼻苗种痘之法。"在描述人痘接种术发明的时间、地点及人物的同时，更明确指出了"鼻苗种痘之法"。这是目前种痘术唐代起源说唯一的古代文献证明。但该书出版于清光绪十年(1884 年)，时间较晚且为孤证，所载"鼻苗法"亦较为先进，不符合技术发展先粗后精的规律，学术界基本持否定态度。但人痘接种术的相关理论基础最早萌芽于隋唐，从这个角度来说，"唐代起源说"也绝非空穴来风。

二是起源于宋代之说。这在清代文献中较为多见，如康熙三十年(1691 年)抄本《痘疹通治》所附《广布天花说及符法》中记载："相传宋仁宗时，湖广一太守，子患危痘，谕能治者酬千金。时三道人从峨眉来云：洗去前痘，另患种，痘自安。太守依法调治，果愈。"此说人物、时间、地点及方法均有记载，且并非孤证。其后康熙五十二年朱纯嘏在《痘疹定论》(1713 年)中亦有类似记载："宋仁宗时丞相王旦，生子俱苦于痘，后生子素，招集诸医，探问方药，时有四川人请见说峨眉山有神医能种痘，百不失一……不窬月，神医到京，见王素摸其顶曰：此子可种，即于次日种痘，至七日发热，后十二日，正痘已结痂已，由是王旦喜极而厚谢焉。”上两书均提及宋代之时已有人痘接种术的诞生及传播，具体细节上均为高官之子种痘，种痘之法均自峨眉山传出，只是后者种痘后的症状及表现描述较为详细。虽然无法确定两说之间的具体源流关系，但可以肯定的是，这两部文献之间的关键信息应当来自同一源头。

此后到乾隆年间，御医吴谦主持编撰太医院教科书《医宗金鉴》(1742 年)，除将宋仁宗改正为宋真宗之外，基本承袭了《痘疹定论》的说法：“古有种痘一法起自江右，达于京畿。纠其所源，云自宋真宗时，峨眉山有神人出，为丞相王旦之子种痘而愈，遂传于世。”王旦(957—1017 年)于宋真宗在位时即就三公宰相之位，宋仁宗即位时已逝。作为官方医典，《医宗金鉴》提高了人痘接种术“宋代起源说”的可信度。

但从宋元一直到明早期的四五百年时间里(960—1500 年)，目前尚未发现任何直接实物史料和历史文献有人痘接种术发明及应用的记载，直到 16 世纪才有“种痘”的相关记录。且《痘疹定论》《医宗金鉴》的描述，不仅种痘方法完备细致，且接种成功率极高，同样地，与方法学在时间上从简单粗略到系统完备的客观规律相悖，故认为王素种痘之事并不完全可信。虽然文献依据不足，但当时天花广泛流行，防治需求不断增大，人们对天花认知已有了极大的提升，也为人痘接种术的发明提供了条件，从这个角度来说“宋代起源说”也绝非毫无根据。

三是起源于明代之说。这是为目前学术界普遍接受的观点。多数学者认为，我国种痘时间、地点记录最完整的，系清代俞茂鲲《痘科金镜赋集解》(1727 年)卷一所载：“闻种痘法起于明朝隆庆年间宁国府太平县，姓氏失考，得之异人丹家之传，由此蔓延天下，至今种花者，宁国人居多。”而且《(嘉庆)旌德县志》(1808 年)记载：“江希舜，江村人，字孺慕，孙有令，字惟行，曾孙必昌，字定远，皆以医名世。著有《痘症玄珠》诸医书，首创种痘良方，概不计利，世传医德。”《(嘉庆)宁国府志》记载：“江希舜，字孺慕，旌德人，精幼科，著有《痘疹元珠》等书，首创种痘良方，厥功尤巨，其孙有令，曾孙必昌，皆以医名，不计财利。”认定生活于 1585—1668 年间的旌德人江希舜为种痘第一人，这是明确指出人痘接种术具体发明人的最早文献。《(光绪)重修安徽通志》也有类似记载。

明清时期旌德县与太平县相毗邻，同属宁国府所辖，这四部文献相互印证，表明在明后期至清初期皖南地区已有较大规模接种人痘的行为，可信度大大提高。但明末清初与明隆庆年间相距仍有几十年的时间，意味着江希舜只有可能是人痘接种术的重新发明人。

所谓重新发明，是由天花流行周期性所决定的。人类是天花病毒的唯一宿主，只要人群中天花痘苗接种率达到一定水平，既能阻断病毒传播，也能大幅度地降低病毒的生存空间，这也是人类能够通过接种牛痘疫苗消灭天花的重要原因。因此，天花在人群中的自然流行是间隔性的，一次流行一个地区人群被感染后，病毒流行就会因为缺乏感染对象而终止。过一段时间再次流行，存活下来的成人大多具有免疫能力，感染对象转为从未接触过病毒的儿童为主。虽有人痘接种术的干预，但古代没有全民有组织的接种，接种率不可能很高，不规则的周期性痘疫流行规律还是客观存在的。

特别是大流行一段时间之后，种痘术因没有社会需要，加上甚少外传，未被记载也属正常。清代著名种痘师张琰在《种痘新书・自序》(1741年)中就感叹："治痘之家，名贤济济……宇内方书，总无种痘之说"，原因在于"秘其诀而不肯笔之于书，私其技而不欲公之于世也"。中医强调"上工治未病"，但人痘接种术使用初期被蒙上了一层神秘的面纱，其痘苗安全还存在不确定性，种痘预防作用尚不分明，"治未病"的优势并没有充分展现出来。还有一个重要原因，就是古代人痘接种术上不了传统中医的大雅殿堂，加以中医治疗长期积累，对痘毒低的出痘患儿(可能属小天花等)也有一定疗效，所以初期只能在民间流传，不被经典中医著作和地方志记载很正常。目前没有发现明早期及其以前种痘术的记载，明中后期记载也寥寥无几，且诗集笔记、小说集等文学作品和物理知识文献记载占多数，中医专著文献记载反为少数，就是一个明证。

随着种痘术的成熟，清初以后传统中医书籍、史志文献对人痘接种术的记载才逐渐增多，也有了专列章节大篇幅的详细论述。明代嘉靖至崇祯年间(1522—1644年)仅有16部文献提到"种痘(荳，疹)""布痘""神痘法"等(表1-1)，清早期(1644—1735年)共计有6

部记载人痘接种术的文献可以将人痘接种术明确上溯到明代的16世纪末、17世纪初（表1-2）。由此我们不难肯定，人痘接种术发明或重新发明于明代中后期是能够成立的。考虑到文献记载内容与刊刻出版的时差，众多文献追溯到明朝隆庆年间完全是能站得住脚的。也有现代学者考证人痘接种术可以追溯到1522年。

有考查者认为，明代中期“种痘”一词是感染天花、患上痘疮之义，不是指人工免疫，很难肯定就是人痘接种。但从字、词、义本身分析，“种痘”一词主动感染天花（轻型）之义比较明显。又有徽州称种痘为“放痘”，如清初詹元相《畏斋日记》、清中期程文囿《医述·卷十五证治要略痘》（1826年），均有主动的含义。如此众多文献的种痘记载，言之凿凿者多有之，虽然不能完全排除部分文献记载存在被动感染天花、患上痘疮之义的可能性，但相互参照印证，可以肯定人痘接种术发明或重新发明于明代中后期。

表1-1　明代16部文献记载种痘术

作　者	古籍文献	种痘内容记载
郑善夫	《少谷集·卷二十·书四与应南洲》	“白下之命济上种痘”（1522年）
徽州傅山先生等	《论医汇粹·傅山先生话幼科及其他》（1543年）	辨治侄儿“种痘不焦”*
万　全	《痘疹心法·卷二十三》（1549年）	“女子种痘经水忽行”
邵经邦	《弘艺录·弘斋杂咏》	“男生种痘稀”（1525—1558年）
邵经济	《西浙泉厓邵先生文集·卷六小祥祭文》（1562年）	“汝孙近日种痘”
于慎行	《穀城山馆文集》（1591—1607年）	“御史二子种痘”
汤宾尹	《睡庵稿》（1595—1620年）	“国人七八月种痘”*
徐　媛	《络纬吟·卷十一文部悼词·悼冢孙文》	1603年入滇前“种痘十不全三四”
朱一麟	《摘星楼治痘全书》（1619年）	“种人痘法”
周　晖	《金陵琐事剩录》（1621—1627年）	“陈评事子种荳夭”
翟　良	《痘科类编释意》（1628年）	“用药发痘”

续表

作　者	古籍文献	种痘内容记载
程从周	《程茂先医案》(1632 年)	“一儿布痘生蛆”
张国维	《抚吴疏草·请蠲安卫漕欠疏》	“某千户遗孤种痘故”(1635 年)
郑仲夔	《冷赏》	“永宁人种疹”(1636 年前)
喻　昌	《喻意草》(1643 年)	当年顾諟“明公郎种痘布痘”
方以智	《物理小识》(1643 年)	万历年间聂久吾鼻苗神痘法*

注:本表“古籍文献”中括弧内所注年份,为该书成书或最早刻本时间,未标者均为明代嘉靖至崇祯年间(1522—1644 年),具体时间不详;“种痘内容记载”中括弧内所注年份,为文献明确记载的种痘内容发生时间,未注明者发生时间在著作成书或出版之前。

*徽州傅山先生等《论医汇粹》、汤宾尹《睡庵稿》、方以智《物理小识》3 部明代晚期文献所载“种痘”,可以确定为人痘接种术。

表 1-2　清早期 6 部文献记载可追溯至明代末年出现人痘接种术

作　者	古籍文献	种痘内容记载
董　含	《三冈识略》(1649—1653 年)	安庆张氏种痘法可追溯至 16 世纪末
黄百家	《天花仁术序》(1683 年)	傅政初种痘术可追溯至 1600 年上下
王银昌	康熙十二年(1673 年)《弋阳县志》	明末两位痘医及其痘浆法
来集之	《倘湖樵书》(1682 年前成书)	介绍了明末方有智所载的鼻苗法和痘衣法
朱纯嘏	《痘疹定论》(1713 年)	自述师法聂久吾可前推至明末
张　琰	《种痘新书》(1741 年)	述家法传自曾祖、源自聂久吾,可追溯至明末

中国传统医学的普及和传承缺乏群体教育体系,家族传承、师徒传继方式形成了很多流派及支系,绝技绝招秘不外传的传统很普遍,以文字记录来确定种痘的起源显然会低估其实践历史。而到 16

世纪，我国人民与天花的抗争至少持续了1000多年，已经积累了相当丰富的临床防治实践经验。即使从目前已获知的文字记录来看，也可以确定我国是最早有人痘接种术记录的国家。虽在起源上众说纷纭，可信度不尽相同，但可以肯定的是，至少在明代我国已经掌握了成熟的操作方法，且已有大量成功接种的案例，这远远早于西方国家，比普遍认为的英国人爱德华·詹纳（Edward Jenner）发现牛痘预防天花（1796年）至少要早200年。

（三）人痘接种术发明的再探索

需要特别指出的是，15、16世纪中医关于天花的两方面进展应引起医史学界的充分关注：一是大量“永不出痘”“终身不出痘疮”的天花防治奇效方的文献记载；二是人痘接种术的较广泛运用。两者出现时间较为重合、交相辉映，这是一种巧合，还是存在某种微妙的玄机呢？

从清代种痘著作中可知，种痘取痘痂研细时往往加上通开散等方，如张琰《种痘新书》（1741年）曰：“取痘痂乳为细末，里兼放通开散少许，合同乳匀”，《（乾隆）上杭县志》提到“从高人得《种痘诀》”。两相对照，明代文献记载的所谓“痘疹方诀”“痘疹一方”，可能根本就是痘痂，加上药物后特以药方为名而已，即古治痘防痘药方可能含痘痂，口服用药通过口腔黏膜产生免疫作用。

明代郭子章极力主张胎毒可以预解，手录稀痘方使未出痘小儿饮之，用以预防痘症，其《博集稀痘方论》（1601年）谓“婴孩之痘，须于病未成而治之”。所谓稀痘，就是预先内服或外涂一些奇方，可使小儿出痘重者痘稀、轻者毒消，甚至“保不出痘”。徐春甫《痘疹泄密》载有“终身不出痘疹”方药和稀痘散、稀痘酒，孙一奎《痘疹心印》载有“稀痘仙方”“稀痘如神散”。未患痘时预先服用的“稀痘方”，可能根本就是加了痘浆或痘痂的“种痘方”。

而《本草纲目》卷四十还载有服“白牛虱”方：“牛虱生牛身上，状如蓖麻子，有白黑二色。啮血满腹时，自坠落也。入药用白色者。预解小儿痘疹毒，焙研服之。”“时珍曰：牛虱古方未见用者，近世预解痘毒方时或用之。按高仲武《痘疹管见》云：世俗用牛虱治痘，考之《本草》不载。窃恐牛虱啖血，例比虻虫，终非痘家所宜，而毒亦未必能解也。”并录载预解痘毒附方二首：“用白水牛虱一岁一枚，和米粉作饼，与儿空腹食之，取下恶粪，终身可免痘疮之患。一方用白牛虱四十九枚，焙，绿豆四十粒，朱砂四分九厘，研末，炼蜜丸小豆大，以绿豆汤下。”预服可解痘毒、终身可免患痘疮，虱啖牛血可能同时吸入患上“牛痘”之牛的皮肤牛痘疮上的痘浆，这三首“白牛虱”方可能根本就含有“牛痘”成分。

清代种痘术就以秘方诀语方式在少数方家内部秘传，正如吴谦《种痘心法要旨》(1742)所说“种痘一科多口传心授，方书未载”;《种痘新书》载痘痂苗加通开散，可能正是含痘痂药方的传变；而清代毓兰居士《保婴篇》解释痘苗说“苗即他儿之痘痂也。种痘者，并无别药，全赖乎此以为胎毒之引导，关系最重”，亦说明痘苗在古人看来也是药。

所谓治痘，“治”在古代汉语中乃“治理”之义，其义甚广，预防、治疗皆涵盖其中，其中包括中医所谓“治未病”。《黄帝内经》就有“不治已病治未病”之说；而“方”不一定是药方，可能是技法；古代文献中“方”字的本义为道、是方向是目标，“法”为术、是细节是手段，“方”涵盖“法(术)”。我们认为，所谓“方”中可能有“术”，可能含痘痂，外用洗浴、入口内服完全可能人为感染而产生免疫力。而反过来说，古人确实有称人痘接种术为“种痘方”“种痘良方”者，如明代孙一奎《痘疹心印・小引》(1602年)“以痘为秘术为禁方”，明末《痘科类编释意》(1628年)“用药发痘”，清康熙《庭训格言》(1721年前)说到“朕得种痘方”，嘉庆《旌德县志》(1808年)、《宁国府志》(1815年)记载皖南旌德人江希舜“首创种痘良方”等。由此就不难推理判断，人痘接种术可能在方药防治天花过程中就诞生了，甚至极有可能早就以口服外敷防治方药的形式存在了。

人痘接种术发明的考证不能忽视这样的巧合，进一步深入分析和探讨历史文献记载的天花防治“药方”，尤其是未出痘前预先服用的“预服药方”；不仅仅局限在明清更要上溯到宋元甚至追溯至晋唐，也不仅仅局限于字面意义的预防药方，还要包括具有神奇疗效的“治方”“治药”。也就是说，唐宋最先发明人痘接种术、明代重视并重新挖掘加以推广的可能性还是存在的。

第三节　人痘接种术的成熟与运用

人痘接种术发明后，对天花的防治起到了重要作用，挽救了无数人的生命，中国人因此被誉为人工免疫的先驱。但确保接种的安全有效却不是一蹴而就的，从选择痘苗和接种部位，到人工培育痘苗，种痘方法的改进经历了一个漫长而反复的历史进程，走向成熟来之不易。

一、种痘四法

种痘术的操作方法分类繁多，据艾莉西亚·克兰特（Alicia Crant）考证，目前大致有30种，甚至更多，各法的诞生与不同国家、地区、民族的文化背景以及宗教信仰有密切的关系。这30种大致可归为六大种类，即直接接触、经鼻而入、经口而入、割破皮肤、针刺穿皮及损伤皮肤，也是各自因地域和文化差异，为适应风土人情、便于推广而形成的。

中医关于种痘的记载较多，初期记录尚未形成系统性的理论和操作体系，但到清初已相当完善，形成了四种基本的人痘接种法。清康熙年间的张璐，在《张氏医通》（1695年）中较为全面地总结了这四种方法：一是“痘衣法”，即将患天花已出痘患儿已染足痘浆的衣服或被褥，传给未出痘的健康小儿穿戴或覆盖，但其法亦时有不灵，感染成功率差强人意；二是“痘浆法”，即用棉花沾上痘顺者之痘浆直接塞入鼻腔，并用红线系上防止呛入气管（也包括早期采用割破皮肤直接接种痘浆的方法）；三是“旱苗法”，即取天花痘痂阴干后研极细末，置于曲颈银管之一端，另一端对准鼻孔吹入；四是“水苗法”，即取上好痘痂二三十粒，杵为细末，以净水或人乳三五滴调匀，用新棉摊薄将所调不湿不燥的痘苗包裹于内，捏成枣核样，以红线拴定，塞入鼻孔内，12小时后取出，和平稳当而万全。无独有偶，清乾隆年间御医吴谦组织编撰的《医宗金鉴·种痘心法要旨》（1742年），也将人痘接种术归纳为四法，表述更为清晰明了。

四法之中，痘衣法和痘浆法比较原始，前者接种成效欠佳，后者直接用浆危险性相对来说较高，旱苗法和水苗法则相对安全，效果也相对可靠。从痘衣法到鼻苗法，鼻苗法从痘浆法到旱苗法再到水苗法，笼统而言是不断进步的，有效性和安全性不断提高，但安全性关键还取决于所种之“痘种”“痘苗”本身。明清种痘各地各家自成体系，在各自秘传中成效又是交互递进的。

目前已知最早记载和描述人痘接种术具体方法的两部文献：一部是明代来集之（1604—1682 年）所著《倘湖樵书》，书中同时提到“神痘法”和“痘衣法”两种：“曰神痘法，丸痘汁纳鼻呼吸即种矣，或取衣被久传二三十人，即有一恶须易新丸，痘出不善以火碎而遏之。”另一部是明末学者方以智编撰的《物理小识》（1643 年），也介绍了“神痘法”，其卷四“痘”条曰：“神痘法，丸痘汁纳鼻，呼吸即中矣，发必中指冷，以包焦也。指视三关，要以脉验。”这两部著作所说的“神痘法”，是目前已知鼻苗法种痘的首次记载，采用的方法界于痘浆法与水苗法之间，接种成功率最高。

地方志中也有“鼻苗法”种痘的记载。如《（康熙）弋阳县志》记载明末两位痘医及其种痘法：“黄旻曙，五十三都人；徐成吉，五十五都人，得十全之神痘法，以棉絮取痘浆之佳者，送入鼻内，及愈，有瘢如真，往往灵验，远近皆闻其风焉。”根据描述，此采用的是危险系数相对较高的“痘浆法”。又如乾隆《潮州府志》记载，清初顺治十四年（1657 年）春广东潮州、揭阳两地暴发痘疫，“是时民间延医家种痘，择痘之稀而平安者，取其痂贮之，临用以痂塞小儿鼻孔，吸其气而痘发，此后无夭札者”，根据描述这里采用的是相对更安全的“旱苗法”。

鼻苗法中，取痘浆比取痘痂水调危险性要高。痘浆法直接取浆液（多在急性期），危险性相对更高，易继发感染，而痘痂法病毒含量和毒性较低，相对安全。故《医宗金鉴·种痘心法要旨》总结说：“四者而较之，水苗为上，旱苗次之，痘衣多不应验，痘浆太涉残忍。”其实优劣主要不在各法本身，关键还在于痘苗毒性。只要痘苗安全性有保障，直取痘浆植入鼻腔更易成功感染，当时在民间“痘浆法”还是第一选择。

《物理小识》中提到的聂久吾，为明代儿科医家，万历十年（1582 年）乡试中举，活跃于 16 世纪末、17 世纪上半叶，晚于隆庆年间

(1567—1572年)数十年。清乾隆时期两位著名的专职种痘师朱纯嘏、张琰,自云追溯其术均源自聂氏,聂氏是一个标志性人物。朱纯嘏《痘疹定论》记载的王素种痘一事,究其原文,提及了十分系统的种痘方法,并且还是极为先进的"水苗法";书中还对接种小儿年龄和接种剂量进行了区分,详细论述了不同接种时期的不同注意事项,对后期验证种痘成功的标准也提出了观察和判断方法,说明作者所处的时代人痘接种术已经相当成熟。

目前对人痘接种术有较详细描述的早期古籍,还有明末清初董含所著的《三冈识略》,该书记载了安徽安庆张氏种痘世家的种痘方法:"其法,先收稀痘浆,贮小磁瓶,遇欲种者……随将黄豆一粒,敷以药,按方位埋土中,取所贮浆染衣,衣小儿。黄豆五日萌芽,小儿头痛发热。五日豆长,儿痘亦发。十日而萎,儿痘随愈。自言必验。夫痘疹事关先天,生死预定,乃欲以人工夺之,亦巧矣哉。"通过比较不难发现,该方法对传统认知的痘衣法作了改进。传统痘衣法是直接将患痘小儿之衣给拟种痘小儿穿戴,而安庆张氏则选择痘种,收稀痘浆贮存,需要时再将衣物染上痘浆让被接种者感染。因同一种苗的稀痘浆毒性相对较低,而天花病毒不耐热,寒冷干燥环境影响不大,活性仍存。这段文字出现在《三冈识略》的卷二,标注日期是己丑至癸巳,当为1649—1653年间,而此时张氏种痘已历经三代,故而推断此种痘术应该在1600年之前就应出现,即在明代万历年间中医就懂得接种人痘,并且有了基本的操作流程,对于痘苗的贮存也提出了一定的要求,形成了改进的痘衣法。

清代康熙年间进士方象瑛在《种痘小引》一书中,记载了康熙丙午年(1666年)江西丰城一位资深的王姓种痘师,云游到浙江遂安县种痘,方法是"相与袭其衣,分啜其糜粥","皆得传染无恙"。无独有偶,康熙甲辰年(1664年)湖南黔阳有用痘衣法一次接种50余名儿童中有40余名种痘成功的记录。清代张扶翼《望山堂文集》中记载了这次批量接种人痘的事件:"痘患为小儿一大关,湖南独有异传种,不知自何时始,其传之者,大约以种相衍也。相衍之法在铺被,取此种所铺之小儿,痘出而靥者,被裹诸未痘之小儿,覆被中使受其气……如铺后四五六日内十六七日外作热见苗者,则为时痘。时痘有得失,种痘百不安一,冀种别帆。种痘之师亦不过时痘者之门,恶其气也。一被所铺，少或一二儿，多而先后相续，或至数十百儿，大约少者厚而有力，然亦不过一等，有后铺而先出者，亦有逾期不出再铺而出者，有至再至三至而不出者，亦有此种所在之方不铺而出，竟与铺同功者。大约一气所感出者十之六七，其不出者十之三四也。习其术者恒衍其种，不令间歇，有间则种断矣。续种之法，恒令一二儿铺之，使递相衍，如或失种，则于同术痘师所铺儿中择其好者续之，盖种好则所种者无弗好也。黔邑之托市痘师宋泰来，传此种于黎平之亮寨司，试之辄效。……自宋师来城一月余，铺而痘者四十余儿，皆赖以痊，所未出者千之二三耳。”这是目前已知的关于集体接种人痘的最早记载，并且将种痘人的职业称呼为“痘师”，说明这种用出痘小儿盖过的被子接触未出痘小儿的简单种痘法（痘衣法），在明代湖南地区已经有了一段时间的流行，并且具一定规模。

尽管天花传染性很强，但穿衣接触不能确保接种成功，当时记载“一气所感出者十之六七，其不出者十之三四”。另外，“时痘有得失”，取首轮感染的痘浆失败的可能很大。接种失败有两种：一种是没有出痘，需要补种；另一种是死亡，用苗不当甚至等同一次天花感染，文献记载较少。痘衣法从明末到民国医籍中都有记载，直到20世纪60年代仍有流传，并未被完全淘汰。

至此可见，人痘接种术的四大基本方法——痘衣法、痘浆法、旱苗法、水苗法，明代早已出现，清初基本成熟。其中又以清代朱纯嘏的“水苗法”最为成熟，其用痘痂和以乳汁吹鼻，结痂后的痘苗毒力减轻的同时，“水苗”的使用亦减少了吸入数量，可以进一步减毒。

尽管如此，取用人痘痘苗接种预防天花仍有很大的风险，人们在实践中逐渐发现，四种方法在安全有效上虽有差异，但根本上取决于所用痘苗的属性。清代著名种痘师张琰，在《种痘新书》（1741年）一书中指出：“余行痘科数十年，往往见苗顺者十无一死，苗凶者十只八存，种痘之家，医人必取吉苗，苗吉则痘无不吉矣”。提到种痘的成败取决于痘苗选取的好坏，好的痘苗接种几乎不会出现失误。御医吴谦《医宗金鉴·种痘心法要旨》（1742年）强调“择小儿出痘之顺者，取其痘浆从棉拭之”，“慎选良苗”显得尤为重要。所谓“吉苗”“良苗”，都指发病较轻的患者之苗，毒性较低。以上文献说明，古代医者已经认识到选苗（病毒制剂）的重要性。

二、改进完善

明末清初人痘接种四种方法并行不悖，各家文献记载大同小异，至乾隆年间，鼻苗法接种逐渐增多，这种首创的通过黏膜免疫的接种方法形成了一套技术体系，包括痘苗的选择、制备与保存，较好的接种时间、合适的接种对象、接种技术的操作规范与流程，接种后注意事项、如何判断接种成功、如何补种等，形成了一系列完整、明确的有规则及标准的操作程序和步骤。

在这一系列操作程序和规范化运用中，选择良苗是保证安全有效的最关键环节。清代徐大椿在《兰台轨范》(1764 年)明确指出："然往往以种痘仍有死者，疑而不敢种。不知乃苗之不善，非法之不善也。"当时痘苗已有吉凶、顺逆、善恶、佳坏、生熟之分，也衍生出种痘所用痘苗的专有名词，如"太平痘"强调安全性，"神痘"强调神奇，"状元痘"九死一生最为凶险，"信苗"是判断接种成功的标志，"败苗"杀人，"时苗"毒性强烈而不可取，"生苗"亦说明不安全，意在强调选苗的重要性。

该过程中选苗、贮苗条件极为严苛。选苗如何确保其安全性和稳定性，张琰在《种痘新书》(1741 年)中记载，取苗要询访其来路，乡间其痘吉多凶少，险症全无，方可取用，来路正、毒已化尽，乃佳苗，即使症状多、遍体四肢生痂，亦不妨碍其苗的性质。太医院御医吴谦在《医宗金鉴 · 种痘心法要旨》中，记载有鼻苗接种的一系列程序，包括选苗、蓄苗、择天时、调摄、禁忌、可种、可不种等，选苗摆在第一位。

古人选苗凭主观经验，尚有一定的盲目性，而且选定良苗，续好痘种，不使间断，防止良苗断种，也是需要解决的问题，主动传代接种也就提上了议事日程。清代叶天士(1666—1745 年)在《临证指南医案》中，就记载了种苗传代和培育的过程："亦有胆大种师，于五六月中，觅贫家壮实之儿种之，不惟不索酬谢，反肯津贴银钱，次递传种三四个儿，延至七月，即苗亦可以不断矣""不知时苗之性，既选上好者，亦必要传种过四五儿俱各顺当者，其苗始性和平，方能与种苗相等"。

在选苗过程中人们发现，"苗种递传愈久愈好"(清代俞茂鲲《痘科金镜赋集解》)，选用多次接种的痘痂作苗更加安全，能否人为进行“苗种递传”呢？经过长期不断的摸索，人工选育良苗方法逐渐诞生了。清代朱奕梁《种痘心法》(1808 年)和郑望颐《种痘论》，均记录和描述了这种人工选育方法。《种痘心法》曰：“良由其苗传种愈久，则药力之提拨愈精，人工之选炼愈熟，火毒汰尽，精气独存，所以万全而无患也。若时苗能连种七次，精加选炼，即为熟苗，不可不知。”连续接种和选炼，使之“火毒汰尽，精气独存”，按现代科技术语来表达，就是病毒更纯、表型更一致、量更容易统一了，获得小天花毒株的可能性更大，达到了保留免疫原性、降低痘苗毒性的目的，与现代定向选育使毒性丧失而抗原性独存的卡介苗原理相一致，即与减毒活疫苗的研发思路如出一辙，但比其早几百年。通过连续接种的办法，天花病毒的毒力不断降低，感染后也更加安全，形成“熟苗”，接种风险大大降低，预防效果十分明显，种痘由此得到更大范围的推广。书中还从是否出痘、稀密程度、安全性，以及制作工艺和效果上，通过对比证明熟苗的明显优势。

不仅如此，传统医学还摸索出了通过科学的保存方法，使其失去致病能力。《种痘新书》(1741 年)记载了其中一种方法：“既取苗来用纸包固再纳小竹筒中，以塞其口，勿令泄气，不可晒于日中，亦不可焙于火上，须带在身边令其自干，且苗包须写取苗月日。盖冬月之苗阳气在内，虽留三四十日种之，犹发大半。夏月之苗阳气外泄，即过二十余日，亦少发矣。兹之苗必以新为主，新则气盛，十常发九，稍旧则气弱祗发其半，再旧则无气，虽种亦不发矣。若新苗少而人又众，则须兼旧苗而用之，但吹苗时要多放些种之，亦自能发。”现代医学研究表明，天花病毒在低温、干燥的情况下保存得比较持久。该书强调储存需干燥，但应随身携带，明显是要达到保温效果，从而使病毒的毒力降低而保持其抗原性，这与现代疫苗学基因重组技术制备的疫苗保存要求有异曲同工之处。

有了熟苗的保障、科学贮存的加持，加上一系列规范化的操作程序，人痘接种术的成功率大幅度提高。清代康熙《庭训格言》曰：“国初人多畏出痘，至朕得种痘方，诸子女及尔等子女，皆以种痘得无恙。今边外四十九旗及喀尔喀诸藩，俱命种痘；凡所种皆得善愈。尝记初种时，年老人尚以为怪，朕坚意为之，遂全此千万人之生者，岂偶然耶？”。《保婴篇》所附郑望颐《种痘论》(康熙年间)记载：“假使一庄之中有百儿出天花,未尝不延医服药。若能八九十收功,人咸称太平痘矣。其有极力调治,而损伤几及一半者,不闻其归咎于医生……今若种百儿之痘,设或损伤四五个,则必责罚种师,并不容其托足于一村矣。"之前种痘成功率在 80% 左右,后来经过"时苗"到"熟苗"的演变,成功率已经不低于 95%;之前种痘即使死伤达到一半,也没归罪医生,现在一百个接种者出现四五例失败,就会惩罚种痘师,说明当时种痘的成功率很高。

18 世纪人痘接种术的安全性和成功率进一步提高,已成为"十全之法"。如朱纯嘏《痘疹定论》(1713 年)云"峨眉山神医能种痘,百不失一。"张琰《种痘新书》(1741 年)云:"余祖承聂久吾先生之教,种痘箕裘,已经数代。余读父书,遍临痘症几及万人……勤于种痘之法""遍历诸邦,经余种者不下八九千人,屈指记之,所莫救者不过二三十耳",其游历山东、福建、江西、安徽很多地方,为八九千接种,种痘失败致死的概率已降至 3‰,显示出这种接种技术的安全和高效。叶天士《临证指南医案》(1764 年)载:"迩年以来,幸有种痘一法,盛行于世,实可挽回造化,凡有小儿者,俟周岁后,即可选用种痘之苗,引而发之,百不失一"。徐大椿更是在《兰台轨范》(1764 年)中说:"痘疮无人可免,自种痘之法起,而小儿方有避险之路。况即有死者,不过百中之一;较之天行恶痘十死八九者,其安危相去何如也!"。

进入 19 世纪,种痘更是达到"百难损一""百发百中"的水平。如清郑光祖《一斑录》载:"人生必出痘一次,轻重虽不齐,而数十人中必有数人以痘殇,若种而出者百难损一,如是而是痘不必种,其谁听之,不知自出实造化至理。"可见当时中国人痘接术已达到相当高的水平。

《种痘心法》将当时的种痘师分为两派,"种痘之派有二:其一为湖州派,其法选时痘之极顺者,取其以为苗,是名时苗。种出之痘,稀密不常,时或有失。起于秋分之后,停止于小满之前。盖图利之所为,非仁人之心也。其二为松江派,其法专用种痘之痂以为苗,是名熟苗种出之痘,稀密视乎胎毒之轻重,轻者不过数颗,而毒已尽,即重者亦不过二三百颗,从无通浆合眼诸苦;虽酷暑严寒,并无妨碍"。由此可见,选苗不保险、育苗才安全的认知已形成。从被动选苗到主动育苗，这是人痘接种术改进上的一次明显飞跃。

中医对天花疾病早已有深刻的认识，也很早就掌握了其罹患一次后终身不再发病的特点，并使用多种方法“种痘”，通过实践总结出痘衣法、痘浆法、旱苗法、水苗法四种系统的人痘接种方法。不难发现，古代中医已经认识到，天花既可以通过呼吸道传播，又可以经接触传播。这两个传染途径的认识是极其深刻的，其中使用旱苗和水苗进行接种的鼻苗法，是人类历史上首次黏膜免疫的成功实践，以其副作用小、接种成功率高的特点，保证了人痘接种术的质量。人痘接种术起源于我国传统医学的具体实践，通过长期经验积累和摸索，发展出了系统的选苗、贮苗及制备并应用的方法，并在不断改进中成功率不断提高，特别是在主动育苗中发明了熟苗，形成了一套完备的技术体系，并随着全球交流传播到全世界，在种痘术发展史上作出了重大贡献，均远远早于通常认为的爱德华·詹纳（Edward Jenner）于 1796 年发明的牛痘术。毋庸置疑，中国人是最早采用“减毒活疫苗”主动免疫的践行者，我国是疫苗学及其预防实践的发源地。

清嘉庆十年（1805 年），牛痘接种开始传入中国。但人痘接种术在相当长的一段时间里仍在应用，足以说明它技术娴熟，安全可靠，为我国的天花防治发挥着举足轻重的作用。

人痘接种术在古代中国能得到广泛应用，与接种技术的日渐成熟和规范化、标准化的严格要求密不可分。随着世界交流的频繁和深化，人痘接种术也传播到了世界各地，西方医学在学习我国传统医学人痘接种术过程中，由于未见文献描述其减毒株的筛选和制备方法，故时有人痘死亡率高的报道。

三、推广普及

唐宋明清历代典籍中都有天花流行的记载，明代以后流行范围更广。无论是已知明代后期 120 多年间记载“种痘”的 16 部文献，还是清早期 6 部文献记载可追溯至明末出现人痘接种术，所载种痘之事发生地或种痘医家行医范围均集中在江南地区，涉及范围则包括今安徽、江西、福建、浙江、江苏、湖南、湖北，以及河南、山东等更广泛地域，表明明代中后期以江南为主多地已经形成了接种人痘的习俗。

当时，桐城（今属安徽）人方以智（1611—1671 年）在《物理小识》中所记录的明末江西清江聂久吾种痘术，与清初两位重点活跃于皖赣一带的专职种痘师朱纯嘏、张琰，分别在《痘疹定论》（1713 年）、《种痘新书》（1741 年）中均追溯其术源自聂氏，已经形成了一个明显的证据链；再结合《三冈识略》（1649—1653 年）记载"安庆张氏传种痘法，云已三世"，《痘科金镜赋集解》（1727 年）所述"种痘法起于明朝隆庆年间宁国府太平县……由此蔓延天下"，嘉庆《宁国府志》《旌德县志》载安徽旌德人江希舜"首创种痘良方"，由此可以基本推定：人痘接种术是由皖南赣北地区向江南地区推行开来的，继而向全国各地推广普及。

黄宗羲季子黄百家在《天花仁术·序》（1683 年）中记载："癸亥（1683 年）。盖自明初，其（引者注：傅政初、傅商霖兄弟）远祖窦继先生，从戴原礼游，即精于医。传至其曾祖思川、祖岐山始以种豆术闻远近。父希成，叔希美、为格等继之，而政初集其大成。"说明傅氏兄弟种痘术传自其曾祖，已历 4 代，以每代 20 年推算，可推算其曾祖在 1600 年左右即以种痘术闻名。书中又曰："迩乃有种痘之术，康熙戊申（1668 年），余读书甬上（今浙江宁波），有暨阳（今浙江诸暨）某者挟此术至。吾友陈夔献笃奉之，号于同志。余时即欲学焉，而未暇也。岁辛酉（1681 年），余以试事在省，家大人以帖谕云：痘疫盛行，余方日夜恐恐，适浦阳（今浙江金华浦江）有傅商霖者以种痘术抵吾里，孙辈七人俱得安全。其未信者，邻里同舍，多罹此厄。余益感而愿得之。"文中所描述的人们对人痘接种术的怀疑及抗拒，符合对新事物的认知及态度。清同治《湖州府志》（1874 年）卷十八记载明末湖州德清人胡美中创种痘法。德清、诸暨和浦江分别位于浙江西部、中北部和中部，毗邻安徽皖南，宁波属浙东，印证人痘接种术由皖南向浙西、浙中、浙东等周边传播的事实。

《痘科金镜赋集解》（1727 年）还记载："近日溧阳人窃而为之者亦不少，当曰异传之家。至今尚留苗种，必须二三金方得一枝丹苗，苗选后，医家因以获利。时当冬夏种痘者，即以亲生族党姻戚之子女传种，留种谓之养苗。设如苗绝，又必至太平再买。所以相传，并无种花失事者。近来昧良利徒往往将天行已靥之痂偷来作种，是名败苗，虽天行之气已平，而疫疠之性犹在，所以一百小儿难免三五受害也。”可见当时太平县已开始专门生产人痘丹苗，并开始商业交易了。溧阳属苏南地区，与安徽宁国、旌德、太平相邻，也印证了人痘接种术由皖南向苏南等周边地区的传播。

又有《广布天花说及符法》云：“大清三十年来，浙金种痘法皆江西王唐二先生所授也。”表明傅氏家传人痘接种术传自江西。又有康熙十二年（1673 年）《弋阳县志》记载明末赣北弋阳两位痘医及其痘浆法，《种痘小引》记载了康熙三年（1666 年）江西丰城种痘师到浙江遂安县推广人痘接种术，均印证了人痘接种术由赣北向浙南等周边地区的传播。

清初三大名医之一的张璐，祖籍徽州、隐居苏州，他在《张氏医通》（1695 年）记载：“迩年有种痘之说，始自江右达于燕齐，近则遍行南北。详究其源，云自玄女降乩之方，专取痘气熏蒸。”记录了江西种痘师到山东、北京推广种痘术，进而普及全国的事实。

在徽州，詹元相《畏斋日记》提到，其家族曾于康熙四十年（1701 年）、四十五年（1706）两次请“神痘张穆仙”和”神痘先生庐源詹汉麟宗兄”来放痘苗；并有康熙中后期集体种痘的记载，每人需交银八分，其中“扦苗每位三分，外五分点药，并卖香油、红布”。徽州宗族还联合起来集体接种以降低费用，清代芝屿樵客（1636—1696 年）在《儿科醒・治痘论第十一・附种痘说》载：“今喜博爱堂诸君子，发心择请种师，并资助衣食，广为贫家儿女种痘，洵慈幼之盛举也。”乾隆年间杭州徽商汪鹏言：“种痘之法，由来以久，中土高贵之家，种者十之八九。”

湖南、湖北、河南种痘情况，在《望山堂文集》《倘湖樵书》《绣虎轩尺牍》等书之中亦有所描述；广东相关情况在《（乾隆）揭阳县正续志》《潮州府志》之中亦可见一斑。此外，《绣虎轩尺牍》等书均对人痘接种术在各省份之间的传播有所记载。这些文献均诞生于 17 世纪中后期，年代相近，却难以推论传播路径。但可以肯定，人痘接种术约于 16 ～ 17 世纪开始向全国传播。

由此可见，人痘接种术南方的普及程度远高于北方，种痘技艺也较北方精良，江南居于全国领先地位。

民间自发传播是人痘接种术推广的主要途径，由于民间种痘师以此谋生，其术秘不外传，故多以家族内部传承或师徒相授为主，如明末清初安徽旌德江氏、安庆张氏，浙江浦江傅氏，江西清江聂氏所传朱氏、张氏等均是传承三代以上的著名种痘世家。

由明入清后，我国由于经受多次天花流行，因此对天花防治十分重视，大力支持和提倡种痘。康熙十九年（1680 年）十二月下诏："武昌府通判傅为格善为小儿种痘，曩皇太子喜事，令诊视疗治，获奏痊愈。今宫中小阿格等欲种痘，已令往取。"傅为格即《天花仁术·序》所记述的傅氏种痘世家第三代，为当时皇太子胤礽布痘，并两度奉召入宫为皇室种痘，据《天花仁术·序》载，此后其"抱术游都十余载，往来诸王公大人家，其子弟痘多自去，寻播声大内"。康熙二十一年（1682）还下旨令各地种痘，大力推广"水苗法"，并召集朱纯嘏、张琰等在江西等地行医的著名专职种痘师前往宫廷种痘。乾隆三年（1738 年）甚至规定，补任官职时未出痘者暂不得升用，推行种痘的力度是很大的。最具有标志意义的是官方组织编撰了《医宗金鉴》（1752 年），作为钦定医学教科书制定了通行的技术标准，对选苗、蓄苗和种痘四法作了详细说明，其《种痘心法要旨》分册第一卷有言："今将种痘一法……纂辑成书，永垂千古，庶为种痘之津梁，咸登赤子于寿域也。"人痘接种术从民间技术上升到朝廷积极推广的大事，天花威胁在我国清代中后期明显得到缓解。

综上诸多明清文献所述，人痘接种术从地域角度来看，首先出现于皖赣苏浙等江南地域，以今属皖南赣北地域为核心，目前主流观点所认同的人痘接种术发明于"宁国府太平县（今属黄山市）"，正处于这个核心区域内偏北位置；由今属皖南赣北这个核心地传入邻近的浙西和苏南地区，然后渐趋传入浙东地区，并继续向南传布，康熙初年已基本遍及江南各地，并向北延伸形成一条由南向北直达的推广路线，然后再逐渐向四周辐射，到康熙三十年（1691 年）前后基本已流布大江南北，空间上明显呈现出由皖南赣北→江南江右→全国辐射的态势。

"宁国府"位于黄山北麓，而皖南赣北中心地带的黄山南麓，正是鼎盛于明清的新安医学诞生地新安江流域古徽州地区。明清是我国历史上瘟疫频发时期，新安医家伴随着徽商的足迹行医全国各地，积累了丰富的瘟疫防治理论和经验，留下了许多瘟疫防治的著述，800多种新安医著中有100多部痘疹专著，而历代800余种中医痘治专著中也就有100余部新安痘疹专著，见证了痘疹防治的艰辛进程，也是人痘接种术发明或重新发明于此地的一个旁证。

四、国外流传

人痘接种术康熙年间开始逐渐走出国门，传向世界各地，主要的路径是俄国和英国。17世纪人痘接种术先后传入俄罗斯和英国，随后以英国为中心向四周辐射；18世纪很快传遍西欧国家、欧亚大陆，并通过俄罗斯与非洲的贸易往来传至非洲，随后又传至美国，进而普及到美国并陆续推广到美洲大陆。

据清代俞正燮《癸巳类稿》（1833年）记载，“康熙时俄罗斯遣人至中国学痘医”。1688年，俄国派遣留学生来华学习，恰逢俄罗斯天花盛行，于是有部分留学生开始学习种痘术，这也是目前已知的首个来我国学习人痘接种术的国家。与其相邻的土耳其，也在同一时期开始盛行种痘。与此同时，清初法国耶稣会传教士殷宏绪，从太医院御医那里获取到人痘接种的三个方子，开始向西方介绍人痘接种术。西方人学到痘浆法后采用切割法，直接在手臂或大腿皮肤表面作小切口，滴入或涂抹痘疹脓胞中的天花浆液，称为“嫁接术（ingrafting）”。

1700年前后天花疫情在全世界各国大流行，随着国际间交流的不断加强，中国人发明的人痘接种术，经由土耳其在中国旅居、经商的人群传至英国。其中，蒙塔古夫人对于人痘接种术传播的贡献值得一提。她弟弟也死于天花，自己也得了天花并在脸上留下了永久瘢痕。1717年她随丈夫（土耳其公使）前往就职后，很快就注意到了当地流行的人痘术，并在1718年3月为她5岁的儿子进行了成功接种；5个月后回到英国，致力于推行人痘术。但人痘接种术传到英国曾严重“水土不服”，遭到了医生们的坚决反对。其实，当时英国皇家学会比蒙塔古夫人更早得到人痘接种术预防天花的信息，如院士马丁·利斯特（Martin Lister）在1699年1月5日从来自中国的私人信件中得知，中国人在天花病人疱浆成熟时从痘疱中取出脓浆，用一小块棉花蘸取并干燥后密封保存，需要时放进健康小孩的鼻腔进行接种。1721年，蒙塔古夫人采用了这种鼻苗法为3岁的女儿施行接种，这也是有记载的英国第一例由医务人员施行的人痘接种术，自此英国皇室开始接受人痘接种术。在英国皇家学会主持下，为一家孤儿院的孩子进行了集体人痘接种，无一人因接种天花而死亡，也没有落下残疾。此后，人痘接种术也很快通过英国传往包括德国、荷兰、奥地利、瑞典、普鲁士等在内的其他国家，随后欧美国家纷纷开设接种中国人痘痘苗的种痘医院。

18 世纪中叶是世界上人痘接种的鼎盛时期，随后还启发了牛痘接种术的发明。爱德华·詹纳（Edward Jenner）通常被认为是牛痘的发明人，然而有文献指出，事实并非如此。疫苗（vaccine）一词是“疫苗之父”路易斯·巴斯德（Louis Pasteur）为纪念先驱爱德华·詹纳发明牛痘苗（vaccine）而创造出来的，指由减毒或灭活微生物制成、能够针对疾病产生免疫力的生物制品。中医有痘苗、生苗和熟苗，今有分别译作“vaccine’s grandfather and father”。詹纳发明种牛痘不是为了不得牛痘（甚至天花），种牛痘也是人为主动地患上牛痘，以预防更重的天花，与种人痘一样都是接触性主动免疫，没有本质的区别。从本义上来说，中医“痘苗”“熟苗”与“牛痘苗”一样都属“疫苗（vaccine）”。而且牛痘疫苗在临床应用时间极短，即便是英国，也多应用天花“减毒活疫苗”。无论从时间还是应用的范围，天花疫苗都是中国首创，且在中国境内首次大规模应用，西方忽视了中医对人痘疫苗的早期贡献及其对免疫学诞生的重要价值。

人痘接种术在亚洲的传播，除土耳其外，有文献记载早在 1653 年前后就由医家戴曼公传入日本，但没有引起波澜；1744 年又由商贾李仁山传入，也流传不广。直到 1752 年，《医宗金鉴》传入日本后，日本医生将其中《种痘心法要诀》精选刊行，1795 年日本藩医绪方春朔在认真研究基础上，结合自己曾用鼻苗法预防天花的经验，撰成《种痘必顺辨》，日本藩候医多从其学，人痘法渐渐推广开来。人痘接种术在朝鲜的传播是在 1800 年。亚洲其他国家和地区如印度、孟加拉等，也是在 18 世纪时开始出现一些关于人痘接种术的报道。

从人痘接种术的广泛接种再到牛痘的发明，天花发病率大大降低，人类终于能够抵御天花的肆虐。1961 年 6 月中国经世界卫生组织确认消灭了天花，1980 年 5 月第三届世界卫生组织大会宣布，人类终于消灭了曾严重威胁人类健康和生命的天花，全世界也停止接种牛痘。天花在世界上绝迹，人痘接种术功不可没。

中国的人痘接种术走出中国，走向世界，为全世界战胜和消灭天花作出了不可磨灭的重大贡献。18 世纪法国启蒙思想家、哲学家伏尔泰曾给予高度评价，他在《哲学通讯·谈种痘》中这样写道："我听说一百多年来，中国人一直就有这种习惯，这是被认为全世界最聪明、最讲礼貌的一个民族的伟大先例和榜样"。

参考文献

[1] 葛洪．肘后备急方．广州：广东科技出版社，2012.

[2] 余瀛鳌．中医文献辞典．北京：北京科学技术出版社，2000.

[3] 巢元方．诸病源候总论．清乾隆文津阁《四库全书》本．

[4] 王焘．外台秘要方．北京：华夏出版社，1993.

[5] 梅膺祚．字彙．明万历四十三年（1615 年）序刊本．

[6] 王怀隐．太平圣惠方．北京：人民卫生出版社，2016.

[7] 庞安时．邹德琛，刘华生点校．伤寒总病论．北京：人民卫生出版社，1989.

[8] 郭君双整理．钱乙．小儿药证直诀．北京：人民卫生出版社，2006.

[9] 鲁伯嗣．婴童百问．明嘉靖二十一年（1542 年）刊本《中医古籍善本丛刊》影印本．上海：上海书店，1985.

[10] 张仲景．金匮要略．北京：人民卫生出版社，2005.

[11] 孙思邈．备急千金要方．清光绪四年（1878 年）长洲黄学熙刊江户医学据北宋本影刻本．北京：中医古籍出版社，2019.

[12] 郑金生校点．圣济总录．北京：人民卫生出版社，2013.

[13] 刘昉．幼幼新书．北京：中国医药科技出版社，2011.

[14] 南宋太医局．小儿卫生总微论方．长沙：湖南科学技术出版社，2014.

[15] 张子和．儒门事亲．明万历二十九年（1601 年）新安吴勉学校刻《医统正脉》本．

[16] 陈梦雷．古今图书集成·医部全录．北京：人民卫生出版社，1983.

[17] 薛铠撰．薛己增补．保婴撮要．上海：上海大成书局印行，民国本．

[18] 初虞世．中医养生珍本集萃·古今录验养生必用方．北京：中医古籍出版

社,2019.

[19] 张介宾 . 景岳全书 · 四十二卷痘疮诠 . 清乾隆三十三年(1768 年)重镌本 .

[20] 吴有性 . 温疫论 . 北京:中国医药科技出版社,2018.

[21] 刘河间 . 伤寒标本心法类萃 . 明万历二十九年(1601 年)新安吴勉学校刻《医统正脉》本 .

[22] 曾世荣 . 古医籍稀见版本影印存真文库 · 活幼口议 . 北京:中医古籍出版社,2015.

[23] 朱彦修 . 格致余论 . 明新安吴中珩校刻本 .

[24] 徐春甫著 . 项长生校点 . 新安医籍丛刊 · 古今医统大全 . 合肥:安徽科技出版社,1995.

[25] 毓兰居士 . 保婴篇 . 清同治七年(1868 年)《寿世篇》木刻本 .

[26] 郑光祖 . 舟车所至 · 杂家类 · 一斑录 . 清道光二十三年(1843 年)琴川郑氏青玉山房丛书本 .

[27] Woodville W.The history of the inoculation of the small-pox in Great Britain. London:J.Phillips,1796.

第二章 痘病毒的病原学

痘病毒(poxviruses)是一类具有大型双链脱氧核糖核酸(deoxyribonucleic acid,DNA)基因组的砖形或椭圆形病毒,其起源最早可追溯至大约50万年前,自痘病毒出现其一直在保持着进化。痘病毒是已知的病毒粒子中基因组较大且结构极为复杂的病毒家族,痘病毒广泛存在于全球,宿主广泛,可导致人类和许多其他类型的动物发病。痘病毒感染通常会表现为累及皮肤的结节或皮疹。人类感染通常是由于与受污染的动物、人或材料接触而发生。天花成功根除与消灭后,我国停止天花疫苗主动免疫接种,未接受天花疫苗免疫的人群甚至全人群均属于痘病毒的易感人群,对痘病毒相关的基础与临床研究也相对停滞。总之,虽然天花病毒已不再存在于自然界,但其他众多痘病毒家族成员可感染人类并存在潜在的生物恐怖主义威胁,对人类健康及现阶段公共卫生的威胁始终存在,针对痘病毒相关的科学问题研究亟待解决,应予以重视与关注。

第一节 痘病毒的形态学与生物学特性

多数痘病毒的颗粒为砖形或椭圆形,大小约为250nm×200nm×200nm,几乎等同于生殖支原体的大小。痘病毒粒子由一管状物组成外层结构,外层结构之内是哑铃形的芯髓,以及两个侧体(lateral body)。芯髓内含病毒DNA及核蛋白。病毒囊膜含有宿主细胞的类脂成分或病毒特殊蛋白。痘病毒基因组编码大约200种蛋白质,其中超过50%在属水平上高度保守。大多数保守蛋白质有助于病毒复制,而病毒与宿主的相互作用通常可以归因于较少保守的蛋白质。

痘病毒的组装是一个复杂的病毒形态形成过程，包括 4 种感染性病毒粒子形式：

1. 细胞内的成熟病毒（intracelular mature virus，IMV；MV） 只有当细胞裂解时才被释放出来。

2. 细胞内囊膜化病毒（intracelular enveloped virus，IEV；WV） 是病毒的一种中间形式，是细胞内的成熟病毒颗粒通过转运高尔基体外侧网络膜以出芽方式产生。

3. 细胞相关的囊膜化病毒（cel- asociated enveloped virus，CEV） 主要负责病毒在细胞间的传播。

4. 细胞外病毒（extracelular virus，EEV；EV） 是病毒在宿主内个体间散播的关键形式。

透射电子显微镜成像下可见具有典型形态学特征的痘病毒颗粒，在复制周期中产生两种不同形式的病毒颗粒：成熟病毒（mature virus，MV）和包膜病毒（enveloped virus，EV）。图 2-1 为猴痘病毒典型的形态学与结构特点；图 2-2 为成熟病毒粒子的冷冻电镜照片和病毒粒子结构。

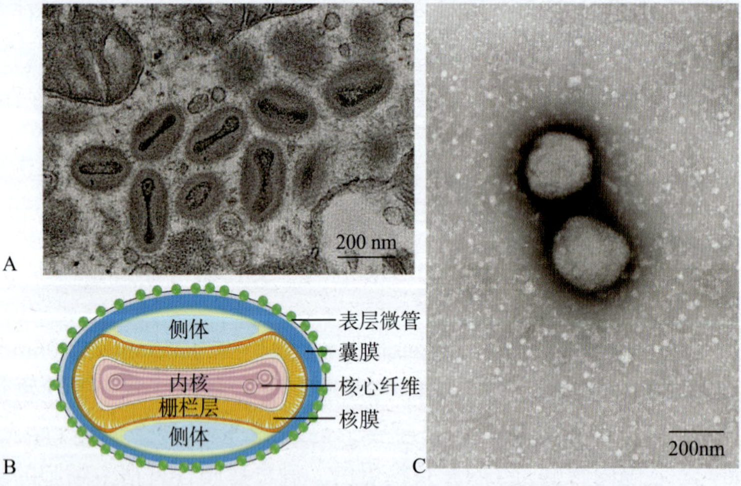

图 2-1 MPXV-B.1-China-C-Tan-CQ01 形态学与结构特点

A. 猴痘病毒感染 Vero 细胞的细胞超薄切片电镜形态；B. 猴痘病毒颗粒的结构示意图；C. 猴痘病毒感染 Vero 细胞后的上透射电镜负染形态。

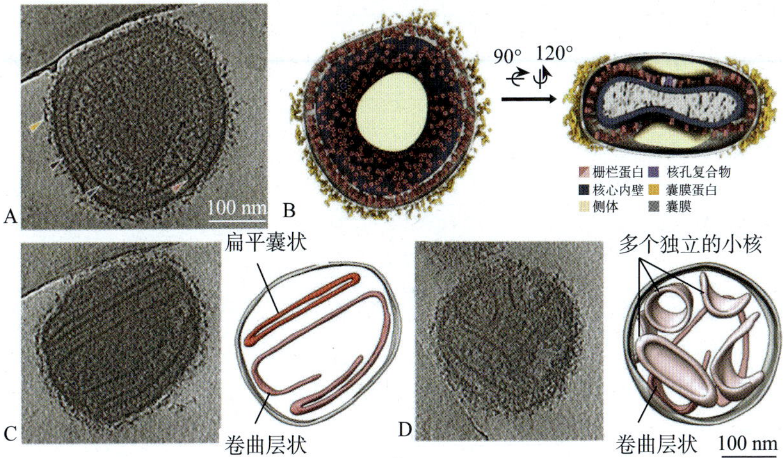

图 2-2　MPXV 成熟病毒粒子的冷冻电镜照片和病毒粒子结构

A. 猴痘病毒成熟病毒粒子的冷冻电子断层图像（正面）；B. 代表性猴痘病毒成熟病毒粒子的分子构造模型；C. 异常形态猴痘病毒粒子的电子断层图像（侧面）；D. 异常形态猴痘病毒粒子的内核壁折叠模式图。

第二节　痘病毒的分类

病毒的分类是对病毒的各种特征描述的收集和比较，可用于区分不同的病毒，且这些特征可以是病毒的任何属性。包括：基因组的分子组成；病毒衣壳的结构，以及是否有包膜；用于产生病毒蛋白质的基因表达程序；宿主范围；致病性；序列相似性。目前，使用序列相似性和系统发育关系的序列比较已成为用于定义及区分病毒分类的主要特征之一。根据特征评估建立起一种分层关系，将具有相似特性的病毒组合在一起。痘病毒科家族庞大，病毒属众多，分类较为复杂。

根据国际病毒分类委员会（International Committee on the Taxonomy of Viruses，ICTV）制定的《国际病毒分类与命名原则》（*The International Code of Virus Classification and Nomenclature*），痘病毒科（*Poxviridae*）包含两个亚科：脊索动物痘病毒亚科（*Chordopoxvirinae*）

与昆虫痘病毒亚科(*Entomopoxvirinae*)。脊索动物痘病毒亚科(*Chordopoxvirinae*)包含18个属52个物种,昆虫痘病毒亚科(*Entomopoxvirinae*)包含4个属31个物种,具体分类分别见表2-1及表2-2。

迄今为止,已证实可感染人类的痘病毒包括如下四个属:正痘病毒属(*Orthipoxvirus*)、副痘病毒属(*Parapoxvirus*)、亚塔痘病毒属(*Yatapoxvirus*)、软疣病毒属(*Molluscipoxvirrus*)。虽痘病毒科成员众多,但对人类致病的主要只有正痘病毒和副痘病毒、软疣病毒和雅塔痘病毒等不到20个成员。可致人感染的痘病毒多数具有人畜共患的特点,但其中只有天花病毒和传染性软疣病毒是以人类为唯一宿主。

表2-1 脊索动物痘病毒亚科(*Chordopoxvirinae*)分类

科	属	种
Chordopoxvirinae	*Avipoxvirus*	*Canarypox virus*
		Flamingopox virus
		Fowlpox virus
		Juncopox virus
		Mynahpox virus
		Penguinpox virus
		Pigeonpox virus
		Psittacinepox virus
		Quailpox virus
		Sparrowpox virus
		Starlingpox virus
		Turkeypox virus
	Capripoxvirus	*Goatpox virus*
		Lumpy skin disease virus
		Sheeppox virus
	Centapoxvirus	*Murmansk microtuspox virus*
		Yokapox virus
	Cervidpoxvirus	*Mule deerpox virus*
	Crocodylidpoxvirus	*Nile crocodilepox virus*

续表

科	属	种
Chordopoxvirinae	*Leporipoxvirus*	*Hare fibroma virus* *Myxoma virus* *Rabbit fibroma virus* *Squirrel fibroma virus*
	Macropopoxvirus	*Eastern kangaroopox virus* *Western kangaroopox virus*
	Molluscipoxvirus	*Molluscum contagiosum virus*
	Mustelpoxvirus	*Sea otterpox virus*
	Orthopoxvirus	*Abatino macacapox virus* *Akhmeta virus* *Camelpox virus* *Cowpox virus* *Ectromelia virus* *Monkeypox virus* *Raccoonpox virus* *Skunkpox virus* *Taterapox virus* *Vaccinia virus* *Variola virus* *Volepox virus*
	Oryzopoxvirus	*Cotia virus*
	Parapoxvirus	*Bovine papular stomatitis virus* *Grey sealpox virus* *Orf virus* *Pseudocowpox virus* *Red deerpox virus*
	Pteropopoxvirus	*Pteropox virus*
	Salmonpoxvirus	*Salmon gillpox virus*
	Sciuripoxvirus	*Squirrelpox virus*
	Suipoxvirus	*Swinepox virus*
	Vespertilionpoxvirus	*Eptesipox virus*
	Yatapoxvirus	*Yanapox virus* *Yaba monkey tumor virus*

表 2-2　昆虫痘病毒亚科(*Entomopoxvirinae*)分类

科	属	种
Entomopoxvirinae	*Alphaentomopoxvirus*	*Anomala cuprea entomopoxvirus*
		Aphodius tasmaniae entomopoxvirus
		Demodema bonariensis entomopoxvirus
		Dermolepida albohirtum entomopoxvirus
		Figulus sublaevis entomopoxvirus
		Geotrupes sylvaticus entomopoxvirus
		Melolontha melolontha entomopoxvirus
	Betaentomopoxvirus	*Acrobasis zelleri entomopoxvirus*
		Adoxophyes honmai entomopoxvirus
		Amsacta moorei entomopoxvirus
		Arphia conspersa entomopoxvirus
		Choristoneura biennis entomopoxvirus
		Choristoneura conflicta entomopoxvirus
		Choristoneura diversuma entomopoxvirus
		Choristoneura fumiferana entomopoxvirus
		Choristoneura rosaceana entomopoxvirus
		Chorizagrotis auxiliaris entomopoxvirus
		Heliothis armigera entomopoxvirus
		Locusta migratoria entomopoxvirus
		Mythimna separata entomopoxvirus

续表

科	属	种
Entomopoxvirinae	*Betaentomopoxvirus*	*Oedaleus senegalensis entomopoxvirus*
		Operophtera brumata entomopoxvirus
		Schistocerca gregaria entomopoxvirus
	Deltaentomopoxvirus	*Melanoplus sanguinipes entomopoxvirus*
	Gammaentomopoxvirus	*Aedes aegypti entomopoxvirus*
		Camptochironomus tentans entomopoxvirus
		Chironomus attenuatus entomopoxvirus
		Chironomus luridus entomopoxvirus
		Chironomus plumosus entomopoxvirus
		Goeldichironomus holoprasinus entomopoxvirus

第三节 痘病毒的基因组特征与分子进化

一、正痘病毒分类及生物学特性

正痘病毒对人类健康有重要的影响。它们主要通过呼吸道或皮肤及黏膜接触等途径传播，引起发热、头疼和皮疹等不同程度的临床症状，严重时甚至会导致死亡。正痘病毒是已知可感染人和动物的最大、最复杂的线型双链DNA（double stranded DNA，dsDNA）病毒。正痘病毒颗粒在电镜下一般呈砖状形态或椭圆形，宽约200nm，长约250nm。正痘病毒属中能感染人类并引发疾病疫情的有天花病毒（variola virus）、猴痘病毒（monkeypox virus）、牛痘病毒

(cowpox virus)和痘苗病毒(vaccinia virus)等。天花、猴痘及牛痘三种病毒结构相似,基因组长度约 100 ～ 400kb(表 2-3)。

猴痘(mpox)是一种急性人畜共患病,于 1958 年首次在猕猴体内被发现,随后在 1970 年报道了民主刚果共和国的首例人猴痘病例,并成功分离出了猴痘病毒(monkeypox virus,MPXV)。自 2022 年 5 月以来,猴痘在全球迅速传播。截至 2023 年 8 月 15 日,世界卫生组织(World Health Organization ,WHO)报道了 89 391 例感染病例和 153 例死亡病例,涉及 113 个国家和地区。2022 年 9 月 16 日,中国重庆报道了大陆首例猴痘输入病例。我国香港、台湾及大陆地区均已出现了猴痘疫情。截至 2024 年 1 月,中国本土猴痘病例报道近千例,猴痘的防控压力不断增大。猴痘病毒外形为砖型或卵圆形,大小为 200nm × 250nm,外面包裹 30 nm 的脂质蛋白膜,中间为均质的核心体。猴痘病毒宿主范围广泛,在人、猴、鼠和兔等来源的细胞中均能生长良好并引起明显的细胞病变。虽然其自然宿主尚不清楚,但啮齿动物和非人灵长类动物中可能携带该病毒,偶发传染人类。猴痘病毒主要通过接触被感染动物的分泌物、病灶渗出物或被感染动物咬伤或抓伤而传染,可经黏膜或破损皮肤进入人体。人与人之间可通过呼吸道飞沫或直接接触病灶、体液和污染物传播,还可经胎盘进行垂直传播。过去几十年间,猴痘病例主要集中于非洲地区,并具有明显的地理分布特征。因而,猴痘病毒被分为中非(Clade Ⅰ)和西非(Clade Ⅱ)分支。中非株的致死率为 10% 左右,为西非株的 10 倍。动物感染模型研究发现,上述两个进化支系病死率的差异可能与基因组变异有关。

表 2-3　天花、猴痘、牛痘病毒的生物学特征对比

病毒种类	形态(电镜下)	结构	DNA 复制场所	致病性	免疫性	防治原则
天花病毒	椭圆形、卵形或砖状形态 大小: 300nm × 244nm	线性双链 DNA,186 ～ 365kb	细胞质	小、中、大天花病毒病死率分别约为 1%、12% 及 21.5%	病后获得终身免疫力	接种疫苗可预防,WHO 宣布已消灭

续表

病毒种类	形态（电镜下）	结构	DNA 复制场所	致病性	免疫性	防治原则
猴痘病毒	椭圆形、卵形或砖状形态 大小： 200nm × 250nm	线性双链 DNA， 130～375kb	细胞质	发病率约为 8.7%，病死率约为 11%	痘苗、天花疫苗存在交叉保护	接种疫苗可预防和使用抗病毒药物
痘苗病毒	卵圆形或砖状形态 大小： 100nm × 300nm	线性双链 DNA， 180～220kb	细胞质	发病率约为 0.005%	病后可获得持久免疫力	可用于制备天花疫苗

正痘病毒复制过程中常存在两种形式：成熟病毒（mature virus，MV）和包膜病毒（enveloped virus，EV）。包膜病毒是猴痘病毒在宿主内传播的主要形式，病毒颗粒可以通过直接在质膜上融合或通过巨噬细胞吞噬进入细胞。包膜病毒表面的蛋白质与宿主附着受体结合，导致外层包膜破裂，暴露成熟病毒膜，成熟病毒表达了病毒与宿主细胞融合所需的进入 - 融合复合体。病毒与细胞融合后将内部核心释放入细胞质中，在细胞质内完成猴痘病毒复制周期所需的全部步骤。

二、正痘病毒的宿主范围及流行病学特征

正痘病毒种类繁多，宿主范围和致病力也有较大差别。人类、家畜和野生动物都是正痘病毒的潜在宿主。少数正痘病毒可引起急性人畜共患病。正痘病毒的自然宿主在世界范围内广泛分布。Essbauer 等使用分离培养、分子检测和正痘病毒特异性抗体血清筛选等方法，证实正痘病毒是引起多种人畜共患病的病原体。如，南美、欧洲、亚洲和中东等地区的牛痘病毒（水牛痘和兔痘病毒），非洲和北美地区的猴痘病毒等。

根据宿主范围及基因组特点，将猴痘病毒归于痘病毒科脊椎动物痘病毒亚科中的正痘病毒属。Doty 等通过实验室研究和实地调

查分析了猴痘病毒的宿主，小鼠、兔子、仓鼠、土拨鼠等啮齿类动物是主要宿主。牛痘病毒主要感染圈养和家养的动物，如非人灵长类动物、猫、狗、狐狸、马等。巴西动物种群中也检测到痘苗病毒，主要包括非人灵长类动物、有袋动物、蝙蝠和野生啮齿动物等。正痘病毒疫情的传播通常集中在农村地区。随着人类的流动性提高、人口密度不断增长、城市化程度不断提升、农业活动、森林砍伐、野生动物栖息地遭到破坏，以及疫情流行区人类与动物活动交替向非流行区移动等，导致正痘病毒出现大范围的人际传播与流行。

野生动物和家畜可以充当正痘病毒跨种传播感染人类的中间宿主。如，牛痘病毒从野生动物传播给家畜，然后传播给人类；猴痘病毒可以直接从野生动物传染人类；痘苗病毒从家畜传染给人类等。过去几十年，猴痘病毒主要在非洲地区流行，特别是在刚果民主共和国、尼日利亚等国家。近些年来，由于旅行和野生动物进出口等途径，猴痘感染病例开始逐渐在非洲之外出现。2003 年美国多个州报道了因野生动物引入的猴痘感染事件。2017 年 9 月，尼日利亚暴发了当地 40 年以来规模最大的猴痘疫情，有 311 例疑似病例和 132 例确诊病例。随后几年，以色列、新加坡和英国等地也陆续有零散的感染事件被报道出来。2022 年比利时、德国等欧洲国家陆续报道了猴痘病毒感染病例。基因组测序显示这些感染病例携带的猴痘病毒高度相似，且与 2018 年英国报道的一例输入病例携带的西非分支猴痘病毒基因组最为相似（约 50 个差异位点）。2022 年 6 月 24 日和 9 月 16 日，中国台湾和内陆地区也相继分别报道了首例猴痘输入病例。为了便于区分，引起本次全球流行的主要猴痘病毒被定义为 B.1 株。本轮疫情猴痘病例病死率显著低于以往，但人际间传播能力却大幅增加。目前，导致猴痘病毒传播及致病力变化的分子机制尚不清楚。

三、正痘病毒基因组特征及演化分析

（一）正痘病毒基因组特征

正痘病毒是已知基因组最大的双链 DNA 病毒，基因组长度一般为 170 ～ 210kb，包含约 200 个开放阅读框（open reading frames，ORF）。中间部分（约 100kb）较为保守，主要行使与病毒基因组复制、病毒颗粒组装成熟等相关的功能,被称为核心基因(core gene);余下保守性较弱的基因(accessory gene)则主要发挥对抗宿主免疫反应相关功能。正痘病毒的基因组两端拥有长度为几至十几千碱基对的末端反向重复序列(inverted terminal repeats,ITR),主要编码免疫调节性宿主范围因子和毒力影响因子,易发生缺失和重复。正痘病毒可通过末端反向重复序列区域的变异快速适应新的宿主。常见正痘病毒参考基因组序列见表 2-4。

表 2-4　常见正痘病毒参考基因组

物种	菌株名称	分离国家	分离年份	编号
Orthopoxvirus abatinomacacapox	*Abatino*	意大利	2015	NC_055231.1
Akhmeta-virus	*Akhmeta_2013-88*	美国	2013	NC_055230.1
Camelpox virus	*M-96*	哈萨克斯坦共和国	1996	NC003391
Cowpox virus	*Brighton red*	/	NaN	NC_003663.2
Ectromelia virus	*Moscow*	/	1996	NC_004105.1
Monkeypox virus (*Clade I*)	*Zaire-96-I-16*	刚果民主共和国	1996	NC_003310.1
Monkeypox virus (*Clade II*)	*M5312_HM12_Rivers*	尼日利亚	2018	NC_063383
Raccoonpox virus	*Herman*	美国	1964	NC_027213.1
Skunkpox virus	*WA*	美国	1978	NC_031038.1
Skunkpox virus	*Dahomey 1968*	贝宁	1968	NC_008291.1
Vaccinia virus	*Western reserve*	/	/	NC_006998.1
Variola virus	*India-1967,ssp. major*	/	/	NC_001611.1
Volepox virus	*CA*	美国	1985	NC_031033.1

引发本次猴痘疫情的 B.1 型别与 2018—2019 年英国等地报

道的猴痘病例感染的病毒株最为接近，属于 Clade Ⅱ。然而，二者均存在超过 50 个单核苷酸多态性（SNPs）。当前流行猴痘病毒的突变速率是常见正痘病毒基因组突变率的 6 ～ 12 倍。B.1 变异株新增了三个非同义突变，导致免疫原性表面糖蛋白 B21 发生了三种氨基酸变化（D209N、P722S 和 M1741I）。B21 蛋白是可能含有几个关键免疫表位的重要抗体靶点。猴痘病毒富含 A/T 碱基，B.1 株基因组新发变异位点多数为 GA > AA 或 TC > TT 替换，表明宿主 Apolipoprotein B mRNA-Editing Catalytic polypeptide-like 3（APOBEC3）蛋白可能介导了猴痘病毒基因组的突变，表明猴痘病毒在宿主细胞内的微进化。对猴痘病毒主要进化分支间潜在存在正选择信号的基因进行了分析，Shan 等发现 C7L（干扰素拮抗剂）蛋白在 Clade Ⅰ内部新增了 3 个非同义突变和 1 个同义突变，这提示 C7L 可能是导致两个进化分支致死率差异的重要因素之一。对中国大陆首例猴痘输入病例的口咽拭子和疱疹液分别进行宏基因组及扩增子测序，结果显示疱疹液中存在有两个杂合单核苷酸变异，其中一个为非同义替换，证实猴痘病毒可以在宿主体内较快地演化出新的变异。国内近期猴痘疫情的基因组测序发现引发该轮疫情的猴痘病毒均为 C.1 亚型且已演化出了多个非同义氨基酸突变。欧洲和美国猴痘病例的病毒全基因组序列分析均显示 ITR 区域表现出遗传多样性，出现了不同程度的复制、缺失和重排，导致多个编码序列（coding sequence，CDS）的重复、删除和截短。有研究认为，这可能增加猴痘病毒适应人类宿主。

获取基因组数据并分析可能的毒力基因能更好地了解正痘病毒的传播及致病的发生发展规律。2022 年 9 月 16 日，我国重庆地区输入了首例猴痘病毒感染病例。中国疾病预防控制中心病毒病预防控制所团队基于三代测序（Oxford/Nanopore）、华大测序（DNBSeq-G99）及 Ion torrent（Genexus）平台同时采用宏基因组及扩增子测序方案，均获得了完整的猴痘病毒基因组序列。对拼接序列进行分子溯源分析，发现该病例携带的猴痘病毒基因组与德国 2022 年 6 月份上传的一份序列最接近（图 2-3）。结合流行病学调查证据，判定该病例感染的猴痘病毒与德国来源的毒株序列最为接近。

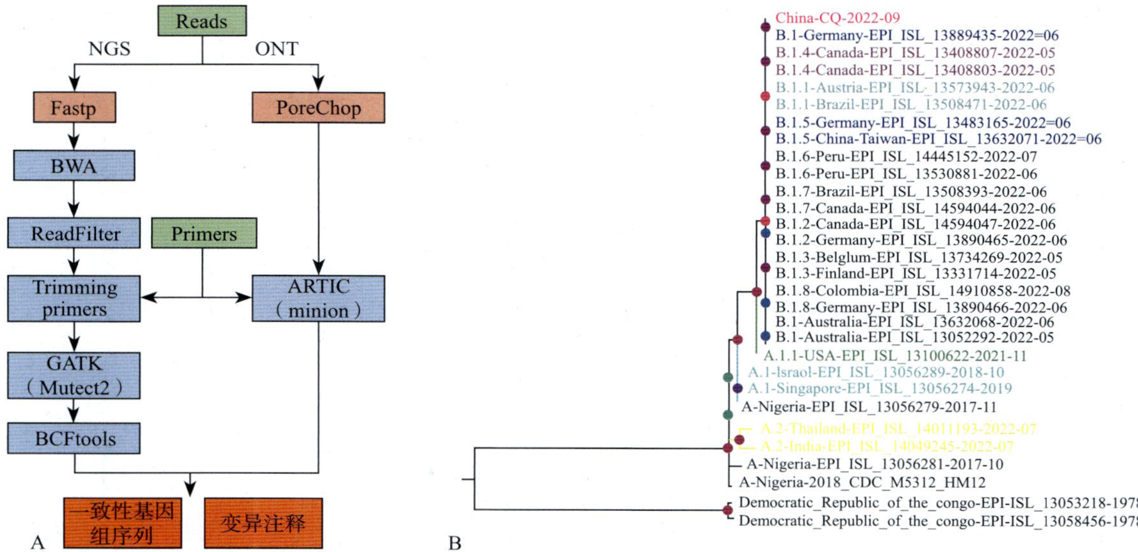

图 2-3　中国大陆首例猴痘输入病例分子溯源

A. 二代（NGS）和三代纳米孔（ONT）测序数据经 Fastp 及 PoreChop 等软件质控后，使用 BWA 或 ARTIC 等软件进行比对、识别变异位点，最终生成检测样本中猴痘病毒的一致性基因组序列；B. 中国首例输入性猴痘病例感染病毒（China-CQ-2022-09）的基因组系统发生树。

参考已发表的猴痘病毒基因组测序研究，针对痂皮、疱疹液、血液及拭子等多种的临床样本，开发和优化核酸提取方案。针对痂皮、拭子、血液等测试现有提取方案（表 2-5）的提取效率、核酸片段的完整性及病毒基因组核酸的总量。针对 CT 值较高或初始核酸量较低的样品，测试 SISPA 或 LF-SISPA 等方法扩增核酸的效率及其对猴痘病毒基因组测序结果的提升效果。针对不同 CT 值的样本优化提取方案后，根据基因组测序的最终结果确定开展猴痘病毒基因组测序的推荐最高 CT 值区间。

表 2-5　猴痘病毒基因组测序案例常见临床样本核酸提取方案

样本类型	核酸提取方法
病变水疱渗出物	PureLink Viral RNA/DNA Mini Kit
囊泡和结痂拭子	QIAamp Viral DNA Mini Kit
囊泡液	机械破碎、溶解酶裂解、磁珠富集
鼻咽拭子、病变结痂和囊泡	eMAG system（Biomerieux）
病变皮损渗出物	easyMAG，NEBNext® Microbiome DNA Enrichment Kit 核酸富集
细胞培养病毒上清	Monarch® 核酸纯化试剂盒（NEB），DNA Blood mini Kit（QIAGEN）
脓疱拭子	QIAamp DNA mini kit（Qiagen）
囊泡和结痂拭子	反复冻融三次，细胞膜破碎，DNAse and RNAse 消化，QiAmp Viral RNA Mini Kit（Qiagen®）核酸提取
皮肤病变拭子	DNeasy Mini Kit
拭子样本	QIAamp DNA Mini Kit（QIAGEN）

正痘病毒阳性样本基因测序。使用商品试剂盒进行阳性样本核酸提取。病毒滴度较高（$Ct < 25$）且核酸浓度较高的样本，拟采用宏基因组测序策略，即直接建库质控测序。针对病毒载量较低的样本，拟采用针对特定正痘病毒的扩增子测序策略。针对提取核酸浓度的较低的样本，全基因组随机扩增方法能有效提升核酸浓

度以增加测序成功率。提取的核酸需根据片段长度进行质控并超声或转座酶打断(适用二代测序平台),最后使用磁珠分选。根据测序平台分别选取合适的建库试剂(SQK-LSK109、SQK-LSK110、NEBNext Ultra II DNA Library Prep Kit),将 barcode 和测序接头连接到待测序片段两侧使得锚定在测序芯片进行测序。基于课题组自有二、三代测序平台进行测序。测序数据过滤掉低质量和来自宿主的读长(read)后,分别进行重头(de novo)和有参组装。基因组组装及变异检测具体分析流程详见已有研究基础部分。编码基因注释主要为基于已注释的猴痘病毒参考基因组注释,使用 GATU 等软件进行注释。使用 GETORF 预测长度大于 30 个氨基酸的新编码基因。预测新发现 ORF 的功能域并用 blastp 工具进行同源基因组搜索,以推测其可能的生物学功能。

使用 OrthMCL 等软件将所有正痘病毒基因组(仅保留完整度较高的序列)编码基因的进行聚类,得到约 200 个同源基因簇(orthologous gene clusters)。选取正痘病毒核心编码基因(约 130 个)的同源基因簇,分别进行单个基因家族的多序列比对并头尾串联形成核心基因组"全长"比对。基于多序列比对结果,使用 IQtree2 软件构建最大似然系统发生树。由于正痘病毒特殊的 DNA 聚合酶功能域,正痘病毒基因组极易存在串联重复和发生重组。因此,使用 RDP4 等工具检测新测序病毒是否存在重组区域,以明确其来源和演化轨迹。基于系统发生树,确定新病毒的外群序列后,分析新测序病毒的宿主内变异(iSNV)情况,确定变异热点区域并预测变异的潜在生物学功能。采用 BEAST 软件计算收集的正痘毒株全基因组水平的演化速率,运算过程采用 HKY 碱基替代模型、贝叶斯轮廓式种群增长模式(BAY)和对数正态分布松弛分子钟模型,MCMC 数据模拟技术运算 8 千万次,并由 TRACER v1.6 软件总结展示信息。分析正痘病毒中各基因的承受自然选择压力情况。将蛋白序列反向转换成基于密码子的比对结果,用 EasyCodeML 工具计算每个基因的 dN/dS、鉴定受到正选择的基因并检测适应性突变位点。

(二)猴痘病毒基因组演化分析

天花被宣布消灭后,痘苗病毒(VACV)成为正痘病毒属中研究最广泛的病原，也是正痘病毒属的重要模式病毒之一。对于正痘病毒的感染特性、复制调控机制及宿主相互作用的认识，主要来源于对 VACV 的研究。基于正痘病毒保守基因构建的进化树显示，VACV 是与猴痘病毒最近亲缘关系的正痘病毒之一。两者的基因组差异适中，以 VACV 感染宿主为“对照”，有助于促进猴痘病毒基因组变异功能的研究。

1. 分子流行病学　分子流行病学研究有助于了解正痘病毒的谱系演进趋势。2017 年，尼日利亚暴发的猴痘病毒逐渐在基因以及流行模式上与西非支系形成较大差异。目前，部分学者建议将与尼日利亚相关的猴痘病毒认定为一个新的进化支系。同时，尼日利亚疫情相关的猴痘病毒中发现病毒微进化的早期迹象，逐渐形成 hMPXV-1A、A.1、A.1.1、A.2 和 B.1 等多个新型进化支系。西非进化支系大概在 300 ～ 1000 年前从中非进化支系演化分离而来。当前，不同于中非进化支系和西非进化支系的第三个进化支系则在 2017 年尼日利亚疫情暴发中逐渐形成。B.1 进化支系于 2022 年 3 月左右在欧洲地区出现，并迅速传播至全球 109 个国家。值得注意的是，本次猴痘疫情暴发之前，正痘病毒基因组序列极少（约 200 条），因此，正痘病毒整体的分子流行病学研究亟待开展。

2. 猴痘基因组变异　双链 DNA 病毒基因组比较稳定，突变速率约为 1×10^{-5} 突变 /（位点 · 年）。同属于正痘病毒科的天花病毒突变速率约为 5×10^{-5} 突变 /（位点 · 年），远低于 SARS-CoV-2 等单链 RNA 病毒。本次疫情中流行猴痘病毒 B.1 株已发生点突变、基因组片段删除和重组等多种基因组变异，且突变速率也高于以往流行的进化分支。根据 Nextstrain 估算，猴痘病毒整体突变速率约为 6×10^{-5} 突变 /（位点 · 年）。猴痘病毒富含 A/T 碱基，B.1 株基因组新发变异位点多数为 GA- ＞ AA 或 TC- ＞ TT，表明 APOBEC3 可能介导了猴痘基因组的快速突变。欧洲和美国病例的猴痘病毒全基因组测序显示反向末端重复区域（ITR）为变异热点。基因组片段的复制、缺失和重排致使部分编码序列发生了重复、删除和截短，表明猴痘 B.1 分支目前处于快速演化状态。

已有的正痘病毒基因组演化的研究主要关注天花病毒和痘

苗病毒等，针对猴痘病毒基因组变异生物学功能的研究还比较缺乏。基于正痘病毒全基因组构建的进化树显示猴痘与痘苗、马痘（horsepox）和牛痘（cowpox）等亲缘关系较近。此外，基于正痘病毒保守基因的进化树也证实了痘苗是与猴痘亲缘关系最近的正痘病毒之一。基于痘苗病毒开展的基因功能研究也可为研究猴痘提供一定的借鉴意义。

正痘病毒约一半编码基因均普遍保守，主要行使与病毒基因组复制、病毒颗粒组装成熟等相关的功能，一般分布于基因组中间约100kb 部分，被称为核心基因（core gene）。余下保守性较弱的基因（accessory gene）则主要发挥对抗宿主免疫反应相关功能，主要来源于基因复制和宿主基因的水平转移等。基因获得和丢失（gene gain and lose）在正痘病毒宿主免疫逃逸及基因组演化中发挥了重要作用。前期数据分析发现，148 个基因家族在 7 种正痘病毒基因组中均保守。其中 133 个基因家族为单拷贝同源基因，15 个基因家族在至少一种病毒中存在基因复制的现象。猴痘的 ITR 长度约为 7kb，编码了少量的 ORFs。猴痘病毒（Zaire-96-I-16）共注释了 191 个蛋白编码基因。基于序列同源性，这些基因被分为 177 个基因家族，包含 8 个多拷贝基因家族和 169 个单拷贝基因家族。Senkevich 等通过对 235 个痘病毒全基因组分析，将所有编码基因粗略地归为了214 个簇，并全面分析了痘病毒物种分化过程中基因的获得和丢失情况，发现猴痘与痘苗病毒之间存在一定数目的基因获得和丢失现象。分析结果证实痘苗较猴痘病毒增加了 22 个基因家族（6 个多拷贝基因家族），猴痘则较痘苗病毒增加了 6 个基因家族。未来可通过多组学技术研究这些新增或缺失基因（宏观进化）在猴痘病毒复制、致病性和传播过程中发挥的作用。

痘病毒编码的 DNA 聚合酶同时具备复制和重组功能，因而基因复制和串联重复广泛存在于痘病毒基因组中。研究发现，痘病毒可通过引入新的基因组突变来逃逸宿主免疫系统以增加适应性。痘病毒 K3L 与真核生物 eIF2α 蛋白同源，可与 eIF2α 竞争性地结合 PKR，对 PKR 的正常功能具有一定的抑制作用。痘苗病毒（哥本哈根株）*K3L* 基因携带增强 PKR 抑制的突变可导致 *K3L* 基因拷贝数增加并形成 *K3L* 基因簇。*K3L* 基因拷贝数目变化已通过读长较长的三代测序进行了验证。2022 年猴痘流行疫情中的病毒基因组测序已经检测到了发生重组、删除及单核苷酸突变等变异。这表明猴痘 B.1 已经在快速地演化,但是否已演化出人适应性变异还亟待研究。

猴痘病毒为双链 DNA 病毒,复制过程有着远高于 RNA 病毒的保守性,不易发生变异;自 2022 年 5 月猴痘病毒暴发以来,在不足 3 个月的时间内(截至 2022 年 8 月 17 日)各基因所表现出的异质性说明本次疫情的发生和发展远比想象的要复杂。第一个推测是本次暴发的猴痘病毒在人间流行的实际时间远早于 2022 年 5 月,事实上,若干研究已达成共识,认为病毒源自 2017 年的 Nigeria。据此推测,自 2017 年起,猴痘病毒就一直在人间以较低强度持续流行和变异,并在流行过程中积累变异,直到易于受宿主或环境影响的基因积累了足够多的变异,表现出显著的两个或多个进化分支的异质性。第二个推测就是不能排除本次流行的病毒可能存在着多点起源的可能,不同的亚型、进化分支可能代表着不同的起源地,甚至是不同的宿主和载体。以上两种推测均表明长期及时的监测有利于掌握病毒的变异规律和预测疫情的流行趋势,以更好地预防和控制未来疫情。这种监测不仅应考虑到对病原体关键基因突变的动态监测,还应考虑到病毒宿主和载体的识别,以及它们共同进化的过程。因此,针对新发猴痘等快速演化和突变的正痘病毒属感染分布及跨种传播风险评估的研究亟待开展。

四、正痘病毒的复制、毒力及宿主嗜性

(一)正痘病毒的复制、毒力

正痘病毒使用自身编码的聚合酶和其他因子在宿主细胞质内进行复制。病毒一般在进入细胞 2 小时内启动复制,在内质网附近形成“病毒工厂”并开始基因转录和翻译活动。同多数病毒相似,VACV 感染后会袭击宿主翻译系统,抑制多数宿主基因表达以加强自身的复制和释放。VACV 复制起始时,其末端的 ITRs 会连接成环状。研究发现,单独破坏 VACV 部分基因可以影响病毒的复制。成熟的痘苗病毒一般以两种主要形式存在:胞内成熟病毒(intracellular mature virus,IMV)和胞外囊膜病毒(extracellular enveloped virus，EEV）。然而，针对猴痘病毒感染细胞的受体分子、复制动力学、生活周期及基因表达等相关的研究鲜有报道。及时开展相关研究对猴痘感染病例的防治工作有重大意义。

寻找与致病相关的关键基因片段或关键蛋白可进行致病性判断与评估，探索其变异情况以判断病毒致病性的变异方向。有学者发现猴痘病毒中非进化支系有 173 个功能性独特基因，西非进化支系有 171 个功能性独特基因，两种进化支系共有 170 个直系同源基因，在蛋白质水平上具有 99.4% 的一致性，转录调控序列无显著差异。在 53 个共有毒力基因中约有 276 个取代位点，其中 93 个为非保守（non-conservative）、121 个为沉默位点，可导致 16 种蛋白质的预测长度发生变化。差异最大的毒力基因是 *BR-203*（黏液瘤病毒 M-T4 基因的同源物）、*BR-209*（IL-1β 结合蛋白）和 *COP-C3L*（痘苗病毒补体控制蛋白 VCP）。*COP-C3L* 可能是西非进化支系和中非进化支系之间毒性差异的主要候选基因。

（二）影响正痘病毒致病力和宿主嗜性的基因

1. 正痘病毒毒株物种间致病力改变与基因组变异的关联　可根据流行病学分析结果、历史推论毒株感染不同动物后的血清阳性率、发病率、病死率，估算毒株的毒力。基于基因组测序和基因注释结果，重点关注正痘病毒毒力基因突变情况。通过文献调研确定所有已知的正痘病毒毒力基因，明确这些基因在新检测病毒中的获得和丢失（gain and lose）情况、蛋白长度变化。首先重点关注是否有新的毒力基因获得或丢失引起的毒性变化。此外，基于编码基因自然选择分析相关结果，结合蛋白结构功能预测结果，评估是否存在由单个位点突变引起毒力蛋白构象或活性转变。针对筛出的关键变异，需要进一步结合病毒感染实验进行验证。

2. 新发现病毒宿主嗜性差异背后的分子基础　可根据实验室检测、流行病学分析结果明确检测到正痘病毒的宿主嗜性。结合基因组注释结果，明确所有已知宿主范围基因组在新检测病毒中的保守性情况。采取与上述毒力因子研究相似的分析方法，可确定正痘病毒宿主嗜性差异背后的分子机制，尤其是鉴定动物与动物、动物与人群感染相关的适应性变异（表 2-6）。

表 2-6 已知正痘病毒宿主嗜性决定基因

基因	蛋白类型
M-T5	Ankyrin repeats
M-T4	TNF receptor
M11L	ER-localized
E3L	Mitochondrial
K3L	PKR inhibition
B22R/SPI-1	DsRNA-BP
C7L	Serpin
K1L	Cytoplasmic
SP-1	Ankyrin-repeats
P28	E3-ublqulth ligase
C9L/CP77/CHOhr	Ankyrin repeats

参考文献

[1] 景志忠,贾怀杰,周涛. 痘病毒病:值得高度重视的一类人兽共患病. 中国病毒病杂志,2011,(6):416-418.

[2] HONG Y,HUANG BY,ZHANG JX,et al. Molecular architecture of monkeypox mature virus. Cell Discov,2024,10(1):108.

[3] OBERMEIER PE,BUDER SC,HILLEN U. Poxvirus infections in dermatology - the neglected,the notåçåable,and the notorious. J Dtsch Dermatol Ges,2024,22(1):56-93.

[4] LADNYJ ID,ZIEGLER P,KIMA E. A human infection caused by monkeypox virus in Basankusu Territory,Democratic Republic of the Congo. Bull World Health Organ,1972,46(5):593-597.

[5] ZHAO H,WANG WL,ZHAO L,et al. The First Imported Case of Monkeypox in the Mainland of China-Chongqing Municipality,China,

September 16,2022. China CDC Weekly,2022,4(38): 853-854.

[6] WU CC,RUHAN A,YE S,et al. Rapid identification of full-length genome and tracing variations of monkeypox virus in clinical specimens based on mNGS and amplicon sequencing. Virol Sin,2024,39(1):134-143.

[7] WU CC,CUI LB,PAN Y,et al. Characterization of whole genomes from recently emerging Mpox cases in several regions of China,2023. Sci China Life Sci,2024,67(5):1079-1081.

[8] CADHLA F,KITCHEN A,SHAPIRO B,et al. Using time-structured data to estimate evolutionary rates of double-stranded DNA viruses. Mol Biol Evol,2010,27(9):2038-2051.

[9] ISIDRO J,BORGES V,PINTO M,et al. Phylogenomic characterization and signs of microevolution in the 2022 multi-country outbreak of monkeypox virus. Nat Med,2022,28(8):1569-1572.

[10] HUGHES AL,IRAUSQUIN S,FRIEDMAN R. The evolutionary biology of poxviruses. Infect Genet Evol,2010,10(1):50-59.

[11] TATIANA GS,NATALYA YT,YURI IW ,et al. Ancient Gene Capture and Recent Gene Loss Shape the Evolution of Orthopoxvirus-Host Interaction Genes. mBio,2021,12(4):0149521.

[12] ELDE NC,MALIK HS. The evolutionary conundrum of pathogen mimicry. Nat Rev Microbiol,2009,7(11):787-797.

[13] ELDE NC,CHILD ST,EICKBUSH MT,et al. Poxviruses deploy genomic accordions to adapt rapidly against host antiviral defenses. Cell,2012,150(4):831-841.

第三章 痘病毒的感染与免疫

痘病毒是一类重要的人兽共患病病原，是目前已知的可感染人的基因组最大的DNA病毒，根据病毒的自然宿主、病毒特征及抗原差异，可分为脊椎动物痘病毒亚科和昆虫痘病毒亚科两个亚科。其中，脊椎动物痘病毒亚科主要包括正痘病毒属、山羊痘病毒属、禽痘病毒属、副痘病毒属、猪痘病毒属、兔痘病毒属、软疣痘病毒属和雅塔痘病毒属等8个属。昆虫痘病毒亚科包含昆虫痘病毒A、B、C等3个亚属。

正痘病毒属是哺乳动物亚科中成员最多、宿主范围最广和危害最严重的一个属，其成员天花病毒、痘苗病毒、猴痘病毒和牛痘病毒均能感染人类。尽管天花在20世纪80年代在全球范围内已被消灭，但鉴于其有可能从实验室泄露或被恐怖分子武器化，仍然是世界各国生物反恐的首要目标之一。2022年5月以来在多个非流行国家和地区发现多例猴痘病例，2022年7月23日，世界卫生组织宣布猴痘疫情为“国际关注的突发公共卫生事件”。尽管2023年5月11日世界卫生组织宣布猴痘疫情不再构成“国际关注的突发公共卫生事件”，但至今仍有猴痘新发和死亡病例的报告，且发布了《加强猴痘的预防和控制的战略框架2024-2027》；2024年8月，世界卫生组织再次宣布猴痘Ⅰb亚分支疫情构成“国际关注的突发公共卫生事件”，说明猴痘疫情仍需要持续高度关注。

病毒能否感染机体并引起疾病，取决于病毒致病性和宿主免疫力。病毒侵入机体，并在体内细胞中增殖的过程称为病毒感染。病毒可以通过多种途径侵入机体，病毒侵入机体后，首先进入易感细胞并在细胞中增殖，进而对宿主产生致病作用。免疫系统识别和清除病毒的效应过程，即人体抗病毒感染的免疫机制，这种效应过程，分为非特异性的天然免疫和特异性的获得性免疫。病毒感染早期，非特异性的天然免疫起主要作用，吞噬细胞、NK 细胞及干扰素可以杀伤病毒、控制病毒感染，以及抑制病毒扩散；而在感染后期，则特异性的获得性免疫起关键作用，通过抗体和 T 细胞介导的免疫效应来清除病毒。

痘病毒感染人和动物后常引起局部或全身化脓性的皮肤损害，“Pox”来自英语，意“痘”或“脓疱”。了解痘病毒的传播途径、免疫病理及宿主的免疫反应，将有助于人们了解病毒的感染免疫特点，以便更好地开发有效的疫苗与药物。

第一节　痘病毒的感染与传播

一、痘病毒的传播途径

痘病毒可以通过多种途径感染宿主，包括通过呼吸道、皮肤损伤和节肢动物叮咬等。但是，每种特定痘病毒传播的主要途径各不相同，并且与其宿主物种的行为有关。此外，病毒进入的途径也决定了其感染是局部的还是系统的。

天花病毒可以通过呼吸道途径传播，通常需要密切接触（如家庭接触），通过感染者口腔和鼻腔分泌物的形式传播。兔痘病毒、痘苗病毒和牛痘病毒传播到各自宿主也与呼吸道途径有关，原发部位的感染可导致全身感染，然后导致全身性皮肤病变。多种痘病毒感染引起的人兽共患病可能是通过皮肤穿刺伤口或微小破损，如牛痘病毒和副痘病毒感染是病毒直接或间接进入皮肤破损处而导致的结果。

猴痘是一种由猴痘病毒感染所致的人兽共患病毒性疾病，临床表现主要为发热、皮疹、淋巴结肿大。病毒可通过微小皮肤破损、呼吸道或黏膜（口、鼻或眼）进入机体。人可通过接触感染动物病变渗出物、血液、其他体液，或被感染动物咬伤、抓伤而感染。人与人之间主要通过密切接触传播，也可通过飞沫传播，直接接触猴痘患者的飞沫、体液、病变部位（皮损）或接触被病毒污染的物品（如床上用品、衣服）也可能感染，还可通过垂直传播感染。

二、2022年猴痘疫情传播特征

自2022年5月以来，全球110多个国家和地区报道了猴痘疫情。世界卫生组织初步调查结果显示，2022年多国暴发的猴痘疫情与以前在非洲以外确诊的猴痘病例不同，观察到人与人之间传播率异常高，表明人际传播正在推动疫情扩散。英国卫生局表示2022年5月的猴痘病例与前往猴痘流行国家均无关，并且所有病例都发生在同性恋及双性恋的人群中；几乎所有猴痘病例都发生于20～50岁的男性，多数是男男性行为者；而猴痘病例的临床特征也出现了生殖器的感染，提示猴痘可能存在性直接传播，通过性活动、密切接触或其他接触进行传播。未来仍需继续追踪接触者，更好地了解此次疫情起源以及传播的危险因素。

1. 猴痘病毒感染的不典型特征　2022年猴痘疫情暴发初期，对来自世界卫生组织的4个区域（欧洲、美洲、西太平洋和东地中海）16个国家的528例感染病例的研究显示，98%的感染者是同性恋或双性恋男性，疑似途径是密切接触。在该病例系列中，95%的人出现皮肤病变。最常见的部位是肛门生殖器区域（73%）、躯干、手臂或腿部（55%）、面部（25%），以及手掌和足底（10%）。2023年，《柳叶刀-全球卫生》杂志发表了基于全球监测数据的猴痘疫情新特征分析，主要发现包括：病毒主要在男男性行为者中传播；5岁以下儿童、65岁及以上成年人、免疫功能低下人群的住院率增加。许多报道的病例表现出与以前记录不同的临床表现；普遍的临床表现较轻，较少病例在前驱期出现症状，急性发病期肛门-生殖器和口咽病变较多，全身皮疹比以前报道的更少。

2. 无症状感染临床表现　对2022年5月在比利时一家性健康诊所就诊的男性猴痘无症状感染情况的评估中发现了无症状感染者。研究人员使用猴痘病毒PCR检测，对采集的224份样本进行了回顾性筛查，并在4名男性受试者中检测出猴痘病毒DNA阳性。采样时，1名男性出现疼痛性皮疹，3名男性没有任何症状。

21～37 天后进行临床检查时，这 3 名男子依然没有任何临床症状，而且他们也表示没有出现过任何症状。该研究表明，仅对报告症状的人进行检测和隔离可能不足以控制疫情。

3. 首例猴痘病毒人传犬事件　2022 年 8 月，法国学者报道了首例感染猴痘病毒的宠物犬，并且很可能是通过人类传播获得的。美国疾病控制与预防中心随即对猴痘的防控指南进行了修改，建议与有症状的猴痘患者密切接触的动物，应在最近一次接触后在家隔离 21 天，远离其他动物和人，且感染者不应照顾其他健康的、暴露在外的宠物。

4. 新生儿猴痘感染病例报告　基于历史数据分析，与成人相比，儿童猴痘感染患严重疾病和死亡的可能性更高。2022 年英国报道一例 10 天大婴儿围产期获得性猴痘病毒感染和腺病毒合并感染的病例，该婴儿于 2022 年 4 月下旬出生后，在出生第 9 天出现皮疹。资料显示，婴儿出生前 9 天，其父亲发热，随后出现大面积皮疹，婴儿出生前皮疹消退；婴儿出生 4 天后，其母亲也出现了类似的皮疹；这一家人都住在英国，没有去过非洲，也没有与任何旅行者接触过。

三、2023 年我国猴痘疫情传播特征

2022 年 9 月，中国大陆报道首例猴痘输入病例，2023 年 6 月开始出现本土猴痘疫情。根据我国 2023 年猴痘疫情的流行病学调查分析，疫情呈现以下特点：一是病例均为男性，93.8% 明确为男男性行为人群；二是其他方式传播风险低，除性接触以外密切接触者未发生感染；三是 96.9% 的病例为主动就诊发现，1.5% 为密切接触者追踪筛查发现；四是绝大多数病例临床表现典型，主要为发热、疱疹、淋巴结肿大等症状。

系统阐明痘病毒急性感染期的排毒动力学和抗体应答特征，对感染的诊断及公共卫生措施制定具有重要意义。我国学者连续采集了 77 例急性猴痘感染者的多部位和环境样本，进行病毒 DNA、结合抗体和中和抗体检测。结果发现，皮肤病变部位的猴痘病毒总体阳性率最高（100%），其次为肛拭子（88.16%）、唾液（83.78%）和咽拭子（78.95%），部分患者的尿液（55.26%）和血液（35.17%）样本也能检测出病毒，提示当采集疑似患者的样本用于猴痘病毒检测时，可

以按照以下优先级：发病 1 周以内，疱疹样本>唾液>咽拭子>肛拭子；发病 1 周以上，疱疹样本>唾液>肛拭子。排毒动力学分析结果显示，病毒在皮肤病变、唾液和口咽部的排毒动力学特征相似，大约都在发病后第 6 天后达到峰值。值得注意的是，皮肤病变中的病毒载量远高于唾液和口咽部，即使是在发病后 21 天，其病毒载量仍然在可以分离到活病毒的限值以下；而直肠部位的病毒载量在发病初期就达到峰值，然后迅速下降，大约在发病后 12 天病毒载量下降至分离活病毒的限值以下。猴痘患者血浆中不同表面蛋白特异性抗体检测结果显示，表面蛋白 A29L 和 H3L 特异性抗体的阳性率较高，可分别高达 100% 和 94.74%，提示其可以作为血清学诊断方法的有效靶标。

第二节 免疫病理

痘病毒引起的免疫病理与疾病的严重程度密切相关。病毒感染早期，病毒所致细胞损伤，损伤细胞的活性物质及毒性物质的释放可引起机体的炎症反应使机体产生全身症状。而感染后期由免疫复合物、补体活化、T 细胞介导的复杂反应和感染细胞溶解等，又可引起机体局部组织器官严重损伤和炎症。

病毒感染到皮疹发生之间，有一系列复杂的过程：病毒从黏膜或受损皮肤侵入人体，通过淋巴和血液在宿主体内传播。然后，病毒在淋巴结部位复制繁殖，并通过血液循环到达皮肤上皮细胞和其他组织。皮肤中的病毒会在几天内复制入侵上皮细胞，导致真皮表面炎症，血管扩张、充血和炎症细胞浸润，随后导致皮疹、水疱等肉眼可见的病变。

痘病毒是目前已知的可感染人的基因组最大的 DNA 病毒，除能编码自身复制和转录相关的成分以外，也能编码许多与感染宿主范围和免疫逃避相关的蛋白。正痘病毒的生存依赖于宿主细胞，病毒复制需要在宿主细胞质中进行，因此病毒操纵宿主细胞信号传导以建立适合病毒生存的细胞环境。为了逃避宿主的免疫监视，采用了包括阻断宿主免疫应答重要分子、中和受体或配体，以及干扰病毒抗原的加工和递呈等许多不同的策略，以逃避宿主的免疫，直接或间接地增加病毒感染宿主的范围及致病力。

一、痘病毒的致病作用

病毒的致病作用表现在细胞水平和机体水平两个方面：一是直接损害宿主细胞，病毒具有严格的细胞内寄生特性，其致病的基础是病毒在细胞中增殖而导致宿主细胞结构受损和功能障碍。二是引起免疫病理损伤，病毒的某些结构成分、受感染细胞出现的自身抗原或免疫复合物的沉着可使免疫识别功能紊乱，诱发自身免疫病；有些病毒的感染常可致机体的免疫应答能力降低，免疫细胞形态改变或数量增多或淋巴细胞损伤。

天花病毒是已知毒性最强的人类病原体之一。尽管天花在 40 年前就被根除，但目前尚不清楚为什么该疾病相关的死亡率很高，以及什么是有效宿主反应。由于天花病毒仅感染人类，人类目前对痘病毒感染的理解主要来自天花患者的历史临床数据，以及使用密切相关病毒的动物研究。

猴痘病毒作为一种具有高度传染性的正痘病毒，病毒感染口腔和呼吸道黏膜后，呼吸道上、中、下三层上皮是原发性感染的主要靶标。这个阶段的感染是无症状的，没有口咽病变的迹象。在邻近引流淋巴结感染后，正痘病毒在淋巴组织中广泛复制。临床研究表明，颈部和喉咙的淋巴组织是病毒原发性复制的区域。在淋巴组织中的趋向性与单核 / 巨噬细胞、树突状细胞、B 细胞和活化 T 细胞的感染有关，这些细胞也可能是病毒的靶点。此外，感染也可以通过皮肤发生。真皮角质形成细胞、成纤维细胞和组织驻留抗原提呈细胞（如单核细胞、巨噬细胞、朗格汉斯细胞和树突状细胞）可能发生感染，迁移的抗原提呈细胞可能有助于病毒通过淋巴传播。

人们对痘病毒的发病机制的理解仍然有限。痘病毒不仅具有细胞病变作用，导致宿主组织损伤，而且还编码一系列影响疾病严重程度的免疫调节分子。延缓或抑制细胞凋亡抑制宿主抗病毒能力，以及利用宿主细胞复制，是正痘病毒感染宿主细胞的共同特征。研究发现，病毒会改变经典的有丝分裂原激活蛋白激酶 MAPK-ERK 信号传导，干扰细胞周期，促进病毒复制所需的蛋白表达，持续激活信号通路。宿主控制病毒复制的能力对于限制组织损伤至关重要。当然,除了靶向病毒外,免疫反应还会损害宿主,导致疾病,甚至死亡,许多与严重痘病毒感染相关的症状是“细胞因子风暴”或败血症的结果。

二、痘病毒的免疫逃逸

正痘病毒的基因组约200kb,编码表达多达200种病毒蛋白,其中多个蛋白参与宿主细胞相互作用,调节细胞的代谢和免疫等反应。正痘病毒为了逃避宿主免疫系统,演化出一系列特有的针对靶细胞抗病毒作用的蛋白,可以通过多种方式与宿主的免疫反应相互作用,发挥调节剂作用,实现病毒的免疫逃逸。

痘病毒具有多种免疫逃逸机制,以逃避宿主的免疫监视:

1. *抑制抗原呈递* 痘病毒编码的蛋白质可以干扰MHC分子的表达和功能,减少病毒抗原的呈递,逃避T细胞的识别。

2. *抑制细胞因子反应* 痘病毒可以编码多种细胞因子受体样分子,吸附和中和宿主的细胞因子,抑制免疫反应。例如,痘病毒编码的细胞因子结合蛋白(virokines)能够中和IFN-γ,降低巨噬细胞和T细胞的活性。

3. *干扰天然免疫反应* 痘病毒的蛋白质可以抑制天然免疫应答,如抑制干扰素信号通路,减弱宿主的抗病毒状态。

近期,中国科学家首次解析了正痘病毒M2蛋白的结构,揭示了正痘病毒中高度保守的免疫逃逸蛋白M2通过形成多聚体增强其和T细胞协同激活因子hB7.1/2的结合力,有效地阻断CD28与hB7.1/2互相作用,从而抑制T细胞活化的病毒免疫逃逸机制,为痘病毒的免疫及逃逸机制研究提供了新的参考。

三、致病机制研究

感染期间猴痘病毒在细胞内复制繁殖,宿主免疫系统识别病毒或其表面表位,诱导机体产生先天性或获得性免疫反应。细胞表面模式识别受体识别病原相关分子模式,启动先天免疫反应并激活炎症信号通路,引发局部炎症,促进促炎细胞因子(包括IL-6和TNF-α)、趋化因子(包括CXCL1和IL-8)和补体蛋白分泌。细胞因子和趋化因子的分泌吸引更多的免疫细胞到达感染部位，进而引发皮疹和皮肤损伤等临床症状。为对抗宿主免疫防御，病毒会发生一系列适应和调节，从而破坏或逃避由模式识别受体引发的宿主抗病毒反应。

随着科技的发展，多种新的技术手段应用于病毒致病机制研究。人诱导多能干细胞来源的皮肤类器官能够重现人体皮肤的关键物理和生理特征，荷兰学者采用人诱导多能干细胞分化的皮肤类器官探索猴痘病毒的感染机制和治疗药物筛选，结合转录组技术，研究发现，猴痘病毒感染重塑了宿主细胞转录组，并引发大量病毒基因的表达，感染会导致角质细胞紊乱，并可能影响皮肤类器官的屏障功能，这一发现对于猴痘病毒研究具有重要意义。

2023 年，哈佛大学构建了猴痘病毒感染的恒河猴模型，并评估了急性感染和对再次感染的保护性免疫的病毒学、免疫学、组织病理学、转录组学及蛋白组学特征。研究团队通过静脉注射、皮内注射和直肠注射途径感染了 18 只恒河猴，并研究了三种感染途径后的抗体反应和细胞反应。静脉注射和皮内注射感染后，可观察到大量皮肤病变和血液中的病毒载量，皮肤病变在感染后第 10 天达到高峰，在感染后第 28 天消退。第 28 天对恢复期和 3 只未感染的恒河猴进行猴痘病毒的再次感染，结果发现所有恢复期的恒河猴均得到保护。转录组学研究显示，初次感染猴痘病毒时的先天免疫反应、炎症反应，以及 T 细胞和 B 细胞信号转导的激活明显上调，胶原形成和细胞外基质组织下调，T 细胞和浆细胞反应快速激活；猴痘病毒再次攻击时，炎症信号明显减少，而 T 细胞和浆细胞信号的激活非常迅速，这表明免疫记忆细胞和体液免疫反应可能是对再攻击的保护作用的关键。此外，该研究表明，静脉注射、皮内注射和直肠注射这三种感染猴痘病毒的途径诱导的免疫都能够诱导恒河猴产生对猴痘病毒再次攻击的保护功效，为猴痘的发病机制和免疫提供了新的见解。

第三节　固有免疫应答

痘病毒感染并激活先天免疫系统的过程是一个复杂的生物反

应过程。宿主对病毒的先天免疫反应不仅是抵御病毒感染的第一道防线,而且对于建立对病毒的适应性免疫也很重要。它包括先天免疫系统的识别、受体介导的识别、信号传导与免疫激活、产生抗病毒状态。

尽管对痘病毒感染的免疫反应与其他病毒(如疱疹病毒)感染的免疫机制相似,但与大多数病毒不同的是,痘病毒自身具备免疫防御能力。它们已被证明携带一系列参与免疫逃避和免疫调节的蛋白质。痘病毒编码的蛋白质参与阻断宿主为对抗病毒感染而采用的许多策略,它们编码阻断许多趋化因子活性的蛋白质、丝氨酸蛋白酶,甚至补体。传统上,不同的动物模型已被用于研究痘病毒感染的发病机制及使用突变痘病毒的毒力基因表征。各种动物对痘病毒感染的宿主免疫反应、病毒对宿主的对抗反应也各有差异。

一、先天免疫系统的识别

痘病毒在感染过程中,会被先天免疫系统的细胞所识别。痘病毒可以靶向许多先天免疫的主要介质,包括干扰素、肿瘤坏死因子、白细胞介素、补体和趋化因子。痘病毒编码的免疫拮抗病毒蛋白数量最多,因此显示最多样化的免疫逃逸策略。在感染期间,这些免疫调节蛋白被递送到宿主细胞的细胞质中以对抗先天免疫应答。保存完好的中央痘病毒基因组的区域编码开放阅读框(ORF)对病毒复制至关重要。其他 ORF 是非必需的用于细胞培养中的病毒复制 ,其中大多数与靶向先天免疫系统相关。先天免疫系统是机体防御感染的第一道屏障,主要包括一些非特异性的免疫细胞和分子,如巨噬细胞、树突状细胞、自然杀伤细胞(NK 细胞)及补体系统等。先天免疫系统被激活后,还会通过产生干扰素(interferon, IFN)等抗病毒蛋白来建立一种抗病毒状态,限制病毒的复制和传播。

痘病毒与宿主免疫系统的前哨细胞,特别是与浆细胞样树突状细胞(plasmacytoid dendritic cells, pDC)的相互作用具有重要意义:① pDC 是病毒感染期间 I 型 IFN 的有效生产者;②通过产生 I 型干扰素,pdCs 激活 NK 细胞、常规 DC、B 细胞和 T 细胞以增强抗病毒先天和后天免疫系统;③ I 型 IFN 信号传导对保护小鼠免受痘苗病毒或黏液瘤病毒感染是至关重要的。研究显示，人类 pDC 的兔痘病毒感染会诱导 IFN-α 和 TNF 的产生，而牛痘感染则不会。黏液瘤病毒感染可诱导 pDC 产生 IFN-α 和 TNF。

宿主细胞如何检测自身内部的病毒，与 NK 细胞对感染细胞的识别及产生的细胞因子的类型可激活 NK 细胞有关。与疱疹病毒相似，痘病毒主要通过破坏细胞内的 RNA 来防止蛋白质的表达。与疱疹病毒相反，痘病毒通常不建立持续的或潜伏的感染，仅有一部分痘病毒被报道是可以激活宿主的主要组织相容性复合体Ⅰ（major histocompatibility complex，MHC-Ⅰ）蛋白。然而，痘病毒在操纵宿主的先天性和适应性免疫防御中占相当大的比例。牛痘免疫调节基因被认为是由于病毒的相对能力和快速变异而逃避适应性免疫反应。值得注意的是，据推测牛痘病毒具有最多的可操纵宿主免疫的基因，并被认为最贴近古老的正痘病毒。

NK 细胞在痘病毒感染过程中的活化并不完全清楚。研究显示，痘苗病毒血凝素蛋白在感染晚期表达，缺失血凝素蛋白的病毒却显示出更强的 Hela 细胞裂解效应，提示血凝素与其中一种 NCR 的相互作用可能抑制 NK 细胞的激活。目前领域内研究认为促发 NK 细胞对感染细胞的反应，必须要克服抑制性受体的信号障碍，NK 细胞上用来监测经典 MHC-Ⅰ分子呈现出极强的动态性和物种特异性。

NK 细胞可以表达 CD94/NKG2A，这是一种识别非经典 MHC-Ⅰ蛋白的抑制性受体，可以识别非人类和 Qa-1 小鼠的人类白细胞抗原。仅有几种痘病毒被发现可以特异性下调 MHC-Ⅰ表达。黏液瘤病毒被发现在体外通过 E3- 连接酶活性的“Scrapin”介导的各种细胞上降低 MHC-Ⅰ分子的表达。牛痘病毒被发现可降低小鼠和人的细胞表面的 MHC-Ⅰ表达。鉴于牛痘病毒最常见的宿主是啮齿动物，推测其可能靶向小鼠 H-2 I 特异性抑制受体的 NK 细胞逃避 NK 细胞反应。因此，痘病毒似乎通过拮抗 NK 细胞的主要受体，以及拮抗 NK 细胞的细胞因子，进化不同的手段逃避 NK 细胞的免疫激活作用。猪痘病毒（SPV003 和 SPV148）和 Yata 痘病毒也分泌了与 MHC-Ⅰα 链具有同源性的蛋白质，尽管发现它们与 β_2 微球蛋白结合，但它们实际上是肿瘤坏死因子抑制剂。

二、受体介导的识别

痘病毒编码的免疫拮抗病毒蛋白数量最多，因此显示出最多样化的免疫逃逸策略。在感染期间，这些免疫调节蛋白被递送至宿主细胞的细胞质，以对抗先天免疫应答。痘病毒基因组的保守中心区域编码对病毒复制至关重要的开放阅读框（open reading frame，ORF）。其他开放阅读框对于细胞培养中的病毒复制不是必需的，其中大多数与靶向先天免疫系统有关。痘病毒还操纵各种细胞内信号转导途径，如细胞凋亡反应。许多破坏这些途径的痘病毒基因已直接从宿主免疫系统中被劫持。先天免疫细胞通过模式识别受体（PRR）来识别痘病毒的病原相关分子模式（PAMP），如病毒的核酸、蛋白等。例如，Toll 样受体（TLRs）可以识别病毒的双链 RNA 或某些特定蛋白，从而触发免疫反应。DNA 传感器，包括环状 GMP-AMP 合酶（cyclic GMP-AMP synthase，cGAS）、DNA 依赖性蛋白激酶（DNA-dependent protein kinase，DNA-PK）和 IFN-γ 诱导蛋白 16（interferon gamma inducible protein 16，IFI16）。识别病毒 DNA 基因组是先天免疫应答的第一步。先天免疫信号转导通过激活接头蛋白，如干扰素基因刺激因子（stimulator of interferon genes，STING）启动，从而在宿主中产生大量防御分子，包括 IFN 和促炎细胞因子和趋化因子。一旦 PRR 识别到病毒成分，就会启动一系列信号传导通路，这些通路最终导致炎症介质的产生和释放，如细胞因子、趋化因子等。这些介质能够招募更多的免疫细胞到感染部位，并激活它们以清除病毒。

近几十年来，科学家们在确定 PRR 和随后的信号传导途径的作用方面取得了重大进展。IFN 表达通过激活 IFN 调节因子家族成员或 IRF 和核因子 κB（NF-κB）的协同激活而转录调节。促炎基因的刺激依赖于转录因子 NF-κB 和激活蛋白 1（activator protein 1，AP1）的激活。尽管 PRR 配体多样性，但许多 PRR 调节的信号传导途径共享共同的下游分子，如髓样分化初级应答基因 88（myeloid differentiation primary response protein，MyD88）和含有 Toll/ 白细胞介素 -1 受体结构域的衔接诱导干扰素（TRIF）。因此，在不同 PRR 刺激的信号级联之间存在大量的串扰和重叠，导致 IFN 激活，也驱动其他细胞因子的产生。一些更广泛的 PRR 被证明可用于痘病毒识别,包括 RNA 传感器、胞质 DNA 传感器、多种 Toll 样受体(TLR)和炎性体成分。为了建立成功的感染面对这种免疫应答,痘病毒逃避宿主抗病毒应答通过表达各种病毒蛋白。这些病毒蛋白与这些细胞内信号转导通路的关键成分相互作用并对抗它们。

大多数病毒家族的生命周期产生双链 RNA(double strand RNA,dsRNA)。在痘病毒科中,dsRNA 是重叠转录物的结果,它们在病毒复制周期中形成双链,主要在中期和晚期时间点。由于这种 PAMP 的普遍性,所以描述的第一个 PRR 是 dsRNA 激活的分子 PKR 和 OAS/RNA 酶可能并不奇怪。自这些最初的发现以来,研究已经鉴定了多种具有广泛作用的抗病毒 dsRNA 传感器。

cGAS-STING 通路对于感知 ECTV 感染、诱导Ⅰ型 IFN 产生和控制 ECTV 复制非常重要。在感染鼠痘病毒的小鼠淋巴结中,炎症性单核细胞(IMOs)是引流淋巴结(DLN)中产生Ⅰ型 IFN 的主要细胞。为了诱导 IFN 和促炎细胞因子的表达,IMO 需要 STING-IRF7 和 STING-NF-κB。改良的痘苗病毒 Ankara(MVA)已被设计为疫苗载体,它可以有效预防 VARV 和 MPXV 感染。MVA 感染的常规树突状细胞(cDC)中的 IFN 独立于 MDA5、MAVS、TLR3 或 TRIF 介导的 RNA 感应通路产生,并且不受体内 DNA 感应通路中 TLR9/MyD88 缺失的影响。cGAS/STING 介导的 DNA 感应通路在 CDCs 中 MVA 诱导的 IFN 产生中起关键作用。

cGAS 是介导 IRF 激活和 ISG 对缺乏 F17 的痘苗病毒反应的主要传感器。痘病毒 F17 蛋白劫持了哺乳动物雷帕霉素(mTOR)调节因子 Raptor 和 Rictor 的靶标,导致 mTOR 失衡。过量的 mTOR 在高尔基体中积聚,并导致 mTOR 依赖性 cGAS 降解,从而使 cGAS-STING 通路失活。相反,当缺乏 F17 的痘苗病毒感染细胞时,cGAS 会激活 STING。STING 被磷酸化、二聚化并从内质网(ER)转移到核周区域,在那里其介导 IRF3 的激活。

DNA-PK 可被痘苗病毒蛋白 C16 和 C4 拮抗。C16 和 C4 与 Ku 结合并阻断 Ku 与 DNA 的结合,导致细胞因子和趋化因子的产生减少,炎症细胞募集减少,并抑制 IRF3 信号转导。在缺乏 DNA-PK 成分的细胞和小鼠中,对痘苗病毒感染的反应减弱。感染 C16 敲除痘苗病毒的模型显示较少的疾病迹象和上调的细胞因子合成。C4 在体外和体内抑制 NF-κB 信号转导和细胞因子产生。C4 的缺失增强了参与先天和获得性免疫的细胞的募集及激活。

视黄酸诱导基因Ⅰ(retinoic acid-inducible gene Ⅰ,RIG-Ⅰ)和黑素瘤分化相关蛋白 5(melanoma differentiation related gene,MDA5)属于 RIG-Ⅰ样受体(RIG-Ⅰ-like receptors,RLR)家族的细胞内病原体传感器及Ⅰ型 IFN 诱导剂。在痘病毒感染期间,RIG-Ⅰ已被证明在以 IRF3 和 IRF7 依赖性方式感应 MYXV 并触发原代人巨噬细胞 TNF 和Ⅰ型 IFN 的诱导中发挥重要作用。在痘苗病毒 DNA 存在下,RNA 聚合酶Ⅲ通过产生 5′ pppRNA 发挥其抗病毒作用,作为 RIG-Ⅰ底物。此外,痘苗病毒晚期 RNA 转录可以通过 RIG-Ⅰ或 MDA5 以细胞类型特异性方式感知,触发 IFN 基因转录。然而,在 MVA 感染期间,MDA-5 对于诱导 THP-Ⅰ细胞中的 IFN mRNA 应答是必不可少的。尽管这种由晚期转录物特异性激活的现象是有趣的,但是哪些痘病毒 RNA 结构或基序激活 RIG-Ⅰ和 / 或 MDA5 仍然不清楚。

蛋白激酶 R(protein kinase R,PKR)首先被发现是一种干扰素刺激的双链 RNA 依赖性蛋白激酶。痘病毒编码多种直接或间接抑制 PKR 途径的 PKR 拮抗剂。在痘苗病毒中,这些蛋白质由 E3L、K3L、D9R 及 D10R 编码。此外,禽痘病毒具有靶向生长停滞和 DNA 损伤诱导蛋白 34(GADD34,PPP1R15A)的细胞蛋白磷酸酶 1(protein phosphatase,PP1)的同系物和 eIF2 磷酸化的组成型阻遏物(CREP,PPP1R15B),其促进 eIF2 的去磷酸化。E3 最初被鉴定为一种负责干扰素耐药性的 dsRNA 结合蛋白。此外,这种 E3L 缺失的痘苗病毒能够像野生型痘苗病毒一样有效地在 PKR 缺陷的 HeLa 细胞中复制,这表明 PKR 是这些细胞中 E3 的主要靶标。此外,来自黏液瘤病毒和猪痘病毒的 E3 同源物在病毒感染期间显示出抑制 PKR 活性并损害 IFN 和促炎细胞因子,如 TNF 和 IL-6 的诱导。

Absent in melanoma 2 蛋白(AIM2)是 PYHIN 蛋白家族的一个成员,是细胞质 DNA 的受体。AIM2 感知病毒 DNA 并可激活炎症小体通路,其在促炎细胞因子的产生和通过凋亡清除感染细胞中起重要作用。AIM2 失活会抑制细胞质 dsDNA 激活 caspase-1 和痘苗病毒感染,并且 AIM2 缺陷细胞对痘苗病毒感染具有先天免疫反应缺陷。研究发现,在四种痘苗病毒株中,哥本哈根株和西储株能通过抑制 STING 蛋白的二聚体和磷酸化,有效阻断宿主细胞对病毒 DNA 的感应及 IRF3 的激活。但是,改良型痘苗病毒 MVA 株显示出相反的结果,IRF3 感染后被 cGAS 和 STING 激活。

第四节　特异性免疫应答

痘病毒通过皮肤或黏膜进入人体,最初感染局部组织,随后通过淋巴系统和血液扩散到全身。病毒感染宿主细胞后,在细胞质内复制,形成新的病毒颗粒,最终导致宿主细胞裂解并释放病毒,或通过细胞间直接传播的方式,继续感染其他细胞。

痘病毒感染引发的特异性免疫应答包括细胞免疫和体液免疫,分别由 T 细胞和 B 细胞介导,是宿主抵抗病毒的重要防线。然而,痘病毒可通过多种免疫逃逸机制,削弱宿主的免疫反应,成功在宿主体内生存和传播。理解痘病毒的感染与免疫特性,对于开发有效的疫苗和抗病毒治疗策略具有重要意义。

一、细胞免疫

痘病毒感染后,病毒粒子进入宿主细胞并开始复制,这一过程中会释放病毒蛋白和核酸等抗原物质。这些抗原物质被机体的抗原提呈细胞(如树突状细胞)捕获并加工,随后被提呈给 T 淋巴细胞。T 淋巴细胞是特异性免疫应答中的关键细胞,它们能够识别并结合病毒抗原,从而触发一系列的免疫反应。在特异性免疫应答中,辅助性 T 细胞(Th 细胞)和细胞毒性 T 细胞(Tc 细胞或 CTLs)发挥着核心作用。

1. $CD8^+$ T 细胞(细胞毒性 T 细胞)　细胞毒性 T 细胞在识别和杀死被痘病毒感染的细胞方面发挥着关键作用。痘病毒感染细胞后,病毒抗原通过 MHC Ⅰ类分子呈递到细胞表面。它们通过表面的 T 细胞受体(TCR)识别被病毒感染细胞表面呈现的病毒抗原,$CD8^+$ T 细胞识别这些抗原,通过释放穿孔素和颗粒酶等效应分子,直接杀死感染细胞。这种直接的细胞杀伤机制对于控制病毒扩散至关重要。

2. $CD4^+$ T 细胞（辅助性 T 细胞） 痘病毒抗原也可以通过 MHC Ⅱ类分子呈递给 $CD4^+$ T 细胞。$CD4^+$ T 细胞激活后，分化成不同亚型，如 Th1 和 Th2 细胞。Th1 细胞分泌细胞因子，如 IFN-γ，促进巨噬细胞的活化和抗病毒活性。Th2 细胞则通过分泌 IL-4 等细胞因子，帮助 B 细胞产生抗体。

3. 记忆 T 细胞 在初次感染后，一部分 T 细胞会分化为记忆 T 细胞，这些细胞在再次感染时能够迅速响应，提供更快速和有效的免疫应答。记忆 T 细胞的存在是疫苗接种成功的重要基础之一。

此外，如前所述，痘病毒感染还会触发机体的干扰素反应。干扰素是一类具有抗病毒活性的蛋白质，能够干扰病毒的复制过程。痘病毒感染后，被感染细胞会释放干扰素，进而诱导邻近细胞表达抗病毒蛋白，建立起一种抗病毒状态，限制病毒的扩散。

二、体液免疫

痘病毒感染后，Th 细胞被激活并开始分泌多种细胞因子，如白细胞介素 -2（IL-2）和干扰素 -γ（IFN-γ），这些细胞因子能够进一步激活 B 细胞和巨噬细胞，促进其增殖和分化。同时，激活的 Th 细胞还能帮助 B 细胞产生针对痘病毒的特异性抗体，这些抗体能够与病毒结合，阻止其感染新的细胞，并通过调理作用促进病毒的清除。

1. 初次抗体应答 初次感染痘病毒后，B 细胞识别病毒抗原，经过抗原呈递细胞（如树突状细胞）协助，B 细胞活化并分化为浆细胞，产生初级抗体（主要是 IgM）。这些抗体能够中和病毒，防止病毒感染细胞。

2. 高亲和力抗体产生 随着免疫应答的进展，B 细胞在淋巴结内的生发中心经历体细胞高变（somatic hypermutation）和亲和力成熟，产生高亲和力的 IgG 抗体。这些 IgG 抗体能够更有效地中和病毒，并通过激活补体系统和调理吞噬作用（opsonization）促进病毒清除。

3. 记忆 B 细胞 类似于 T 细胞，一部分 B 细胞在初次感染后分化为记忆 B 细胞。这些记忆 B 细胞在再次接触痘病毒时能够迅速产生高效抗体，提供长久的免疫保护。

研究表明，体液免疫中，抗体产生的时间较早，感染猴痘病毒后 4 周，94% 及 82% 的个体分别检测到抗 MAV 和抗 MPXV 抗体。中国生物团队的研究表明，接种其研发的 mRNA 猴痘疫苗候选株 VGPox 1-3 后，最早于第 7 天即可在血清中检测到针对靶抗原 A35R 特异性总抗体。且抗体水平较高，其水平在感染或接种疫苗后的一段时间内保持稳定。

第五节 免疫治疗

免疫系统有防御、调理和监视三大功能，任何疾病的发生、发展都与免疫系统息息相关。免疫疗法可以通过激活、抑制或调节先天性和适应性免疫反应来治疗疾病，在治疗包括炎症性疾病和病毒感染在内的多种疾病方面取得了效果。广义上的免疫疗法可以分为五大类，包括主动免疫（疫苗为主）、被动免疫（靶向抗体、过继细胞疗法）及非特异性免疫调节剂（效应细胞刺激剂、免疫抑制剂等）。

一、疫苗

目前，美国批准了两种用于正痘病毒（包括猴痘病毒）暴露前预防接种的疫苗，包括第二代制型疫苗 ACAM2000（来自 Dryvax）和第三代减毒非复制疫苗 JYNNEOS（来自 MVA，在加拿大被称为 IMVAMUNE，在欧洲被称为 IMVANEX）。另一种第三代疫苗 LC16m8 是由李斯特株的减毒株制备而成，自 1975 年起在日本被批准用于天花的主动免疫。

ACAM2000（来自 Dryvax）为第二代痘苗病毒活疫苗，是一种分离自 Dryvax 的克隆减毒型活疫苗，用于 18 ～ 64 岁人群的预防。其已在美国、澳大利亚和新加坡获得许可，用于天花感染高危人群的免疫，当前主要用于国家战略储备。ACAM2000 含有可以复制的病毒颗粒，具有更高的不良事件发生率，鉴于其复制能力的存在会造成一定严重副作用的风险，不建议免疫能力低下、患有免疫缺陷或妊娠期的人群接种。美国疾病预防控制中心目前限制该疫苗在特殊人群中的使用,包括免疫力低下的个体、过敏者(如特应性皮炎/湿疹)及孕妇。

JYNNEOS(来自 MVA-BN)为第三代改良安卡拉痘苗病毒减毒疫苗。MVA 是一种改良的安卡拉痘苗痘病毒,在鸡胚成纤维细胞中连续传代 570 次而产生,包含的 VACV 在哺乳动物细胞中失去复制能力,安全性较好。对于健康成年人,推荐使用 MVA-BN 或 ACAM2000;对于免疫功能低下的个体、孕妇、婴儿和哺乳期妇女,应使用 MVA-BN。在疫苗供应有限的情况下,在逐一评估风险和收益的基础上,应优先考虑为可能发展为严重疾病的猴痘病例接触者提供猴痘疫苗接种,如儿童、孕妇和免疫功能受损者。

LC16m8(来自 Lister)是日本开发的第三代天花疫苗,也是被 WHO 推荐为首选的天花疫苗之一。LC16m8 源于日本李斯特株,是由细胞培养技术开发而来的复制型减毒疫苗。将李斯特株在低温条件下由原代兔肾细胞(PRK)细胞传代 3 代分离出 LC16,再在 Vero 细胞中生长至最低生长滴度后,由 PRK 中低温传代 6 次,分离出的中等大小(2 ～ 3mm)的克隆命名为 LC16m0。然后 LC16m0 在 PRK 细胞中传代 3 次以上,选择生长出的小(0.5 ～ 1mm)的克隆,这种最终减毒克隆称为 LC16m8。它采用冻干多剂量瓶包装,并通过分叉针进行免疫接种,是目前唯一被批准用于婴幼儿及儿童接种的天花疫苗。

痘苗病毒天坛株(VTT)是中国广泛使用的预防天花的疫苗。中国疾病预防控制中心病毒病预防控制所研究团队初步探讨了接种痘苗病毒天坛株(VTT)和非复制型痘苗病毒天坛株(NTV)对猴痘病毒的交叉中和活性,结果显示,1980 年后出生的人群中,VTT 和猴痘病毒中和抗体的血清阳性率为 0(0/13),而 1980 年以前出生的人群中,VTT 和猴痘病毒中和抗体的血清阳性率分别为 70.6%(12/17)及 58.8%(10/17);1980 年前出生的人血清中针对 VTT 和猴痘病毒的中和抗体几何平均滴度分别比 1980 年后出生的人高 4.0 倍及 2.4 倍。上述研究结果表明,接种 VTT 疫苗可诱导机体产生针对猴痘病毒的交叉中和抗体,但抗体滴度水平较低,提示为了提高人群针对痘病毒/猴痘病毒的免疫力,需要对重点人群进行疫苗接种。此外，在小鼠和恒河猴模型中的初步研究发现，在小鼠和恒河猴模型中，非复制型痘苗病毒可以诱导机体产生针对猴痘病毒的交叉中和抗体，可作为新一代的天花和猴痘疫苗进行深入研究。此外，团队招募了 1981 年以前出生的天花接种人群和 1982 年以后出生的未接种人群，评估了对 VTT 的中和抗体、特异性 T 细胞的免疫记忆及对猴痘的交叉免疫反应。结果发现，60% 左右疫苗接种者在接种 40 年后仍有抗 VTT 或猴痘中和抗体；50% 的疫苗接种者具有对 VTT 来源蛋白的特异性 T 细胞记忆，46.7% 的疫苗接种者具有对猴痘来源蛋白的预存 T 细胞记忆；疫苗接种者中检测到广泛的 $CD8^+$ T 细胞反应，有助于了解人群中对痘病毒的交叉免疫保护。

二、静脉注射免疫球蛋白

痘苗病毒静脉注射免疫球蛋白（Vaccinia immune globulin intravenous，VIGIV）是经去污剂或溶剂处理、过滤具有痘苗病毒抗体的供体中分离得到的无菌液体免疫球蛋白。

VIGIV 主要抑制病毒对细胞的附着，从而中断病毒进入细胞复制，其改善免疫反应的潜在机制部分归因于巨噬细胞活性降低、内源性抗体产生减少、自身反应性 T 细胞受到抑制，以及细胞因子原平衡。IVIG 以前曾用于治疗天花，建议患有严重并发症的猴痘患者使用 IVIG，或将其作为天花疫苗接种禁忌证的 T 细胞免疫缺陷暴露患者的预防措施。值得注意的是，VIGIV 可能会产生如头痛、出汗、红斑、过敏反应、肾损伤等过敏反应，禁用于有对人球蛋白过敏反应史、牛痘性角膜炎、IgA 抗体缺乏 IgA 超敏反应史、肾功能不全的人群。目前，还缺乏有关 VIG 对猴痘和天花有效性的数据，而且对猴痘或天花的使用也未在人类身上进行过测试。目前，尚未确定 VIGIV 在儿童和老年人群中的安全性及有效性。

三、抗病毒药物

抗病毒药物是治疗痘病毒感染的重要手段。在抗病毒药物供应有限时，可考虑将抗病毒药物用于治疗有重症风险的人群，或用于治疗呈现或发展为重症的猴痘患者。在获得更多可用信息后，可重新考虑抗病毒药物的最佳使用,包括作为暴露后的预防使用。

1. 特考韦瑞(tecovirimat,ST-246) 是美国食品药品监督管理局批准的第一种用于治疗天花的药物,2022 年美国和欧洲食品药品监督管理局已批准 ST-246 用于治疗猴痘,是基于感染致死剂量正痘病毒的动物研究、药物在人体内作用的研究,以及对药物在人和动物体内的药效学和药代动力学研究。

2. 布林西多福韦(brincidofovir,CMX001) 可通过抑制 DNA 聚合酶对双链 DNA 病毒具有广泛的抗病毒活性。在小鼠致死性猴痘感染模型中,使用布林西多福韦治疗可明显改善猴痘引起的免疫和病理反应。值得注意的是,最近的一项回顾性观察研究显示,3 名接受布林西多福韦治疗的患者并未显示出任何明显的疗效,而接受 ST-246 治疗的患者病毒脱落减少,症状持续时间缩短,且无任何副作用。由于病毒可能对一线治疗药物产生耐药性,因此研发二线治疗药物可能具有重要意义。

四、其他潜在的免疫治疗策略

其他潜在的免疫疗法包括免疫调节剂、单克隆抗体和基于 NK 细胞的疗法。免疫调节剂对免疫系统功能有影响,如重组 IFN 是一种重要的免疫调节剂,体外实验表明,IFN-β 能明显抑制猴痘病毒的产生和传播,可进一步研究其为重症猴痘治疗的候选药物的应用情况。单克隆抗体已被广泛用于治疗正痘病毒感染,这可能是治疗严重猴痘感染的一种潜在策略。此外,NK 细胞介导的抗体依赖性细胞毒性对几乎所有病毒感染的细胞都具有特异性,包括人类免疫缺陷病毒、巨细胞病毒、正粘病毒和新型冠状病毒,有必要进一步研究基于 NK 细胞的疗法在猴痘中的作用。

单克隆抗体是对抗病毒感染的有效疗法,以痘苗病毒作为模型已确定了针对多种抗原的中和活性单克隆抗体,包括细胞内成熟病毒表面蛋白 L1、A27、H3 和 D8,以及细胞外包膜病毒表面蛋白 B5 和 A33。但是,靶向 B5 的抗体主要中和细胞外包膜病毒。中国学者评估了在疫苗接种政策终止前出生的牛痘疫苗接种者中预先存在的抗猴痘病毒 B6 蛋白的抗体水平,并鉴定了同一个疫苗接种者体内两种单克隆抗体 hMB621 和 hMB668 靶向 B6 上的不同表位,为治疗正痘病毒感染（包括猴痘）提供了两种有效的抗体。中国学者报道了具有体内保护作用的针对正痘病毒的 mRNA 抗体疗法，通过脂质纳米颗粒封装的 mRNA 平台，构建了一组编码针对正痘病毒的广泛中和抗体的 mRNA。单次静脉注射每种 mRNA 抗体均可在小鼠体内迅速产生有效的中和抗体。靶向 EEV 型和 IMV 型病毒的"双打击"mRNA 抗体组合 Mix2a 可以保护小鼠在感染致死剂量的痘苗病毒后的体重减轻，完全阻止了病毒诱导的病理性肺部病变，且未检测到病毒蛋白阳性细胞，显示出对致命痘苗病毒攻击的保护效力。mRNA 抗体疗法可以快速响应以对抗当前和未来的人类痘病毒暴发，是一种很有前途的抗病毒策略。

传染病一直是人类社会发展面临的重大挑战。近年来，新发、突发传染病层出不穷，持续威胁全球公共卫生安全与全球经济的可持续发展。迄今为止，WHO 一共宣布过 7 次国际关注的突发公共卫生事件，均为病毒感染引起的传染性疾病。2024 年初，刚果民主共和国发生了分支Ⅰ型猴痘病毒的大暴发，数十年来该国的猴痘病例一直在增加，据报道，2024 年初以来，刚果民主共和国报告了 6 500 多例病例和 345 例死亡，其中近一半是 15 岁以下的儿童。2024 年 5 月 24 日，世卫组织发布《加强猴痘的预防和控制的战略框架 2024-2027》，该框架是世卫组织在猴痘方面工作的延伸，其中包括：就必要的研究召开一次全球磋商会议、向全球 90 多个国家提供诊断方案和试剂盒、制定治疗试验方案、建立治疗储备供紧急和同情使用、促进改善疫苗获取途径的努力，同时动员对这些和其他对策的有效性和安全性进行研究。新框架将指导卫生主管部门、社区和其他利益攸关方预防和控制猴痘疫情，消除该疾病的人际传播，并减少病毒从动物向人类的传播（图 3-1）。

尽管可以通过积极管控，包括严格控制传染源、避免接触易感动物、早期发现及管理患者、针对性接种疫苗等方法有效地防控疫情传播，但是，也应加强对痘病毒的感染和免疫机制的研究，明确病毒感染以后不同表面抗原的抗体应答规律以及诱导中和抗体的主要抗原，了解病毒感染与免疫保护、免疫病理的相关性，以便更好的为血清学诊断试剂及疫苗、抗体药物的研发提供依据与参考。

		制定猴痘控制和消除计划		整合日常服务持续实施
		2024 年	2025 年	2026 年　2027 年
世界卫生组织卫生应急准备和响应框架	合作监督	将猴痘纳入国家通报的疾病，建立与保持高质量的监测工作	重点针对具体情况的差距和目标制定计划并建设监督能力	通过与既定的相关保健方案相结合，实现监测目标
	社区保护	更新猴痘信息和干预措施，纳入民间社会的参与规划	规划、参与和加强社会组织的结构、系统和技能	确保社区的持续支持和参与，避免污名化或歧视情况
	安全与护理	建立和 / 或实施临床病例管理、提供者培训、检测服务点的护理标准	加强所有人群获得护理的机会，包括受影响群体和服务不足群体	监测和评估实地干预措施的效果
	获得应对措施	确保合作伙伴间的协调，支持公平获取疫苗、诊断检测和抗病毒药物	确保支持各国和各地区量化需求，并通过全球行动满足当地需求	加强不同人群和地域公平获得所有必要对策及利益相关者的机会
	协调和领导	全球伙伴关系和行动支持国家控制和消除猴痘计划	在国家、地区和全球各级执行计划并跟踪控制和消除进展情况，在所有情况下保持准备就绪状态	在大多数国家和地区实现消除及控制天花的目标
	研究与发展	提供全面的“一个健康”研究议程	提供世卫组织批准的疫苗和快速检测方法	完成抗病毒治疗研究

图 3-1　2024—2027 年猴痘控制与消除时间规划

参考文献

[1] GESSAIN A, NAKOUNE E, YAZDANPANAH Y. Monkeypox. N Engl J Med, 2022, 387(19): 1783-1793.

[2] SEANG S, BURREL S, TODESCO E, et al. Evidence of human-to-dog transmission of monkeypox virus. Lancet, 2022, 400(10353): 658-659.

[3] THORNHILL JP, BARKATI S, WALMSLEY S, et al. Monkeypox Virus Infection in Humans across 16 Countries-April-June 2022. N Engl J Med, 2022, 87(8): 679-691.

[4] LAURENSON-SCHAFER H, SKLENOVSKÁ N, HOXHA A, et al. Description of the first global outbreak of mpox: an analysis of global surveillance data. Lancet Glob Health, 2023, 11(7): 1012-1023.

[5] DE BAETSELIER I, VAN DIJCK C, KENYON C, et al. Retrospective detection of asymptomatic monkeypox virus infections among male sexual health clinic attendees in Belgium. Nat Med, 2022, 28(11): 2288-2292.

[6] SEANG S, BURREL S, TODESCO E, et al. Evidence of human-to-dog transmission of monkeypox virus. Lancet, 2022, 400(10353): 658-659.

[7] RAMNARAYAN P, MITTING R, WHITTAKER E, et al. Neonatal Monkeypox Virus Infection. N Engl J Med, 2022, 387(17): 1618-1620.

[8] YANG Y, NIU S, SHEN C, et al. Longitudinal viral shedding and antibody response characteristics of men with acute infection of monkeypox virus: a prospective cohort study. Nat Commun, 2024, 15(1): 4488.

[9] YANG S, WANG Y, YU F, et al. Structural and functional insights into the modulation of T cell costimulation by monkeypox virus protein M2. Nat Commun, 2023, 14(1): 5186.

[10] LI P, PACHIS ST, XU G, et al. Mpox virus infection and drug treatment modelled in human skin organoids. Nat Microbiol, 2023, 8(11): 2067-2079.

[11] ROSENBERG ES, DORABAWILA V, HART-MALLOY R, et al. Effectiveness of JYNNEOS Vaccine Against Diagnosed Mpox Infection-New York, 2022. MMWR Morb Mortal Wkly Rep, 2023, 72(20): 559-563.

[12] CHU Q,HUANG B,LI M,et al. Non-replicating vaccinia virus NTV as an effective next-generation smallpox and monkeypox vaccine:evidence from mouse and rhesus monkey models. Emerg Microbes Infect,2023,12(2):2278900.

[13] LI M,GUO Y,DENG Y,et al. Long-lasting humoral and cellular memory immunity to vaccinia virus Tiantan provides pre-existing immunity against mpox virus in Chinese population. Cell Rep,2024,43(1):113609.

[14] CHI H,ZHAO SQ,CHEN RY,et al. Rapid development of double-hit mRNA antibody cocktail against orthopoxviruses. Signal Transduct Target Ther,2024,9(1):69.

[15] YU H,BRUNEAU RC,BRENNAN G,et al. Innate Recognition of Poxviruses and Viral Immune Evasion. Biomedicines,2021,9(7):765.

第四章
痘病毒感染性疾病的实验室诊断

痘病毒是一类基因组较大的双链 DNA 病毒，与人类和动物有关的痘病毒可分为正痘病毒属、山羊痘病毒属、禽痘病毒属、副痘病毒属、猪痘病毒属、兔痘病毒属、传染性软疣病毒属及雅塔痘病毒属等八个属。其中，能感染人类引发疾病的有正痘病毒属的天花病毒、猴痘病毒、痘苗病毒和牛痘病毒，副痘病毒属的羊口疮病毒，山羊痘病毒属的绵羊痘和山羊痘病毒。

痘病毒的特异性诊断可通过以下三种方法：①分离病毒并确定其特性；②在组织、分泌物或排泄物中直接证明有病毒、病毒抗原或核酸；③检测病毒抗体。以上各组检测方法均有其特定的适用范围。与其他病毒性疾病一样，痘病毒诊断方法应符合快速、简便、灵敏、特异和低成本的标准。

尽管组织培养或鸡胚中的生长特性可用于特定痘病毒的鉴定，然而这些技术费时费力，而且需要高水平的技能和专业知识，使其应用受到限制。电子显微镜是快速识别痘病毒颗粒的一项技术。然而，由于痘病毒的形态相似，该方法通常不能识别痘病毒的属或种。痘病毒属可以用血清采用病毒中和试验来区分，但血清学的鉴别力不足以区分痘病毒种。如今，聚合酶链反应被认为是快速、灵敏和特异性鉴定痘病毒的首选方法，已实现对病毒基因组上的不同目标区域进行研究，并采用不同的方法来验证扩增子的正确性。在这些方法中，核酸测序或实时聚合酶链式反应（polymerase chain reaction，PCR）检测是目前的首选方法。特别是通过测序可以与现有数据进行比较，从而进行分子流行病学和进化分析研究。实时

PCR 检测中若引物及探针设计准确,还可区分病毒的属与种。多年来,痘病毒血清学研究采用了多种方法,但只有病毒中和检测法及酶联免疫吸附试验在灵敏度和特异性方面适合用于痘病毒感染的回顾性分析研究。

猴痘是由猴痘病毒感染引发的传染性疾病。从首例人感染猴痘病例在刚果民主共和国被报道,到 2022 年之前,疫情长期呈局限于非洲地区的散发流行态势。1980 年世界卫生组织宣布根除天花后,天花疫苗接种随之停止,猴痘病毒因此成为对人类生命健康构成威胁的主要正痘病毒。2022 年 5 月,欧美多个非猴痘流行国家相继报道了猴痘疫情,并且在 3 个月的时间迅速传播到全球 100 多个国家和地区,引起全球的广泛关注,使这种曾经被长期忽视的病原体成为全球公共卫生的焦点。猴痘的鉴别诊断复杂,且当前疫情中的临床表现常不典型,因此,实验室诊断在指导临床处置和制定公共卫生对策中起着核心作用。

猴痘感染的实验室诊断包括直接和间接的方法。直接检测方法是检测临床标本中是否存在病毒、病毒的核酸或抗原。间接检测方法是检测患者对病毒感染的免疫反应。猴痘病毒感染的实验室诊断手段主要有核酸检测、血清抗体检测及病毒分离培养等。目前用于猴痘病毒特异性诊断的实验室方法有核酸检测和血清学检测(正痘病毒特异性 IgM/IgG 抗体检测)。本章将以猴痘病毒为例介绍痘病毒感染性疾病的实验室检测方法。

第一节　核酸检测

核酸检测是最可靠的快速筛查技术之一,具有准确、快速、灵敏、重复性好、容易标准化等优点,目前已在病原体检测领域占有重要地位。核酸检测是判断猴痘病毒感染的金标准。正痘病毒基因组中央区域序列存在高度保守性,是正痘病毒属之间能产生交叉反应的原因,但基因侧翼区序列各属病毒之间有较大差异,是核酸检测的理想靶标。核酸检测凭借其高灵敏度和早期检测能力,不仅能确诊猴痘感染,其核酸样本还可直接用于基因组测序,因而在病毒溯源、变异监测及传播链分析上具有重要的作用。

根据猴痘病毒实验室检测技术指南，猴痘核酸检测标本首选皮肤（黏膜）病变部位标本，包括痘疱液、皮疹、痘痂及相应拭子。可大力擦拭皮损部位或活检取材，以确保收集足够的病毒 DNA。也可采集呼吸道标本和发病急性期血液样本。采用实时荧光定量 PCR（quantitative real-time PCR，qRT-PCR）检测患者皮肤、生殖器、肛门病变和口咽拭子，以及血清、血浆、精液等样本，均可检测出猴痘病毒 DNA 阳性。

为提高病毒检出率，可从临床患者采集多种样本用于猴痘病毒核酸检测。临床标本必须储存在无菌的试管中，尽快冷藏或冷冻，然后送至实验室进行检测。

一、PCR 技术

PCR 技术通过在体外特异性扩增病原体核酸片段，实现快速、灵敏的检测，是现代病原体诊断的核心技术。PCR 技术已经发展了三代：普通 PCR 技术、qRT-PCR 及数字 PCR（digital PCR，dPCR）技术。

普通 PCR 是在目的片段扩增结束后，用琼脂糖凝胶电泳、聚丙烯酰胺电泳等方式对产物染色、拍照，通过得到的条带亮度对 PCR 产物的量、片段长度进行分析。这就需要设计特异性引物对相应病毒进行鉴定，例如 Ropp 等以 *HA* 基因为靶基因设计的种属特异性 PCR 可以鉴定 10 种不同的痘病毒。Neubauer 等发现猴痘病毒 *ATI* 基因比其他正痘病毒缺失 8bp 造成了移码，利用该特性设计了特异性引物可用于鉴定猴痘病毒。此外，还可通过 PCR 扩增基因，再结合限制性片段长度多态性（restriction fragment length polymorphism，RFLP）反应（简称 PCR-RFLP），根据电泳图谱中 PCR 产物的片段差异来区分不同的毒株。例如：Meyer 等用嗜酸型包涵体基因序列内的一对通用引物进行扩增，不同正痘病毒可产生不同大小的 DNA 片段，然后结合 Xba Ⅰ 酶切所得片段可对 8 个不同正痘病毒毒种的 73 个不同病毒分离株进行正确的毒株归类。Ropp 等分别用 *HA* 基因的两对引物进行扩增，并用相应的限制性内切酶对 PCR 产物进行酶切反应，根据电泳图谱中 PCR 产物的片段差异来区分北美正痘病毒3个种和欧亚-非洲正痘病毒7个种的不同毒株。但PCR-RFLP方法操作流程繁琐、耗时较长，难以满足一线临床对快速、高灵敏度和高特异性的要求，因此，不作为首选推荐方法。

qRT-PCR技术是在PCR反应体系中加入荧光基团，利用荧光信号积累实时监测整个PCR进程，能够通过标准曲线对未知模板进行定量分析的方法。与普通PCR相比，qRT-PCR具有更高的检测速度、灵敏度和特异性的优点，且不需要电泳分析，既能减少交叉污染，又能精确地对多个样本定量分析，是病毒学分子检测的常用方法，在病原的快速诊断、防止疫情传播和扩散中发挥了重要的作用。在世界卫生组织及各国的猴痘检测指南中，qRT-PCR技术均为实验室确诊的首选方法。针对猴痘病毒许多实验室已经开发了基于*F3L*、*N3R*、*B6R*、*B7R*、*E9L*、*C3L*、*G2R*等基因的qRT-PCR检测方法，例如：Li等分别以*G2R*和*C3L*为靶基因设计特异性引物探针用于区分猴痘病毒分支Ⅰ及分支Ⅱ。Mills等验证了以*F3L*和*G2R*为靶基因的猴痘病毒的特异性qRT-PCR检测方法（MPXV-F3L、MPXV-G2R）和以*E9L*为靶基因的正痘病毒（orthopoxvirus，OPXV）的特异性qPCR（OPXV-E9L）检测方法的性能，结果显示两种猴痘病毒检测方法均具有高度特异性，与骆驼痘病毒、牛痘病毒、痘苗病毒、单纯疱疹病毒和水痘病毒均无交叉，且三种检测方法的最低检测下限均低至66拷贝/ml，在临床样本检测时，MPXV-F3L和MPXV-G2R检测的Ct值分别比OPXV-E9L平均高出2.4和2.8，MPXV-G2R检测的Ct值略低于F3L。但痘病毒的反向末端重复序列区域经常发生基因组重排，可能会出现*G2R*靶标的罕见缺失从而影响猴痘病毒DNA的检测。中国疾病预防控制中心病毒病预防控制所于2022年10月建立了基于多重荧光定量PCR检测技术，用于猴痘病毒不同型别的鉴别，能够特异性区分猴痘病毒分支Ⅰ、分支Ⅱ和B.1型别。

dPCR是qPCR之后发展的高灵敏核酸绝对定量分析技术，通过把反应体系均分到大量独立的微反应单元中进行PCR扩增，并根据泊松分布和阳性比例来计算核酸拷贝数实现定量分析。与传统PCR技术相比，数字PCR技术不依赖于标准曲线，具有更高的灵敏度、准确度及高耐受性，可实现对样品的绝对定量分析。Yang等人在其研究中成功开发了一种基于 dPCR 用于猴痘病毒检测的高阶参考方法，其定量限和检测限分别达到了 38 拷贝 / 反应和 6 拷贝 / 反应。尽管 dPCR 可以使用复杂且低模板的样本且克服了 qPCR 准确性的问题，使其更适合临床使用，但仪器和试剂的价格昂贵，难以在医院和实验室中广泛应用。

二、测序技术

全基因组测序法可直接检测标本中全部核酸信息，已广泛应用于临床微生物鉴定。该方法可用于区分猴痘病毒和其他正痘病毒，对分离获得的猴痘病毒进行全基因组测序，能够准确判定病毒的种、属及进化分支，并且能鉴定基因突变的情况。但缺点在于成本较高，测序数据的下游处理需要巨大的计算能力，对于医疗资源较匮乏的地区，测序技术可能并非最佳选择。

基因组测序对分子溯源和病毒变异监测预警等至关重要。痘病毒基因组较大且具有末端串联重复等复杂特征，给基因组测序工作带来极大挑战。检测技术在测序方面的发展涵盖了从早期的传统 Sanger 测序到现代高通量测序（next-generation sequencing，NGS）等方法。在基因组研究的初期阶段，Sanger 测序是用于确定完整基因组序列的主要手段。尽管该技术具有高度精确性，但其处理样本的数量有限，且成本相对较高、速度较慢，对于大规模监测和流行病学调查的需求来说效率较低。目前广泛应用的是二代测序技术，如 Illumina 平台，这种技术能够同时对大量样本进行高深度测序，快速生成大量数据以分析猴痘病毒的遗传变异，并实时追踪疫情中病毒株的演变和传播路径。通过全基因组测序，可以详细解析病毒基因组的特征，这对于诊断、疫苗开发及防控策略制定都至关重要。三代测序技术，如 Oxford Nanopore Technologies（ONT）的 MinION 便携式测序仪，提供了实时、长读长和现场即时测序的可能性，使其在突发公共卫生事件中，尤其是在资源有限或需要快速响应的情况下，成为一种潜在的高效工具来获取猴痘病毒的基因组信息。针对病毒的关键基因区域，可以采用靶向测序技术，例如焦磷酸测序和多重 PCR 结合测序等，在短时间内对特定目标区域进行精准测定，有助于快速识别突变和病毒分型。此外，对于复杂样本或未知感染源，可采用宏基因组测序。该技术能平行检测样本中的所有微生物核酸，可确定是否存在痘病毒以及潜在的共感染（混合感染）病原体。

测序技术在猴痘病毒检测中具有揭示基因组详细信息、追踪变异及传播路径的重要价值，提升了病毒基因组分析的准确性和时效性，为应对全球猴痘疫情提供了强大的技术支持。尽管如此，目前测序技术的成本较高，对样本质量要求严格，且测序数据的下游处理需要巨大的计算能力。鉴于资源分配的考量，在实际疫情应对中，测序并非常规筛查手段，而更侧重于针对关键病例和病毒变异研究。

中国疾病预防控制中心病毒病预防控制所系统地总结了猴痘病毒基因组测序的主要步骤，基于获得基因组的质量对不同测序方案进行了横向比较，提出了多种适用于猴痘病毒的基因组富集或扩增的优化策略，为猴痘病毒基因组测序方案制定提供帮助，助力猴痘检测、监测预警和分子溯源。与此同时，研究团队利用多种测序平台对获取的猴痘病例样本开展了宏基因组测序和扩增子测序及对比分析，目前的主流测序平台能够满足猴痘病毒全基因组测序的要求，并准确识别样本中的基因组变异位点。病毒感染样本测序策略的选择应结合样本数量、预期持续时间和成本等因素仔细考虑。对于高病毒载量的样本，如痘疱液，mNGS 和扩增子测序都可以产生高质量的全长病毒基因组。对于病毒载量较低的样本，如口咽拭子，由于需要大量的测序数据，因此不建议直接进行 mNGS，成本较高，扩增子测序可高效地对临床样本进行测序且成本较低，结合纳米孔测序可提升猴痘病毒基因组中末端串联重复区域的组装质量。目前，已实现将各种新的测序技术与扩增子富集策略相结合。即使对于低病毒载量的口咽拭子样本，也能使用 DNBSEQ-G99 在运行后 2 小时内完成初步分析，在 12 小时内获得完整的病毒基因组序列，大大缩短了猴痘病毒测序所需的时间，从而为监测病原体变异、对猴痘等重要疾病实现早期预警提供了关键支持。

三、其他核酸检测技术

目前，猴痘病毒核酸检测技术还包括重组酶聚合酶扩增

(recombinase polymerase amplification, RPA)技术、环介导等温扩增(loop-mediated isothermal amplification, LAMP)技术等。

RPA 技术是由 Piepenburg 等于 2006 年提出的一种等温扩增技术，是将模板与酶等物质置于恒温条件下进行目标基因序列扩增反应，通过短时间反应获得指数倍可检出的扩增产物。Saskia 等针对 *G2R* 基因开发出检测西非猴痘病毒的 RPA 方法，可在 42℃恒温条件下检测，3 ～ 10 分钟出结果，最低检测下限可达 16 拷贝 /μl。临床标本测定结果证明，其特异度为 100%，灵敏度为 95%，具有较高的检测性能。

LAMP 技术于 2000 年由 Notomi 等提出，是一种能在等温条件下高特异性快速扩增 DNA 的技术，已广泛应用于人类及动植物细菌、真菌、病毒等各种病原体的快速检测。该方法主要针对目标 DNA 链上的 6 个区域设计 4 种引物，利用链置换反应进行快速扩增，约 60 分钟即可完成，操作步骤简单，肉眼即可判断结果，不需要昂贵的仪器设备，对检验人员的要求也较低，具有等温条件与扩增效率高的特点。Itoe 等针对西非猴痘病毒的特异性 *ATI* 基因开发出 LAMP 方法，对外周血和咽拭子标本进行检测，灵敏度为 72%，特异度为 100%。

第二节　血清抗体检测

血清学检测是对患者血清中的特异性 IgM 和 IgG 抗体进行检测，对于明确感染人群范围至关重要。尽管猴痘的 PCR 检测是目前主要的临床检测诊断方法，但其受标本采集质量和核酸提取质量等的影响及限制，而猴痘病毒或正痘病毒的血清抗体检测可以有效弥补 PCR 检测的缺陷，适合于猴痘暴发时的现场诊断、流行病学评估及回顾性人群研究。此外，当没有皮疹病变标本可用时，血清学检测方法可作为实验室诊断猴痘的补充。然而，对于猴痘病毒抗体检测面临诸多挑战。猴痘病毒与其他正痘病毒基因高度相似，尤其是天花病毒，氨基酸序列相似度则超过 90%，导致现有血清学方法易出现正痘病毒间的交叉反应，难以实现猴痘病毒抗体的特异性识别。

目前，猴痘血清学检测常使用痘苗病毒、猴痘病毒或其他蛋白作为包被抗原。该方法的局限在于正痘病毒间存在交叉反应性，导致无法区分针对猴痘的特异性免疫反应。然而，对于具有猴痘流行病史且出现严重症状和皮疹的未接种过天花疫苗的人，检测出正痘病毒抗体，可提示有猴痘病毒的感染。2005年，Hammarlund等人提出了基于猴痘病毒特异肽的酶联免疫吸附测定法（enzyme-linked immunosorbent assay，ELISA）方法来检测血清抗体，但该方法血清本底反应较高。2023年Taha等人的研究表明，基于多肽的ELISA检测法能以约86%的灵敏度和约90%的特异性检测猴痘病毒抗体，在对加纳人群进行回顾性分析时，该方法有效区分了猴痘病毒与其他OPXV的暴露情况。猴痘的血清学确诊通常需要急性期和恢复期的配对血清样本，并以恢复期特异性抗体滴度较急性期呈4倍及以上升高为关键依据。

大多数实验室目前检测猴痘血清抗体的方法，主要是采用基于痘苗病毒抗原的正痘病毒抗体检测（非猴痘病毒特异性抗体）来检测猴痘病毒抗体。猴痘病毒的抗体反应水平高低与个体差异及天花疫苗接种史有关。下面我们将具体介绍猴痘病毒感染后血清IgM、IgG，以及中和抗体的检测方法。

一、正痘病毒IgM抗体检测

IgM抗体是急性期体液免疫的检测指标。收集血清检测IgM抗体的最佳时间为皮疹发作后4～56天。此类抗体滴度通常在皮疹出现后的前2周内上升，然后在1年内逐渐减弱。该指标有利于区分近期感染和远程感染，并确定疾病发病率。

二、正痘病毒IgG抗体检测

当疾病从急性期进展到记忆期，IgG滴度将升高。IgG在皮疹出现后很快出现，在2个月内滴度达到高峰期，机体感染猴痘病毒后，IgG抗体可能终身可见。因此，通常在皮疹发生后2周或更长时间采集血清以检测IgG。

三、中和抗体检测

中和抗体检测能特异性地反映机体对病原体的功能性免疫水平，是评估人群感染率、个体康复后免疫状况及疫苗有效性的核心指标。传统的中和抗体检测方法包括噬斑减少中和试验（plaque reduction neutralization test，PRNT）和微量细胞中和试验，二者依赖活病毒及细胞，对实验室生物安全性及人员的技能要求较高，且耗时较长。PRNT 是血清与病毒中和后，感染细胞，对形成的空斑进行定量测定，尽管该方法在多种病毒中能反映出中和抗体对病毒感染宿主细胞的病理影响，但具有周期长、操作条件要求高、成本高及通量低等不足之处。微量细胞中和试验是连续稀释的病毒与血清中和后，感染细胞，根据是否存在细胞病变效应（cytopathic effect，CPE）进行定量测定，但该方法检测周期较长，且不同的实验人员对于细胞病变的判定标准不同，这在很大程度上会造成不可避免的人为误差。最近发展了多种基于 ELISA 的中和抗体检测方法，可通过针对病毒蛋白的抗体对感染细胞中病毒蛋白进行检测，具有高度敏感性和可重复性，且在多种病毒中和抗体检测中均适用。

在血清学抗体检测中，尽管现有的 ELISA 检测方法存在一定的局限性，如交叉反应、灵敏度与特异性问题，但随着抗体检测手段的不断优化与标准化，将持续提升猴痘检测的准确性和实用性，为全球猴痘防控工作提供有力支持。

第三节　病毒分离培养

病毒分离培养是病毒性疾病实验室诊断的“金标准”，临床样本接种于实验动物或病毒敏感细胞可实现分离毒株的纯化和扩增培养，用于后续鉴定分型和病原学表征。虽然目前高敏感度和特异度的分子检测技术已成为病毒病原学诊断的主流方法，但在鉴定和研究新兴病原体方面，病毒分离培养技术的地位仍不可替代。主要体现在：①作为核酸及血清学检测方法性能评估的参考；②验证预防、治疗类药物及中和抗体的抗病毒效果；③为致病机制研究、流行病学调查和灭活病毒疫苗研发提供毒种资源；④明确样本是否具有传染性。

一、常见的病毒分离培养方法

目前，常见的病毒分离培养方法主要包括动物接种法、鸡胚接种法和细胞培养法等。

（一）动物接种法

动物活体对病毒的感染率取决于对病毒是否敏感、病毒接种量、接种部位及病毒毒力等因素。宿主为人的病毒，接种时最好选择进化最接近于人的物种。由于经济、伦理等因素，实验室常用的动物多为大鼠、小鼠、豚鼠和小猪等。常用的接种途径包括皮下注射、腹腔注射、脉脉注射、颅内注射及口服或灌胃。动物接种法是最原始的病毒分离培养方法，但操作繁琐，易受动物个体差异的影响。

（二）鸡胚接种法

鸡胚分化程度相对较低，来源充足且经济，经过孵育后可获得大量病毒，常用于病毒的分离、培养、增毒、抗原和疫苗制备等。用鸡胚培养病毒，可根据病毒的特性接种在鸡胚绒毛尿囊膜、尿囊腔、羊膜腔、卵黄囊、脑内或静脉内，如果有病毒增殖，鸡胚会发生异常变化或羊水、尿囊液红细胞凝集，缺点是时间长、消耗鸡胚量较大。

（三）细胞培养法

细胞培养适于多数病毒生长，但所需时间较长，并且需要有病毒的敏感细胞系和熟练的操作技术。细胞培养法是病毒培养最常用的方法，根据病毒的细胞嗜性，可选择合适的原代细胞或细胞系进行接种。培养时根据病毒的生长特性可添加适量的生长因子、血清、胰酶等物质。病毒接种后的致 CPE 可作为病毒感染细胞的直接观察指标，如 CPE 不明显，则需通过 PCR、蛋白印迹（western blotting，WB）和免疫荧光（immunofluorescence，IF）等方法鉴定病毒是否感染细胞。

二、基于鸡胚和动物培养的痘病毒分离

利用鸡胚进行痘病毒分离的方法于 1937 年首次见诸报道。正痘病毒属的四种可感染人的病毒（天花病毒、猴痘病毒、牛痘病毒和

痘苗病毒)能在鸡胚绒毛囊膜上产生痘斑,而副痘病毒、亚塔痘病毒和传染性软疣病毒属虽然能感染人但却不能形成痘斑。因此,根据低温培养 12 天的鸡胚中的痘疱形态差异,可区分上述痘病毒的种类。

在天花消除行动期间,将患者的皮疹组织接种于鸡胚绒毛囊膜,根据痘斑形态的不同,可以初步鉴别病原体是天花病毒、牛痘病毒还是痘苗病毒。但是,一些禽痘病毒、兔痘病毒和羊痘病毒也能通过接种鸡胚形成痘疱。在 37℃条件下培养 5 ～ 7 天,可检查到局部病灶性白斑或鸡胚绒毛囊膜的增厚,禽痘病毒感染进一步结合病理染色观察病变组织病理学可显示出嗜酸性细胞质包涵体。

兔子、大鼠、松鼠、草原犬、小鼠和非人灵长类动物等小型动物对猴痘病毒均易感。通过静脉注射途径感染猴痘病毒的兔子会出现急性疾病和全身皮疹。草原犬鼠是模拟人类猴痘潜伏期与临床症状的理想模型,常被用于疾病特征性研究和医学对策评估。感染猴痘病毒的恒河猴和猕猴等非人灵长类动物可作为研究发病机制以及测试疫苗和抗病毒候选药物的模型。但是,通常不建议用于病毒诊断。

三、基于细胞培养的痘病毒分离

不同病毒的组织嗜性不一,相同病毒不同感染时期也有不同的组织和细胞分布,取材应结合病程和病情。用于痘病毒感染性疾病病毒分离的标本主要为病变组织、痘疱液、咽拭子、鼻拭子等。在病毒分离培养时,应选择合适的敏感细胞系,更有助于提高病毒分离的成功率。现以猴痘病毒为例进行详细介绍。

(一) 样本采集与运输

病毒在病程中期的分离率高于早期与晚期。因此,在制订采样方案时,应将病程阶段作为关键考量因素。不同病毒在不同组织中含量不同,局部感染时可取病变组织、痘疱液,目前已有报道从咽拭子、肛拭子、尿液和精液中分离出猴痘病毒,也可从非病变部位(口腔、咽部、直肠)培养。样本留取时应尽量无菌,如因样本来源、操作等原因无法避免细菌污染时,应对标本进行特殊处理;标本需要尽快送检,如不能在 2 小时内送至检测机构需要冻存于 -20℃,转运时应避免反复冻融。

（二）敏感细胞的选择

猴痘病毒的分离培养实验活动需要在生物安全三级实验室中开展。目前，已报道了多个物种来源的细胞系均可用于猴痘病毒的培养，包括人源细胞 HEK293、HeLa、A549、MRC-5，非人灵长类动物来源的细胞 Vero、Vero E6、LLC-MK2、MA104、RMK，以及哺乳动物细胞 RK13 来源的细胞系等。痘病毒不依赖于细胞表面的单一特异性受体，这种作用机制是其宿主范围广泛、具有广嗜性的重要原因。根据研究报道，与 HEP-2 和 PEK 细胞相比，猴痘病毒在 Vero 细胞中的复制滴度更高，提示其更适合用于病毒分离培养，细胞病理效应通常发生在接种后 1 ～ 4 天。

（三）样本的初筛

为了提高病毒分离培养的成功率，在有条件的情况下，可通过猴痘病毒特异性引物探针进行样本病毒载量的预判。PCR 检测的 Ct 值较低时，提示病毒含量较高，更适合用于病毒分离培养。病毒浓度预计较高的临床样本的病毒分离成功率更高。

已有研究报道从系列临床标本（包括症状出现 6 天后采集的精液标本以及肛门和尿道拭子）中有效分离出了猴痘病毒。病毒在细胞培养中的成功生长最常见于 Ct 值小于 30 的样本。然而，不同实验室及 PCR 检测方法所报告的 Ct 值存在显著差异，因此，难以界定一个可用于指导病毒分离培养的统一的 Ct 阈值。

（四）中国大陆首例输入性猴痘病毒的分离培养与鉴定

2022 年 9 月 16 日，中国大陆报道了首例输入性猴痘病毒感染病例。流行病学调查显示，该患者为一名 29 岁的中国籍销售人员，发病前曾有德国旅行史。9 月 9 日，患者出现咽干、咽痒、发热，右大腿出现红色皮疹和脓疱。临床表现和临床样本中猴痘病毒的完整基因组表明，该病例感染的的猴痘病毒属于 Clade Ⅱb 的 B.1 分支。中国疾病预防控制中心病毒病预防控制所谭文杰研究员团队同时采用 Vero 细胞与鸡胚成纤维细胞（chicken embryo fibroblast，CEF）开展猴痘病毒的分离培养，并率先在 Vero 细胞中分离获得中国大陆首株猴痘病毒（图 4-1）。在将病例痘疱液样本接种 Vero 细胞后 48 小时后，可观察到细胞融合变圆脱落等明显的细胞病变，通过连续的盲传培养，电镜形态观察、细胞病变、免疫噬斑、空斑形成、核酸复制等生物学特性分析证实，采用病毒 F3L 特异性引物探针可特异性检出猴痘病毒的扩增与复制，该病毒在 Vero 细胞中产生典型 CPE；与正痘病毒及猴痘病毒抗体呈特异性免疫荧光反应，并可被患者血清特异性中和。上述研究证实成功从我国大陆首例输入性猴痘病例中分离获得猴痘病毒，该病毒命名为 MPXV-B.1-China-C-Tan-CQ01，为我国进一步研发猴痘病毒特异性诊断技术、开展病毒致病机制研究、研发猴痘特异性抗病毒疫苗与药物提供了宝贵资源。

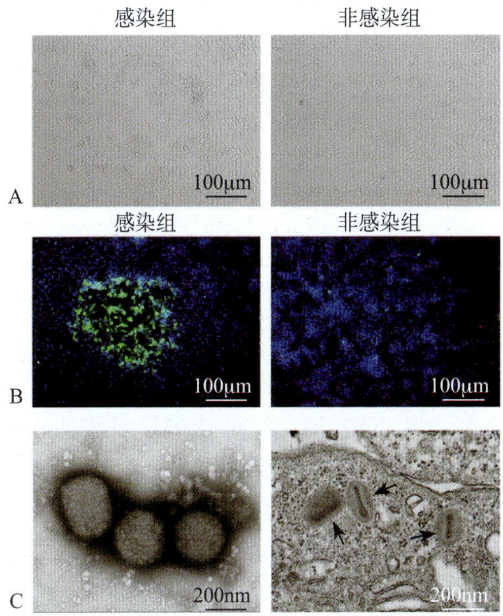

图 4-1　中国大陆首株猴痘病毒的分离与鉴定

A. 猴痘病毒感染 Vero 细胞后的细胞病变效应（左为感染组，右为对照组）；B. 猴痘病毒感染 Vero 细胞后的免疫荧光鉴定（左为感染组，右为对照组）；C. 猴痘病毒的电镜形态特征（左为电镜负染，右为超薄细胞切片电镜检测结果）。

四、小结

在病毒病原学鉴定中，分离培养是公认的“金标准”，也是最关键的瓶颈环节。虽然病毒分离培养可能不会被常规用于猴痘病毒的诊断检测，但却是应对疫情的重要部分。病毒培养不仅为中和抗体和血清学检测开发提供重要研究资源，也被用作推定感染性的重要参考，尤其是在了解体液（如精液）中的病毒感染期病毒传播性时尤为重要。一项研究表明，实时荧光定量 qRT-PCR Ct ≥ 35 或 DNA 拷贝数≥ 4 300 拷贝 /ml 与非感染性或边缘感染性相对应。虽然由于猴痘病毒的 qPCR 缺乏标准化，这一发现可能难以直接推广到其他实验室，但是该研究对于了解患者的预后以及判断传播风险提供了重要参考。此外，病毒分离培养的其他重要应用还包括抗病毒药物评估筛选、群体免疫力中和活性评估，以及感染组织嗜性及动物易感宿主范围研究等方面。分离到具有感染性的活病毒是鉴定病毒感染的金标准，同时也是后续建立动物模型、评价诊断试剂、疫苗研发、药物筛选等研究的物质基础。

第四节　其他实验室检测方法

常规检测主要根据痘病毒的生物学特性，通过病毒分离进行鉴别诊断。然而，正痘病毒的形态高度相似，且需要在设备完善的生物安全三级实验室开展，耗时较长，难以大范围实施。虽然 qRT-PCR 是目前主要检测方法，但是需要依赖设备和适当的样本并只适合检测急性期感染。基于血清学和蛋白质的诊断测试受到不同正痘病毒物种之间交叉反应性的限制，而利用痘病毒种属特异的肽段或特异单抗来设计血清抗体或病毒抗原检测方法可以弥补 PCR 检测的缺陷。不同感染部位标本中的特异性抗原检测，也可作为核酸检测法的有效补充，提供重要的感染状态及预后判断指标，其包括电镜检测法、胶体金、免疫组化及蛋白质谱技术等。在临床中免疫组织化学方法在痘病毒抗原检测中已经很少应用，但在病毒的致病机制研究中仍有重要价值。用于抗原检测的层析免疫技术有很好的正痘病毒属特异性，但敏感性比核酸检测低，优点是易于商品化，作为一种辅助诊断手段，适合在现场和基层环境应用。

一、电镜检测法

痘病毒是重要的大型 DNA 病毒，电镜下猴痘病毒颗粒呈砖状形态或椭圆形,有侧体和中心核,大小为 200nm × 250nm,有包膜。但由于正痘病毒属具有相似的形态特征,该方法不能鉴别正痘病毒属的不同成员,故仅可初步诊断正痘病毒感染,无法确诊猴痘。此外,电镜检测时样品准备复杂、周期长、需要专业技术人员操作等,限制了该方法的实际应用。由于正痘病毒具有相似的形态特征,该方法不能鉴别正痘病毒属的不同成员。

二、胶体金免疫层析技术

胶体金免疫层析技术基于抗原 - 抗体特异性结合作用,使用纳米材料作为免疫标记,具有检测时间短、操作步骤简单、测试要求低、廉价、快速等优势,易于标准化和商业化。猴痘病毒特异性抗原检测的胶体金快速诊断试剂盒,可居家自检,操作简便、安全,无须特殊仪器,15 分钟内出结果,为猴痘病毒的早期诊断提供参考,对于猴痘防控意义重大。双抗体夹心法是胶体金免疫层析技术中最常用的检测方法,主要用于检测大分子或颗粒性抗原。其原理是使用两种针对待测抗原不同表位的特异性抗体:一种作为捕获抗体,标记胶体金后固定在结合垫上;另一种作为检测抗体,固定在硝酸纤维素膜的检测线(T 线)上。此外,在质控线(C 线)上固定有抗抗体(如羊抗鼠 IgG),用于结合过量的全标抗体,以确认试纸条是否有效。

早在 2013 年,一种用于快速诊断牛痘病毒和猴痘病毒活动性感染的肢体全检测条即已问世。该技术可直接检测患者病变样本,在 15 分钟内即可完成床旁检测并判读结果。当病毒载量 ≥ 10^5 空斑形成单位(pfu)/ml 时,灵敏度为 90%,特异度为 100%。

三、蛋白质质谱分析技术

蛋白质质谱分析技术的鉴定原理在于,不同微生物蛋白质组成差异可形成特异性图谱,通过与数据库比对即可实现微生物的区分和鉴定。该技术具有响应快速、通量高、特异性及灵敏度等俱佳等优势。Lozano 等分别采用数据依赖性和数据非依赖性两种质谱策略,获得了覆盖度较高的猴痘病毒蛋白质组学数据集。经综合分析,他们筛选出质谱信号最强的 35 种特征性短肽,作为靶向质谱检测猴痘病毒的潜在生物标记物。这些肽段的检出,有望成为猴痘病毒检测的重要新手段。

第五节　实验室检测的生物安全

猴痘病毒主要经黏膜和破损皮肤侵入人体,通过直接接触和呼吸道飞沫等途径传播,引起的临床症状包括发热、淋巴结肿大和皮疹。患者出现皮疹后,通常经过水疱、脓疱、脐状凹陷与结痂几个阶段,然后逐渐痊愈。实验室感染猴痘病毒主要通过锐器刺伤、直接接触感染性材料或实验室操作过程产生的气溶胶。

猴痘病毒实验室检测常见的样本类型:

(1)实验室确认猴痘病毒感染检测的首选标本为皮肤(或黏膜)病变部位标本:包括病变皮肤表面或渗出物拭子、痘疱液或痘痂。

(2)呼吸道标本:如口咽拭子,可用于病例急性期检测,也是密切接触者检测最常用的标本。

(3)发病急性期的抗凝血标本可用于核酸检测。

(4)发病 7 天内(急性期)、间隔 3 ～ 4 周后(恢复期)的血清用于抗体检测。

(5)其他标本,如直肠或生殖器拭子、尿液、精液、唾液等可根据研究需要进行检测(表 4-1)。

根据国家卫生健康委《人间传染的病原微生物目录》国卫科教发〔2023〕24 号规定,猴痘病毒按照病原微生物危害程度分类中第一类病原微生物进行管理,属于可感染人类的高致病性微生物。猴痘病毒实验室检测应由接受过培训的人员在相应生物安全级别的实验室中按照科学安全的操作流程进行操作,相应的操作涉及感染性样本的采集、运输、检测;病毒的分离培养、检测;废弃物的处理等环节。具体要求如下:

一、实验人员的基本要求及个人防护装备

从事猴痘病毒实验活动的人员应该身心健康,上岗前必须接受严格的生物安全,以及猴痘病毒实验技术的培训和考核,能够选择

合适的个人防护装备,并接受定期的培训,以保证熟练掌握实验技术规范和标准操作程序,具有安全防护意识和应急处置能力。采样人员应熟悉采集标本种类和采集方法,熟练掌握标本采集操作流程及注意事项,做好标本信息记录,确保标本质量符合要求、标本及相关信息可追溯。实验室检测人员应熟练掌握病毒分离培养、核酸检测、血清学检测等相关实验技术,熟练、准确地开展实验和报告结果。

个人防护装备是指用于防止工作人员受到物理、化学及生物等有害因子伤害的器材和用品。实验人员在操作感染性材料时,应依据开展的实验活动类型合理使用个人防护装备,以有效减少暴露于气溶胶、喷溅物,以及意外接种等危险的伤害。个人防护装备所涉及的防护部位主要包括眼睛、头面部、躯体、手、足,以及呼吸道,其装备包括护目镜或面罩、帽子、防护服、手套、鞋和口罩等。

生物安全三级实验室个人防护装备包括但不限于:N95 或以上防护口罩、护目镜或面屏、连体防护服、双层乳胶手套、防水靴套。适用于生物安全三级实验室开展的猴痘病毒相关实验活动的实验人员、生物安全二级实验室操作未经培养的感染性材料的实验人员及采样人员。

生物安全二级实验室个人防护装备包括:长袖工作服、工作鞋或鞋套、手套、口罩和帽子。适用生物安全二级实验室操作灭活样本的实验人员和样本接收人员。

生物安全一级实验室个人防护装备包括但不限于:长袖工作服、手套。适用生物安全一级实验室操作无感染性材料的实验人员。

二、实验室资质要求

开展猴痘病毒实验活动的生物安全三级实验室应通过中国合格评定国家认可委员会实验室认可和国家卫生健康委员会相关实验活动的批复;开展猴痘病毒实验活动的生物安全二级实验室应经过卫生健康行政部门审核备案,并具有猴痘病毒实验活动的资质。

三、实验室生物安全要求

根据《人间传染的病原微生物目录》的相关规定，开展猴痘病毒实验室检测的实验活动应在相应级别的实验室中进行。

1. 病毒培养　是指病毒的分离、培养、滴定、中和试验等与活病毒相关的实验操作应在生物安全三级实验室的生物安全柜内进行。使用病毒培养物进行病毒灭活、提取核酸或蛋白质时，灭活前的操作如裂解剂或灭活剂的加入必须在生物安全三级实验室进行，用可靠的方法灭活后可在生物安全二级实验室进行操作。

2. 未经培养的感染性材料的操作　是指未经培养的感染性材料（包括临床样本、动物样本和环境样本等）在采用可靠的方法灭活前进行的病毒核酸提取、抗原检测、血清学检测、生化分析，以及感染性材料的灭活等操作，应在生物安全二级实验室或以上实验室进行，同时采用生物安全三级实验室的个人防护。

3. 灭活材料的操作　感染性样本或活病毒在采用可靠的方法灭活后进行的核酸提取、抗原检测、血清学检测、生化分析等操作应在生物安全二级实验室进行，采用生物安全二级实验室的个人防护。

4. 无感染性材料的操作　经验证确认无感染性（不含致病性活病毒）的材料和病毒核酸（DNA 或 cDNA）等操作，可以在生物安全一级实验室进行。

四、感染性材料的保存和运输

（一）感染性材料的保存

标本应在收集后 1 小时内冷藏（2 ～ 8℃）或冷冻（-20℃或以下），并尽快进行检测。可在 1 周内检测的标本可置于 4℃环境中保存；1 周内无法检测的标本，短期可置于 -20℃环境中保存，长期应置于 -70℃或以下环境中保存。全血分离血浆前冷藏（2 ～ 8℃），分离出的血浆置于 -20℃或以下环境中保存。应设立专库或专柜单独保存标本，避免反复冻融标本。

猴痘病毒毒株短期可在 -20℃环境中保存，长期应置于 -70℃以下环境中保存。

猴痘病毒及其相关标本应由专人管理，准确记录病毒及标本的来源、编号、数量等信息。应采取有效措施确保病毒及标本安全，严防发生误用、恶意使用、被盗、被抢、丢失、泄露等事件。

（二）感染性材料的运输

1. 国内运输　猴痘毒株或其他潜在感染性生物材料的运输包装分类属于 A 类，对应的联合国编号为 UN2814，包装符合国际民航组织文件 Doc9284《危险品航空安全运输技术细则》的 PI602 分类包装要求，通过其他交通工具运输的可参照以上标准包装。猴痘毒株或其他潜在感染性材料运输应按照《可感染人类的高致病性病原微生物菌（毒）种或样本运输管理规定》办理《准运证书》。污水等环境标本的运输按照 UN3373 标准执行。

2. 国际运输　猴痘毒株或样本在国际间运输的，应规范包装，按照《出入境特殊物品卫生检疫管理规定》办理相关手续，并满足相关国家和国际相关要求。

五、废弃物的处置

猴痘病毒实验室检测中产生的废弃物均属于医疗废弃物，主要包括废弃的样本和病毒液及其容器、使用过的个人防护装备（如防护服、口罩、手套和鞋套等）、实验耗材（如吸管、吸头、培养瓶等）、试剂等。废弃物应使用专用包装物、容器收集，并用明显的警示标识和警示说明，相应的处置应遵循《医疗废物管理条例》。

在 20 世纪的前二十年，全球经历了几次由病毒引起的国际关注突发公共卫生事件，这些病毒在人群中的感染传播促进了快速准确的诊断检测技术的发展。特别是在应对新冠全球大流行中积累了较多经验，诊断技术快速发展，可在家中或现场进行快速、经济和准确的诊断，也是未来猴痘相关检测技术方法的发展方向。

2022 年在全球范围内暴发的猴痘疫情再次凸显了持续监测及开发新的预防和治疗方式的必要性。目前，国内尚无特异性抗猴痘病毒药物。因此，加强对猴痘的预防与监测显得更为重要。开发并应用更为完善准确的检测方法及即时检验技术，对于实现重点人群筛查和早期干预都十分重要。

理想的猴痘检测方法，应以患者为中心，低成本、样品制备工作流程简单、强大的检测输出策略和远程数据访问相结合，这样才能为猴痘的预防与监测提供强大的技术支撑。

总之，应高度重视猴痘病毒的感染管理和疫情遏制，科学布局，加强对人兽共患病的基础研究、技术储备及国际合作，主动监测，提前预警，防患于未然。

表 4-1　猴痘病毒实验室检测方法

检测内容	方法	样本类型	优点与应用场景	局限性
PCR	qRT-PCR、dPCR	皮肤病灶拭子、痘疱、痂皮、呼吸道拭子、直肠拭子等	快速、敏感、特异，可实现正痘病毒的鉴别诊断	仪器和试剂昂贵 PCR 污染的可能
等温扩增	LAMP、RPLA、RAA	皮肤病灶拭子、痘疱、痂皮、呼吸道拭子、直肠拭子等	快速、敏感、特异性较好，可实现正痘病毒的鉴别诊断	试剂成本高
基因测序	NGS、Sanger	毒株、皮肤病灶拭子、痘疱、痂皮、呼吸道拭子、直肠拭子等	病毒溯源、变异、进化分析	仪器和试剂昂贵 对人员技能要求高
病毒分离	细胞培养、鸡胚绒毛尿囊膜接种	皮肤病灶拭子、痘疱、痂皮、呼吸道拭子、直肠拭子等	病原学诊断的金标准；病毒生物学特性研究、疫苗研究	在生物安全三级实验室开展对人员职业技能要求高
抗体检测	ELISA（IgM 与 IgG）中和抗体	血清	确认正痘病毒既往；流行病学调查；疫苗效果评价	正痘病毒抗体交叉反应；受疫苗接种影响
抗原检测	免疫组化 / 胶体金层析技术 / 蛋白质谱技术	皮肤病灶拭子、痘疱、痂皮	确认正痘病毒感染；结合层析技术可实现即时检测，用于现场	灵敏性与特异性需提升 质谱技术需特殊设备、对人员技术要求高
电镜观察	负染或超薄切片	皮肤病灶活检样本、病毒培养	确认正痘病毒感染，观察病毒形态	检测到正痘病毒属、仪器昂贵、对人员技术要求高

参考文献

[1] KARAGOZ A, TOMBULOGLU H, ALSAEED M, et al. Monkeypox (mpox) virus: Classification, origin, transmission, genome organization, antiviral drugs, and molecular diagnosis. J Infect Public Health, 2023, 16(4): 531-541.

[2] ROPP SL, JIN Q, KNIGHT JC, et al. PCR strategy for identification and differentiation of small pox and other orthopoxviruses. J Clin Microbiol, 1995, 33(8): 2069-2076.

[3] NEUBAUER H, REISCHL U, ROPP S, et al. Specific detection of monkeypox virus by polymerase chain reaction. J Virol Methods, 1998, 74(2): 201-207.

[4] MEYER H, ROPP SL, ESPOSITO JJ. Gene for A-type inclusion body protein is useful for a polymerase chain reaction assay to differentiate orthopoxviruses. Virol Methods, 1997, 64(2): 217-221.

[5] LI Y, ZHAO H, WILKINS K, et al. Real-time PCR assays for the specific detection of monkeypox virus West African and Congo Basin strain DNA.J Virol Methods, 2010, 169(1): 223-227.

[6] MILLS MG, JUERGENS KB, GOV JP, et al. Evaluation and clinical validation of monkeypox (mpox) virus real-time PCR assays. Clin Virol, 2023, 159: 105373.

[7] HUO S, CHEN Y, LU R, et al. Development of two multiplex real-time PCR assays for simultaneous detection and differentiation of monkeypox virus Ⅱa, Ⅱb, and I clades and the B.1 lineage. Biosaf Health, 2022, 4(6): 392-398.

[8] YANG J, GUO R, LI H, et al. Development of highly accurate digital PCR method and reference material for monkeypox virus detection. Anal Bioanal Chem, 2023, 415(7): 1333-1337.

[9] CHEN Y, WU C, RUHAN A, et al. Perspective on the application of genome sequencing for monkeypox virus surveillance. Virol Sin, 2023, 38(2): 327-333.

[10] WU C, RUHAN A, YE S, et al. Rapid identification of full-length genome and tracing variations of monkeypox virus in clinical specimens based on mNGS and amplicon sequencing. Virol Sin, 2024, 39(1): 134-143.

[11] DAVI SD, KISSENKÖTTER J, FAYE M, et al. Recombinase polymerase amplification assay for rapid detection of Monkeypox virus. Diagn Microbiol Infect Dis, 2019, 95(1): 41-45.

[12] NOTOMI T, OKAYAMA H, MASUBUCHI H, et al. Loop-mediated isothermal amplification of DNA. Nucleic Acids Res, 2000, 28(12): 63.

[13] IIZUKA I, SAIJO M, SHIOTA T, et al. Loop-mediated isothermal amplification-based diagnostic assay for monkeypox virus infections. J Med. Virol, 2009, 81: 1102-1108.

[14] ZHAO F, HU Y, FAN Z, et al. Rapid and sensitive one-tube detection of mpox virus using RPA-coupled CRISPR-Cas12 assay. Cell Rep Methods, 2023, 3(10): 100620.

[15] HAMMARLUND E, LEWIS MW, CARTER SV, et al. Multiple diagnostic techniques identify previously vaccinated individuals with protective immunity against monkeypox. Nat Med, 2005, 11: 1005-1011.

[16] DUBOIS ME, HAMMARLUND E, SLIFKA MK. Optimization of peptide-based ELISA for serological diagnostics: A retrospective study of human monkeypox infection. Vector Borne Zoonotic Dis, 2012, 12: 400-409.

[17] TAHA TY, TOWNSEND MB, POHL J, et al. Design and Optimization of a Monkeypox virus Specific Serological Assay. Pathogens, 2023, 12(3): 396.

[18] HUANG B, ZHAO H, SONG J, et al. Isolation and Characterization of Monkeypox Virus from the First Case of Monkeypox-Chongqing Municipality, China, 2022. China CDC Wkly, 2022, 4(46): 1019-1024.

[19] VENTURI C, GUADAGNO A, VARESANO S, et al. Histopathologic and transmission electron microscopic findings in monkeypox cutaneous lesions. Infez Med, 2024, 32(1): 76-82.

第五章 痘病毒感染性疾病的诊断与治疗

第一节 临床诊断

痘病毒分布广泛，本章重点介绍与脊椎动物相关的痘病毒所引发疾病的临床表现。目前，引发人类疾病的痘病毒属有正痘病毒属、副痘病毒属、亚塔痘病毒属和软疣病毒属等。其中绝大多数人类致病性痘病毒感染是人畜共患疾病，只有天花病毒和传染性软疣病毒是仅侵犯人类的痘病毒。常见的人畜共患痘病毒的种类和宿主谱见表5-1。

表5-1 常见的人畜共患痘病毒的种类及其宿主谱

属	种	地理分布	宿主范围	贮藏宿主
正痘病毒属	痘苗病毒（含水牛痘病毒）	全世界	人、牛、水牛、兔、猪	最可能是啮齿类
	牛痘病毒	欧亚大陆西部	奶牛、人、猫、大象、动物园动物	啮齿类
	猴痘病毒	西非、中非为主，全世界	人、灵长类动物	松鼠、土拨鼠、负鼠、飞鼠、冈比亚巨鼠等啮齿类
副痘病毒属	Orf病毒	全世界	人、绵羊、山羊等反刍动物、偶蹄动物	未知
	牛丘疹性口炎病毒	全世界	人、牛	未知

续表

属	种	地理分布	宿主范围	贮藏宿主
副痘病毒属	伪牛痘病毒	全世界	人、牛	未知
	海豹副痘病毒	全世界	人、海豹	未知
亚塔痘病毒属	塔纳痘病毒	非洲	人	昆虫或啮齿类?
	亚巴猴肿瘤病毒	非洲	灵长类动物	未知

一、正痘病毒属

引发人类疾病的正痘病毒属包括天花病毒、猴痘病毒、牛痘病毒及痘苗病毒等。感染所致的临床表现与病毒种类、入侵途径及易感人群的免疫状态有关。表5-2对四种病毒进行了对比。

表5-2 四种病毒对比

项目	天花病毒	猴痘病毒	痘苗病毒	牛痘病毒
宿主范围	狭窄(仅限人类)	宽泛	宽泛	宽泛
绒毛尿囊膜透明斑	白色,较小而不透明	出血性,较小而不透明	菌株各不相同,白色或出血性,较大而不透明	出血性,较大
绒毛尿囊膜的最高生长温度(℃)	37.5～38.5	39	41	40
兔皮肤病变	较小一过性皮疹,无法转移	坚实的,出血性	菌株各异,质硬结节,偶有出血	较大出血性质硬结节
致死性				
小鼠	低	高	高至非常高	可变性
鸡胚	低	中	非常高	高
A型包涵体	无	无	无	有
B型包涵体	有	有	有	有
基因组DNA大小(kbp)	186	191	192	220

（一）天花

自然获得性天花病毒感染会引起以发热和明显皮疹为特征的全身性疾病。世界卫生组织（WHO）对八种天花进行了分类（表 5-3）。

表 5-3　天花分类

天花类型	临床表现
无痘天花	发热、无皮疹
缓和型	像普通型，但有病情加速过程
普通离散型	发热、皮疹，脓疱间皮肤正常，尤其在面部
普通半融合型	发热、皮疹，丘脓疱疹在面部融合，其他部位离散分布
普通融合型	发热、皮疹，脓疱集中在面部和前臂
扁平型	发热、皮肤红肿、柔软水疱、扁平的大疱
出血型，早期	持续性发热、发病早期有出血、瘀点、紫癜
出血型，晚期	持续性发热、发表晚期有皮疹，水疱基底部有出血

美国疾病预防控制中心对疑似天花患者制定了诊断流程，并提出了主要标准及次要标准，详见图 5-1。

1. 主要标准

（1）发热等前驱症状：发生在皮疹前 1 ～ 4 天，体温通常高于 38.3℃，并伴有以下症状之一：乏力、头痛、背痛、寒战、呕吐或严重腹痛。

（2）典型天花皮损：坚硬、厚实、圆形、界限分明的水疱或脓疱；随疾病发展，皮损可能脱落或融合。

（3）皮损呈同期改变：在身体的任何一个部位（如面部或手臂），所有皮损都处于同一时期（即所有皮损均为水疱或脓疱）。

2. 次要标准

（1）离心性分布：面部和肢体远端病变最集中。

（2）首发皮损出现在口腔黏膜 / 上颚、面部及前臂。

（3）患者出现中毒或濒临死亡症状。

（4）疾病进展缓慢：皮损在数日内由斑疹演变为丘疹、进而发展为脓疱（每个阶段持续 1 ～ 2 天）。

（5）掌跖可见皮损。

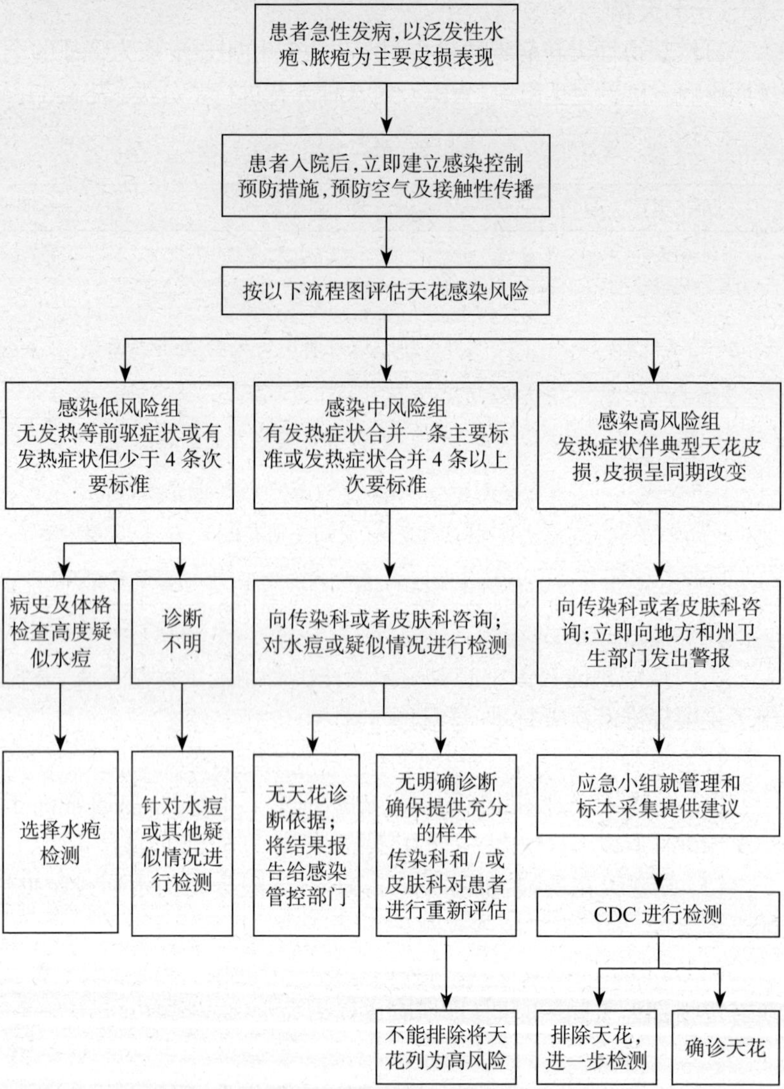

图5-1　天花的诊断流程

（二）猴痘

猴痘病毒是一种正痘病毒，目前认为猴痘是自天花根除以来人类最重要的正痘病毒感染。2022年，全球多个非地方性流行的国家发生了猴痘暴发疫情。2022年7月23日，WHO宣布此次疫情已构成“国际关注的突发公共卫生事件”，虽然2023年5月11日，WHO已经将其撤销，但是为了应对可能出现的疫情，不同国家和组织在监测猴痘时，均为其制定了诊断分类，详见表5-4。

表5-4　不同国家和组织猴痘监测或研究使用的诊断分类及标准

国家/组织	疑似病例	可能病例	确诊病例
世界卫生组织[a]	2022年1月1日以来，任何年龄出现的不明原因的急性皮疹或单个/多个皮肤病变的患者，而且具有以下一种或多种症状或体征：头痛、急性发热（> 38.5℃）、淋巴结病（淋巴结肿大）、肌痛（肌肉和身体疼痛）、背痛、乏力（明显的虚弱），且下列常见的急性皮疹或皮肤病变原因不能完全解释临床表现：水痘、带状疱疹、麻疹、寨卡、登革热、基孔肯雅病、单纯疱疹、细菌性皮肤感染、播散性淋球菌感染、原发性或继发性梅毒、软下疳、性病淋巴肉芽肿、腹股沟肉芽肿、传染性软疣、过敏反应（如对植物），以及任何其他与局部丘疹或水疱疹相关的常见原因[b]	符合疑似病例标准，且有以下一项或多项：(1)在症状出现前21天内，与可能或确诊猴痘病例有流行病学关联（长时间面对面接触，包括没有使用手套、隔离衣、眼睛和呼吸等个人防护的医务人员；或接触过污染的衣物、被褥或器具等）。(2)在症状出现前21天内有多个或匿名的性伴侣。(3)在未接种天花疫苗或无其他已知正痘病毒暴露的情况下，出现皮疹后4～56天期间正痘病毒IgM抗体达到检测水平；或急性期（起病后5～7天）和恢复期（发病21天后）双份血清IgG抗体滴度4倍升高。(4)正痘病毒感染检测阳性（如正痘病毒特异核酸阳性，但没有进行猴痘特异PCR或测序）	通过实时PCR和/或测序检测到病毒DNA的独特序列，实验室确认为猴痘
中国	有临床表现者，同时具备以下流行病史中的任一项：(1)发病前21天内有境外猴痘病例报告地区旅居史；(2)发病前21天内与猴痘病例有密切接	无此项分类	疑似病例且猴痘核酸检测阳性或培养分离出猴痘病毒

续表

国家/组织	疑似病例	可能病例	确诊病例
中国	触;(3)发病前21天内接触过猴痘感染动物的血液、体液或分泌物		
欧洲疾病预防与控制中心	无此项分类	符合以下两项中的任一项:(1)2022年3月1日起,身体任何部位出现不明原因的皮疹[c],且有一个或多个其他猴痘症状(发热、头痛、背痛、乏力、淋巴结病)。同时具有下列情况之一:①正痘病毒感染的实验室检测结果呈阳性(如尚未测序的正痘病毒特异性PCR阳性,电子显微镜、血清学阳性);②在症状出现前21天内与猴痘确诊或可能病例有流行病学联系;③在症状出现前21天内有猴痘地方性流行国家旅居史;④在症状出现前21天内有多个或匿名的性伴侣(任何性取向);⑤男男性行为。(2)出现不明原因的全身或局部红斑丘疹或水疱脓疱性皮疹,呈离心性扩散,伴脐状或结痂疱疹、淋巴结病,以及一个或多个其他猴痘症状(发热、头痛、背痛、乏力等)	2022年3月1日以来,实验室确认的猴痘患者,包括以下任一项:(1)猴痘病毒特异性PCR检测阳性;(2)正痘特异性PCR检测阳性,然后通过测序确认为猴痘
美国疾病预防控制中心	患者有新发典型皮疹或者符合流行病学标准之一,临床高度怀疑猴痘(或临床表现与猴痘类似的疾病,如二期梅毒、单纯疱疹和水痘)	在不怀疑最近接触过其他正痘病毒(例如,ACAM2000疫苗接种中的牛痘病毒)和(1)通过对临床标本的聚合酶链反应试验,检测正痘病毒	通过聚合酶链反应检测或临床标本的二代测序检测出猴

续表

国家 / 组织	疑似病例	可能病例	确诊病例
美国疾病预防控制中心		DNA;(2)或者采用免疫组化或电子显微镜检测方法对正痘病毒进行检测;(3)或者患者在皮疹发作后的 4 ～ 56 天内可检测到抗正痘病毒 IgM 抗体水平	痘病毒 DNA,或是从临床标本的培养物中分离出来猴痘病毒
尼日利亚	急性起病,发热＞ 38.3℃、剧烈头痛、淋巴结病、背痛、肌痛和严重乏力,1 ～ 3 天后出现进行性发展的皮疹,通常从面部开始(最密集),然后蔓延到身体其他部位,包括足底和手掌	未经实验室确认的疑似病例,但与确诊病例有流行病学关联	经 IgM、PCR 或病毒分离阳性实验室确认的,临床表现符合猴痘的病例
刚果民主共和国	高热、水疱脓疱皮疹,且具有以下特征:(1)手掌和脚底皮疹;(2)淋巴结肿大;(3)发热先于皮疹	疑似病例且发病前 14 天有与确诊猴痘病例或动物猴痘接触史	疑似病例送检了合格的 PCR 检测样本,且正痘病毒阳性,或猴痘阳性

注:a 示 WHO 诊断标准中还包括排除病例(discarded case):(1)皮损液、皮肤样本或结痂通过 PCR 和 / 或测序检测猴痘病毒呈阴性的疑似或可能病例;(2)相反地,对于回顾性检测到的可能病例,如果无法进一步检测(比如结痂脱落后),又没有发现其他样本 PCR 阳性,则仍将其归类为可能病例。b 示 WHO 注明无须为了将病例归类为可疑病例而进行所有常见皮疹病因学的检测,以获得全部阴性结果。同时,如果由于病史和 / 或临床表现或可能接触病例而怀疑很可能感染猴痘,则即使识别出引起皮疹的其他病原体仍应检测猴痘病毒,因为既往已发现过混合感染病例。c 示正痘病毒检测条件受限的国家,可加强皮疹的特征性描述,即无法解释的局部或全身的黄斑丘疹或水疱脓疱性皮疹,可有脐凹或结痂。

（三）牛痘

牛痘病毒是一种罕见的人畜共患病，其宿主物种较广泛，包括家畜、动物园动物、啮齿动物和人类。目前，最常报道的人类感染牛痘的传染源是家猫而非牛。病毒通过皮肤或黏膜破损处进入人体，并在局部形成脓疱性病变，病变通常发生在手上。接触已感染的病猫后，病变部位取决于抓伤或者擦伤的部位，例如面颈部或踝周。有时可继发病变周边淋巴结肿大。皮疹通常在3～4周后愈合，如有继发细菌感染，则会延迟患病时间（5～8周），已有坏死性结膜炎的报道。据报道，皮肤免疫受损的个体，如Darier病、特应性皮炎，会出现全身感染和/或致命性感染。对人类而言，牛痘是一种不常见且很有可能被漏诊的感染性疾病，其疼痛性出血性脓疱或黑色焦痂与炭疽很相似。该病的诊断需要结合动物接触史、临床表现及病毒实验室检查。如患者有接触病畜史，接种部位发生丘疹、水疱、脓疱、结节、结痂等，抗生素治疗无效，需要考虑该病，电子显微镜检查可辅助检测痘病毒感染。PCR检测可协助确诊牛痘病毒感染。

（四）痘苗病毒感染

目前部分学者认为痘苗病毒是天花病毒连续通过兔体和犊牛后形成的变异株，也有学者认为痘苗病毒起源于牛痘病毒，或者是两种病毒的重组型。痘苗病毒能感染各种动物的多种细胞类型，故在研究实验室中广泛使用。复制型天花疫苗（ACAM2000）可产生局部皮损，并可扩散到身体其他部位。

二、副痘病毒属

该病毒属包括Orf病毒、伪牛痘病毒、牛丘疹型口炎病毒、海豹副痘病毒等。其中Orf病毒是其中最具代表性病毒。副痘病毒主要感染偶蹄类动物，人在接触病畜或污染物后也可获得感染。感染副痘病毒属的人，在临床、组织学、血清学上及电镜检测特征上基本一样，很难区别是接触Orf病毒、伪牛痘病毒，还是牛丘疹性口炎病毒感染引发的。因此有人建议将这三种副痘病毒引起的人类疾病统称为“农场痘（farmyard pox）”。但高通量测序技术或二代测序可以区分出这三种病毒。

1. Orf 病毒　又称羊接触传染性臁疮病毒 / 羊口疮病毒，是主要侵害绵羊、山羊的一种接触传染性、嗜上皮性传染病的病原体。以在口唇、舌、鼻、乳房等部位形成丘疹、水疱、脓疱或痂皮为特征。羔羊最为易感，麝牛、鹿、人也可感染。人类通常通过直接接触患病动物而被感染，感染部位多为手或者上肢等暴露部位，潜伏期 3 ～ 7 天，皮损经历 6 个阶段：斑疹丘疹期 - 靶形损害期 - 急性渗出期 - 再生期 - 乳头瘤期 - 消退期，每个时期大约 6 天，可伴有瘙痒或者疼痛，消退后常不留瘢痕，整个过程平均 6 ～ 8 周。系统症状相对少见，但可有发热、乏力和淋巴结肿大等。

2. 伪牛痘病毒　该病毒引发的疾病又称挤奶人结节，在临床上与牛痘或痘苗感染相似，多在泌乳母牛的乳房或乳头上引起增生性病变，由于局部敏感，病牛抗拒挤乳。本病在乳牛群中迅速传播，通过挤奶人的手或者挤乳继而被传播，而处女牛或公牛一般不被感染，而挤奶工人也经常发生感染，潜伏期为 5 天左右，一般在乳牛暴发本病 10 天左右开始感染，在手或其他暴露部位出现半球状的樱红色丘疹，随后增大形成坚实有弹性的紫红色斑块，最大直径为 2cm。通常无痛觉，偶有刺痒感。表皮呈灰色，含毛细血管扩张。皮损不会化脓，并常于 4 ～ 6 周后消退。

3. 牛丘疹型口炎病毒　该病毒感染牛后，会出现丘疹性口炎，表现为口腔黏膜、鼻镜、鼻孔的上皮出现病变，引起火山口样溃疡，直径达 1cm。鼻镜和鼻孔周围的病变为有突起、粗糙的褐色斑。通常在数周内痊愈。本病主要发生于牛，特别是幼牛。人接触病牛也可能感染该病，潜伏期为 3 ～ 8 天，病变通常出现于手和手指上，与病毒侵入部位一致，皮损一般由丘疹或直径 3 ～ 8mm 的疣状结节组成，结节在 2 周后开始减少，大约在 1 个月内消失。有些病例出现发热，并在上肢出现红色斑疹或出现腋下淋巴结病和肌痛。

4. 海豹痘病毒　本病是一种弥漫性皮肤增生性疾病，可形成丘疹和肉芽肿。人在接触病海豹后也可感染，临床症状与感染伪牛痘病毒相似。

三、亚塔痘病毒属

该病毒属是一种可感染人类和灵长类动物的痘病毒，隶属于痘病毒科中脊椎动物痘病毒亚科，分为塔纳痘病毒和亚巴猴肿瘤病毒。塔纳痘病毒可在灵长类动物中产生局部损害，非洲热带雨林中可由昆虫的机械性损伤传播而引发人类感染。亚巴猴肿瘤病毒在灵长类动物中可引起组织细胞瘤和单核细胞类肿块，该病毒可从猴、猩猩或者被实验室感染的兔及人类中分离到。两种病毒对恒河猴的感染过程截然不同，恒河猴皮内感染塔纳痘病毒后，会在 3 ～ 4 天出现皮损，1 ～ 2 周达到最大直径 1.5cm，随后消退。而亚巴猴肿瘤病毒诱发的皮损出现的更慢，会在感染后 7 ～ 10 天出现明显的结节，这些肿瘤持续生长，并在 3 ～ 6 周后增大，最终达到直径 4 ～ 5cm 大小，然后在 2 ～ 3 个月后慢慢消退。

人类感染塔纳痘病毒后，通常发生在皮肤暴露部位，以孤立性皮损为主。在昆虫叮咬后，经过 5 ～ 7 天的潜伏期，患者出现发热、头痛和背痛，之后出现皮损，皮损通常只有一处，很少超过 2 个，这是塔纳痘病毒感染与其他痘病毒疾病（如天花和猴痘等）相区别的特征性病变。皮损初发时为单个红色瘙痒性丘疹，四周绕以红晕，直径 1 ～ 2cm，逐渐发展为结节，局部淋巴结肿大、压痛。病变第 3 周结节中央坏死变白，覆以硬痂，以后皮损逐渐愈合，愈后留有瘢痕，病程中皮损不形成脓疱（与其他痘病毒感染的过程不一样）。病程一般在 6 周左右。活检组织学病理检查显示明显的真皮增生和胞浆嗜酸性包涵体，典型的痘病毒感染。

四、软疣病毒属

传染性软疣属于软疣病毒属，人类是该病毒的唯一宿主。本病多见于儿童，也可发生于成人，该病毒可通过直接皮肤接触或污染物而传播，生殖器区域的传染性软疣感染可由性行为过程中的传播所致。本病的潜伏期不确定。本病最常见的临床表现为单发或多发的皮色丘疹，伴中央脐凹。免疫抑制患者发生较大皮损和较广泛病变的风险较高。一般可根据皮损的临床表现来诊断，必要时可通过活检来证实诊断。本病的组织病理学检查可见角质形成细胞内有嗜酸性细胞质包涵体。

第二节 鉴别诊断

一、正痘病毒属及副痘病毒属

痘病毒感染性疾病中，正痘病毒属及副痘病毒属的患者多以水疱样皮损为临床的主要表现，故现将水疱性皮肤疾病进行鉴别诊断分析。

在对皮肤水疱患者的评估过程中，需要关注以下几点：

1. 皮损位于何处（广泛性、局限性或者特定部位）。
2. 是否累及黏膜。
3. 水疱的大小及形态。
4. 有大疱时，大疱是松弛性还是张力性。
5. 患者年龄。
6. 患者是否有新的药物暴露史。

（一）广泛性水疱

正痘病毒属中天花及猴痘的临床皮损均表现为广泛性水疱，表 5-5 中列举了表现为广泛性水疱性疾病的鉴别要点，其中相关皮损图片详见第十章猴痘第四节诊断与鉴别诊断。广泛性水疱性疾病的诊断流程图详见图 5-2。

（二）局限性水疱

正痘病毒属中牛痘、痘苗及副痘病毒属的病毒感染人类时，皮损多为接触或接种局部出现脓疱，属于局限性水疱性疾病。表 5-6 中列举了表现为局限性水疱性疾病的鉴别要点，局限性水疱性疾病的诊断流程详见图 5-2。

二、亚塔痘病毒属

感染亚巴猴肿瘤病毒需要与皮肤组织细胞增生性疾病及皮肤单核细胞白血病相鉴别。感染塔纳痘病毒需要与皮肤炭疽、其他痘病毒感染、孢子丝菌病、分枝杆菌感染、斑点热立克次体感染、丘疹性荨麻疹和疥疮相鉴别。

表 5-5 广泛性水疱性疾病的鉴别要点

类别	种别	疾病	鉴别要点
感染性皮肤病	痘病毒	天花	突发高热、头痛等，皮疹离心性分布，同时期出现，历经丘疹、水疱、脓疱、结痂，部分可累及黏膜，无淋巴结肿大
		猴痘	感染、寒战、肌痛、淋巴结肿大、离心性分布丘疹，水疱、假性脓疱、结痂、皮疹同时期出现
	疱疹病毒	水痘	发热、皮疹，向心性分布，皮损呈斑疹、丘疹、水疱、结痂四代同堂，不同发展阶段表现，无淋巴结肿大，创面高通量测序可检测
		带状疱疹	多为一个皮区，免疫缺陷者可泛发，皮损呈斑疹、丘疱疹、水疱及继发感染，累及肺部、神经系统等，创面高通量测序可检测
		单纯疱疹	可同时出现口腔和生殖器疱疹，原发性可有发热，肌痛，多为簇状分布红斑，水疱，易复发，创面高通量测序可检测
		卡波西水痘样疹	特应性皮炎患者继发单纯疱疹病毒感染所致，表现为水疱、脓疱、结痂，创面高通量测序可检测
	小核糖核酸病毒	手足口病	典型的临床特征为舌和颊黏膜出现痛性口腔病变，可影响经口摄入，口腔病变可能单独出现；双手足、臀部和四肢出现斑丘疹或水疱性皮损，皮损可单独出现；柯萨奇病毒 A6 型的皮损可呈水疱、大疱性病变、糜烂、溃疡等，后期可能有甲分离
	细菌性	脓疱疮	接触性传染，病变从丘疹发展为小疱、脓疱和蜜黄色结痂，大疱破裂遗留糜烂面；创面细菌培养可鉴别
		葡萄球菌性烫伤样皮肤综合征	机体对金黄色葡萄球菌所释放毒素的反应，皮肤有触痛，角层下大疱呈皱纹样，之后大片脱屑；病理检查见颗粒层分离，通常不累及黏膜

续表

类别	种别	疾病	鉴别要点
感染性皮肤病	性病	淋球菌感染	淋病奈瑟菌血行播散可致全身性表现，表现为腱鞘炎、皮炎、多关节痛综合征，皮损为针尖大小的瘀点，进展为丘疹、脓疱、水疱或大疱，多分布在四肢远端近关节的背侧面。
	其他	疥疮	特征性分布于腕部掌侧、肘窝、腋窝、脐部、生殖器、乳房和指蹼的脓疱、丘疹、结节或水疱，用刀刮取脓疱基底可发现虫卵等
炎症性皮肤病	自身免疫性疾病	皮肤型红斑狼疮	发生于红斑狼疮患者的自身免疫性水疱性疾病，继而张力性水疱，伴或不伴基础红斑，曝光部位明显受累，常见于青年人，也可累及儿童和老年人，组织学、免疫荧光及血清学检查可确诊
		大疱性类天疱疮	躯干和四肢的荨麻疹性斑块及张力性大疱，常伴剧烈瘙痒，也可能出现黏膜病变，病理检查及免疫荧光检查可确诊
		线状 IgA 大疱性皮肤病	成群出现，广泛的环形或弓形张力性水疱，常见受累部位是躯干和四肢，也可累及黏膜，直接免疫荧光检查可确诊
	变态反应性疾病	多形红斑 / Stevens-Johnson 综合征 / 中毒性表皮坏死松解症	多形红斑多由感染诱发，特别是支原体感染或者单纯疱疹感染。靶形损害是本病的特征性表现。而 Stevens-Johnson 综合征和中毒性表皮坏死松解症的常见病因是药物诱发，皮损表现为疼痛性红斑、紫癜性斑疹或弥漫的斑片，逐渐发展为水疱、大疱和皮肤坏死脱落。均可累及结膜、口腔黏膜、肛周及生殖器黏膜。尼氏征阳性。典型皮损病理显示表皮、真皮分离，并且全层表皮坏死
		丘疹性荨麻疹	皮肤超敏反应，昆虫叮咬后反复或慢性瘙痒性丘疹、结节，严重时可出现张力性水疱、大疱等

续表

类别	种别	疾病	鉴别要点
炎症性皮肤病	其他	Sweet 综合征	假水疱性水肿、红色斑块，常见于上半身，伴发热，白细胞增多。可发生于恶性肿瘤、感染、自身免疫性疾病等，皮肤病理检查可确诊
		大疱性白细胞分裂性血管炎	皮肤白细胞分裂性血管炎患者的紫癜性斑疹、丘疹或斑块上可能出现出血性水疱或大疱。小血管血管炎区域上覆皮肤坏死可导致这类表皮下大疱病变
		急性苔藓痘疮样糠疹（包括发热、坏死性）	反复分批出现炎性丘疹，可表现为溃疡、囊泡、脓疱或出血性 / 坏死性结痂，良性自限性疾病，可持续数周、数月或数年。发热性溃疡坏死性是罕见、严重的类型，表现为全身症状、发热、大面积溃疡性皮损，在成人中可致命。病理检查可明确诊断
遗传性皮肤病		大疱性表皮松解症	多种亚型，病灶可能位于表皮内或表皮下，呈局限性或广泛性分布，可在出生时即有或直到成人期才发现
		迟发性皮肤卟啉病	代谢性疾病，非炎症性水疱或大疱，累及日光暴露部位，通常有痂皮、瘢痕和粟丘疹、色素沉着过度、多毛症和局部硬皮病样斑块
物理性皮肤病	光过敏	多形日光疹	日光照射后瘙痒性红斑、丘疹、斑块，也可出现水疱或大疱
	热刺激	晶形粟粒疹（晶痱）	小汗腺导管堵塞所致，过热环境下形成，易破裂的角层内或角层下 1mm 水疱，常发生于面部和躯干
组织细胞增生性疾病		肥大细胞增生症	皮肤表现为色素性荨麻疹，单形态红棕色斑疹，遇热时出现红肿、风团，甚至水疱、大疱
		朗格汉斯细胞组织细胞增生症	髓系来源的恶性组织细胞疾病，可累及多个器官及系统，皮损表现为湿疹样或棕色至紫色丘疹，脓疱性、紫癜性瘀点状、水疱性或丘疹结节性，骨破坏易溶骨性病变为主，病理检查可明确，有时需要多次活检

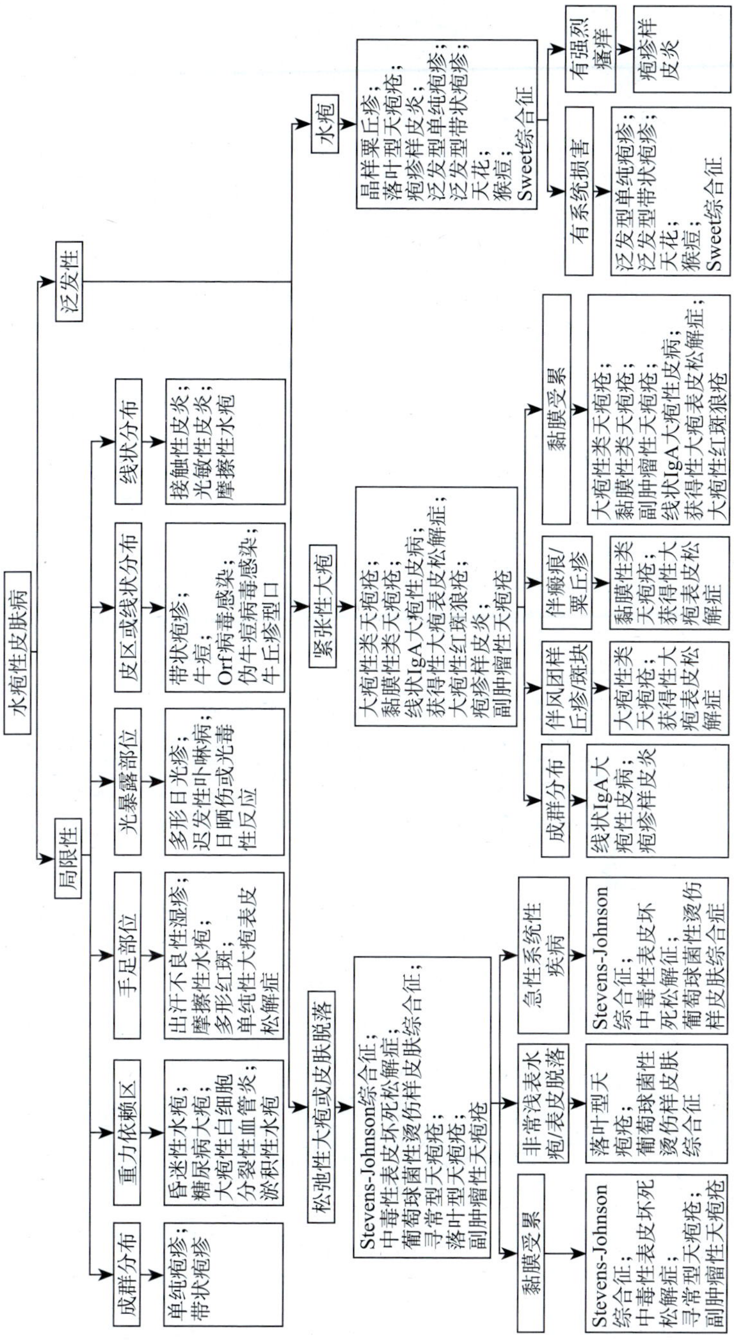

图 5-2　水疱性疾病诊断流程

表 5-6　局限性水疱性疾病的鉴别要点

类别	疾病	鉴别要点
重力依赖区	昏迷性水疱	昏迷者受压部位，先有红斑、瘀斑，再出现大疱，2～4周可自行消退
	糖尿病大疱	糖尿病患者突发表皮下非炎性张力性大疱，常见于足部及小腿，数周内自行消退
	大疱性白细胞分裂性血管炎	皮肤白细胞分裂性血管炎患者的紫癜性斑疹、丘疹或斑块上可能出现出血性水疱或大疱。小血管血管炎区域上覆皮肤坏死可导致这类表皮下大疱病变
	淤积性水疱	水肿区可形成大疱，常发生于小腿，随水肿性疾病消除而缓解
手或足部	出汗不良性湿疹	手足剧烈瘙痒的水疱或大疱，常累及掌跖及指/趾侧缘
	摩擦性水疱	创伤引起表皮内分离所致，常见于足跟及足底，由行走或跑步期间鞋子摩擦所致
	多形红斑	多形红斑多由感染诱发，特别是支原体感染或者单纯疱疹感染。靶形损害是本病的特征性表现
	单纯性大疱表皮松解症	一种常染色体显性遗传病，在摩擦或创伤部位形成表皮内水疱
光分布	多形日光疹	日光照射后出现，可表现为瘙痒性红斑、丘疹或者斑块，也可出现水疱或大疱
	迟发性皮肤卟啉病	代谢性疾病，非炎症性水疱或大疱，累及日光暴露部位，通常有痂皮、瘢痕和粟丘疹、色素沉着过度、多毛症和局部硬皮病样斑块
	日晒伤或者光毒性	重度日晒伤可导致皮肤形成水疱，光毒性为摄入光敏性食物或药物后出现与日晒伤一样的水疱
皮区或线状分布	带状疱疹	多为一个皮区，免疫缺陷者可泛发，皮损呈斑疹，丘疱疹，水疱及继发感染，累及肺部、神经系统等，创面高通量测序可检测
	单纯疱疹	可同时出现口腔和生殖器疱疹，原发性可有发热，肌痛，多为簇状分布红斑，水疱，易复发，创面高通量测序可检测

续表

类别	疾病	鉴别要点
皮区或线状分布	牛痘	接触患病的猫或牛后，接触局部出现丘疹、水疱、脓疱、结节、结痂，创面高通量测序可检测
	农场痘（副痘病毒中3个）	接触患 Orf 病毒 / 伪牛痘病毒 / 牛丘疹性口炎病毒感染的牛羊后，接触局部出现丘疹、水疱、脓疱、结节、结痂，创面高通量测序可检测
线状分布	接触性皮炎	剧烈瘙痒性皮炎，表皮内海绵水肿形成大疱，皮损出现在刺激性物质接触皮肤后

三、传染性软疣病毒属

对于免疫抑制患者罹患传染性软疣时，需要与隐球菌病、组织胞浆菌病或马尔尼菲蓝状菌及猴痘相鉴别。其他可能被误诊为传染性软疣的还包括扁平疣、尖锐湿疣、扁平湿疣、化脓性肉芽肿、朗格汉斯细胞组织细胞增生症、基底细胞癌和无色素性黑素瘤等。

第三节　治　　疗

痘病毒是目前已知的基因组最大的 DNA 病毒，其成员正痘病毒是目前已知的宿主范围最广和成员最多的病毒，其中，天花病毒引起的天花是一种烈性传染病，病死率超过 50%，与天花有亲缘关系的猴痘病毒、牛痘病毒和痘苗病毒均可以跨种感染人类，具有重要的公共卫生意义。2022 年全球突发猴痘疫情波及范围广、传播速度快，已被世界卫生组织宣布为国际关注的突发公共卫生事件，我国大陆在 2022 年报道了首例输入性猴痘病例，2023 年再次暴发规模性猴痘疫情，引起了高度关注。副痘病毒属的羊口疮病毒、山羊痘病毒属的绵羊痘和山羊痘病毒都有感染人的报道。

大部分的痘病毒感染性疾病无特效抗病毒药物治疗，主要是对症支持治疗、并发症治疗、心理支持治疗及对重症患者的药物治疗。对传染性软疣及部分副痘病毒属患者还需要物理治疗。

一、对症支持治疗

正痘病毒属、副痘病毒属及亚塔痘病毒引发的大多都是自限性疾病，患者可自行康复。但是需要配合卧床休息，对于有呕吐、腹泻等胃肠道症状者，需注意补充营养及水分，维持水、电解质平衡。体温高者，以物理降温为主，因高热产生不适者，可给予解热镇痛药退热，但要注意防止大量出汗引发虚脱。保持皮肤、口腔、眼、鼻等部位的清洁及湿润。对于口腔黏膜病变，建议每日使用淡盐水或生理盐水漱口，酌情使用氯己定漱口液，1 岁以下患儿可采用棉签蘸淡盐水或生理盐水擦拭。对于皮肤瘙痒症状，应避免抓挠，以免继发感染，可使用冷敷与保湿减轻皮肤不适感，必要时可外用炉甘石洗剂或口服抗组胺药治疗。如果皮肤疱疹破溃，可予以硼酸溶液或 0.5% 呋喃西林溶液湿敷，皮疹部位疼痛严重时可给予镇痛药物。头痛、背痛、肌肉痛是猴痘病毒感染前驱期典型症状。猴痘病毒可激活核因子 κB 通路引发炎症反应。非甾体抗炎药通过抑制核因子 κB 通路能有效控制猴痘患者疼痛。疼痛症状明显时，可使用布洛芬、对乙酰氨基酚、曲马多、阿片类、利多卡因凝胶等药物治疗。对于因肛门病变导致疼痛的患儿，可在非甾体抗炎药治疗基础上使用粪便软化剂来减轻排便时的疼痛症状。

根据《中华人民共和国传染病防治法》相关规定，自 2023 年 9 月 20 日起将猴痘纳入乙类传染病进行管理，采取乙类传染病的预防、控制措施。对于疑似病例需要单间隔离，确诊病例应安置在隔离病房。确诊病例需隔离至结痂完全脱落。

二、并发症治疗

继发皮肤细菌感染（例如蜂窝织炎或者脓肿），可外用 3% 硼酸溶液或 1∶5 000 的呋喃西林溶液湿敷，或外用 2% 莫匹罗星软膏或 0.5% 新霉素软膏，严重者可口服抗菌药物覆盖金黄色葡萄球菌和链球菌，根据病原菌培养分离鉴定和药敏结果加以调整，必要时由外科医师进行清创、切开和引流。有合并肺炎者，若继发细菌感染，则给予有效抗菌药物治疗，根据病原菌培养分离鉴定和药敏结果加以调整，不建议预防性应用抗菌药物。合并急性呼吸窘迫综合征者，给予氧疗或机械通气等治疗。脓毒症或感染性休克者，积极给予液体复苏疗法，应用血管活性药物，积极抗感染治疗。眼部或眼附属器（如眼睑）感染的患者，在应用特考韦瑞外，还可使用曲氟尿苷（或阿糖腺苷）滴眼液或眼膏。出现脑炎时给予镇静、脱水降颅压等治疗。对于伴有直肠炎的患者，可能需要使用大便软化剂，局部用利多卡因和 / 或坐浴。

三、心理支持治疗

患者常存在紧张、焦虑、抑郁等心理问题，应加强心理支持、疏导和相关解释工作，根据病情及时请心理专科医师会诊并参与疾病诊治，必要时给予相应药物辅助治疗。尤其是在病毒进入一般社群后，更要重视心理干预。另外，严重的皮损及其后遗症痕风险本身就可能明显影响患者的身心健康。在临床接待和诊治猴痘患者时，需要注意语言、眼神和肢体等交流行为，避免产生误解、矛盾和冲突。

四、药物治疗

人类痘病毒感染（例如猴痘病毒、天花病毒、传染性软疣病毒或羊口疮病毒）的药物研制进展较为缓慢。正痘病毒种类多、宿主范围广，严重危害人类健康。2022 年多国猴痘疫情构成了“国际关注的突发公共卫生事件”，引起全球公共卫生对正痘病毒的高度关注，也再次推动了抗正痘病毒药物的研究。

猴痘是一种自限性感染，大多数患者可以自愈，因此欧美国家指南建议在隔离条件下仅进行支持性治疗或并发症治疗，除病情较重的特殊患者外，大多数病例无须接受抗病毒治疗。需要接受抗病毒治疗的患者包括：①重症患者（如有出血性疾病、融合性病灶、脑炎或其他需要住院治疗的情况）；②有重症风险的患者（如有特应性皮炎病史或现存特应性皮炎、有其他活动性剥脱性皮肤病、继发细菌感染、脱水或支气管肺炎等并发症、免疫功能受损）。免疫功能受损者一般是指存在以下疾病或情况：晚期 HIV-1 感染、白血病、淋巴瘤、全身性恶性肿瘤、实体器官移植、烷化剂治疗、抗代谢药治疗、放疗、TNF 抑制剂治疗、大剂量皮质类固醇治疗、接受造血干细胞移植不足24个月或已≥24个月但又移植物抗宿主病或疾病复发，或临床出现免疫缺陷的自身免疫性疾病。对8岁以下儿童、妊娠期或哺乳期妇女也应考虑抗病毒治疗。

特考韦瑞、西多福韦、布林西多福韦和痘苗免疫球蛋白等天花治疗药物在特定情况下可用于控制猴痘疫情暴发，目前FDA已经批准用于治疗天花病毒的药物特考韦瑞和布林西多福韦用于猴痘的治疗。目前，还没有关于上述药物治疗人类猴痘病例有效性的数据，尚不清楚猴痘严重感染者能否从中受益，但紧急情况下可以考虑使用。

目前，尚无经过临床验证的有效药物，特考韦瑞、布林西多福韦和西多福韦三种抗病毒药物是治疗猴痘的潜在选择（表5-7）。

（一）特考韦瑞

特考韦瑞是第一个被美国FDA批准用于治疗天花和猴痘的抗病毒药物。通过超350 000个先导结构的高通量抗正痘病毒筛选研究，发现三环酮甲酰胺的活性最好，进一步对类似物进行测试后而获得，药物初步命名为ST-246，体外实验中＞50μM即呈现在诸多细胞系中较好的抗痘病毒活性，包括天花、牛痘、猴痘等。

特考韦瑞针对牛痘病毒中的*V061*基因，该基因与痘苗病毒*F13L*基因同源。*F13L*基因编码膜蛋白p37，它是正痘病毒中一种保守的蛋白质，与EEV的形成有关。ST-246通过与p37相互作用来抑制EEV的产生，达到阻止病毒在细胞间长距离的传播。

特考韦瑞已被证明在正痘病毒的多种动物模型中有效。在感染的食蟹猴中，在猴痘病毒攻击后5、6、7或8天用特考韦瑞治疗，存活率分别为100%、67%、100%和50%。即使延迟给药后治疗，特考韦瑞仍然有效地抗猴痘病毒感染。当与布林西多福韦联合使用时，二者存在协同作用并且可使布林西多福韦的EC50下降。

在Ⅰ期研究中，特考韦瑞经口服后能够迅速被吸收，在2～3小时内达到最大浓度。特考韦瑞在动物模型中展现出的疗效以及在人类身上的药代动力学和安全性数据，使其根据FDA动物规则成为作为天花治疗方法的有望选择。2018年7月，美国食品药品监督管理局批准特考韦瑞用于治疗症状性天花，并被纳入美国政府的储备计划，以备在天花暴发时紧急使用。目前的证据表明，特考韦瑞被认为是一种安全的抗病毒药物,未出现明显的副作用事件。

特考韦瑞通过抑制正痘病毒 VP37 包膜蛋白的活性,阻止其与 Rab9 鸟苷三磷酸酶和其特异性效应蛋白的相互作用,阻断包膜病毒粒子的形成,从而阻断病毒在宿主中传播。2018 年 7 月 13 日,美国食品药品监督管理局批准特考韦瑞用于治疗天花。2022 年 1 月 6 日,欧洲批准特考韦瑞在治疗猴痘和牛痘。特考韦瑞通过口服速释胶囊治疗猴痘,剂量为体重 13 ～ 24kg,每次 200mg,体重 25 ～ 39kg,每次 400mg,成人及体重 40kg 以上患儿,每次 600mg,每天服用 2 次,疗程 14 天。体重 13kg 以下患儿可将特考韦瑞口服胶囊与液体或软性食物混合服用。2022 年 5 月 18 日,美国食品药品监督管理局批准特考韦瑞以 10mg/ml 剂量通过静脉注射方式用于治疗体重 3kg 以上的痘类疾病患儿。

（二）布林西多福韦

布林西多福韦最初被命名为 CMX001,是西多福韦的脂质偶联物,对双链 DNA 病毒具有广泛的活性,但布林西多福韦的治疗效果优于西多福韦,这是由于布林西多福韦的细胞摄取增加和细胞内酶更好地转化为活性形式。与西多福韦相比,布林西多福韦具有口服活性,并且没有西多福韦的肾毒性。布林西多福韦的脂质部分促进了其口服生物利用度的提高和细胞摄取的增加,这是其活性改善的原因。

布林西多福韦已经在多种痘病毒动物模型中进行了试验。在感染鼠痘病毒的小鼠中,西多福韦和布林西多福韦与安慰剂相比显著降低了死亡率,滴鼻感染鼠痘病毒的 5 天内给予布林西多福韦可以防止死亡率的增加。

2016 年 10 月,欧洲食品药品监督管理局对布林西多福韦作为天花的孤儿治疗给予了好评,其于 2018 年 6 月获得食品药品监督管理局的孤儿药物称号,于 2021 年获得美国食品药品监督管理局批准,用于治疗天花。布林西多福韦可能是除特考韦瑞之外的另一种有效的治疗痘病毒的药物。

布林西多福韦的常见不良反应包括胃肠道和肝细胞毒性。这些不良反应似乎与剂量和频率有关。

布林西多福韦通过增大抗病毒活性代谢物西多福韦二磷酸有

效细胞内浓度发挥抗病毒作用。相较于西多福韦，溴西多福韦肾毒性更小，但可能会导致血清转氨酶和血清胆红素的升高，因此治疗前后需要检测肝功能。溴西多福韦主要通过口服途径给药，每周1次，共服用2次。体重48kg以上的成人，每次200mg；体重10～47kg者，口服混悬液每次4mg/kg；体重10kg以下者，口服混悬液每次6mg/kg。

（三）西多福韦

西多福韦是核苷类抗病毒药物中开环膦酸核苷的一种，是1996年开发的针对艾滋病巨细胞病毒（CMV）性视网膜炎的药物，核苷类抗病毒药物作为DNA合成原料嘧啶及嘌呤类似物对病毒DNA合成进行干扰，进而达到抗病毒效果。西多福韦中的膦酸基团可起到破坏病毒DNA结构，阻断DNA复制的作用。虽然西多福韦对包括正痘病毒在内的许多DNA病毒具有广泛的活性，但它只被美国食品药品监督管理局批准用于治疗细胞巨细胞病毒视网膜炎。

西多福韦是一种前药，它必须先进入宿主细胞，然后被细胞酶磷酸化成活性形式西多福韦二磷酸（CDV-PP）。一旦被磷酸化，CDV-PP的细胞内半衰期延长。在DNA复制过程中，CDV-PP被合并到不断增长的DNA链中，并减缓DNA的合成。CDV-PP也可抑制DNA聚合酶3′-5′核酸外切酶活性。

在动物模型中，已经评估了西多福韦治疗多种正痘病毒感染的疗效，包括牛痘、痘苗、羊痘和鼠痘病毒。在感染痘苗和牛痘病毒的小鼠中，在感染后96小时内注射西多福韦可防止死亡，在该动物模型中，这一时间点几乎是疾病过程的一半。此外，在感染牛痘病毒的小鼠中，西多福韦被证明不仅能降低病毒载量，还能降低血浆和组织中的细胞因子水平，包括IL-2、IL-3、IL-6和IL-10。

由于西多福韦口服吸收较差，只能通过静脉输注。此外，西多福韦存在严重的肾毒性，其特征是蛋白尿，然后是葡萄糖尿，碳酸氢盐、尿酸和磷酸盐减少，如果持续使用西多福韦，将会导致血清肌酐升高。出现肾毒性的原因是西多福韦通过有机阴离子转运蛋白1在肾近端小管细胞中蓄积所致。

西多福韦是一种无环核苷单磷酸胞嘧啶类似物。主要通过静脉注射使用，也可外用发挥抗病毒作用。西多福韦在细胞内可经磷酸化形成西多福韦二磷酸,西多福韦二磷酸与胞嘧啶竞争结合 DNA 聚合酶导致 DNA 链合成终止,从而抑制病毒复制。西多福韦需与丙磺胺和生理盐水联合静脉给药,以降低肾脏损伤的风险。具体给药方式为每周 1 次,每次 5mg/kg,持续 2 周,随后改为间隔 1 周 1 次。西多福韦具有致畸性,因此孕妇仅在危重症时才考虑使用。

(四)静脉注射病毒免疫球蛋白

静脉注射病毒免疫球蛋白(vaccinia immune globulin,VIG)是 2005 年经美国食品药品监督管理局许可用于治疗牛痘疫苗某些接种并发症的超免疫球蛋白。虽然 VIG 是一种潜在的治疗方法,但目前还缺乏有关 VIG 对猴痘和天花有效性的数据,而且 VIG 对猴痘或天花的使用也未在人类身上进行过测试。由于 T 细胞功能严重免疫缺陷的患者禁忌接种疫苗,因此有猴痘接触史的此类患者可选择接种 VIG。

五、物理治疗

免疫功能低下者感染 Orf 病毒时,可能会出现巨大持续性病变,需要物理治疗来辅助,例如冷冻疗法、电灼术、刮除术。传染性软疣可采用冷冻疗法、刮除术、外用斑蝥素 / 鬼臼毒素 / 咪喹莫特 / 水杨酸 / 维 A 酸类药物治疗。

表 5-7 抗痘病毒药物概览

名称	作用机制	给药途径及剂量	临床试验信息	适应证
抗病毒药物				
特考韦瑞(tecovirimat,也称 ST-246 或 TPOXX)	抑制正痘病毒 VP37 包膜蛋白活性,阻断病毒复制与胞内病毒释放	口服,静脉注射。成人:600mg,每天两次,持续 14 天;儿童(13kg 以上),减少剂量	已完成的Ⅲ期临床试验评估了特考韦瑞的安全性,耐受性和药代动力学,表明该药物安全,副作用小	2018 年 7 月,美国 FDA 批准用于治疗人类天花疾病;2022 年美国 FDA 仅批准用于治疗猴痘

续表

名称	作用机制	给药途径及剂量	临床试验信息	适应证
布林西多福韦（brincidofovir）	磷酸化的西多福韦二磷酸，作为DNA聚合酶的竞争性底物抑制剂，抑制病毒DNA合成和终止链延长	口服，常见的口服剂量为每周200mg，或体重＜50kg的个体为每周4mg/kg，连用3周	已完成的Ⅰ/Ⅱ/Ⅲ期临床试验表明该药物具有有效的抗病毒作用，主要的剂量限制性毒性作用是胃肠道事件	2021年6月美国FDA批准用于治疗美国成人和儿童患者的天花病
西多福韦（cidofovir）	选择性抑制病毒DNA聚合酶来抑制CMV的复制，从而阻断病毒的复制和转录	静脉注射，前2周5mg/kg每周一次，之后隔1周一次	已完成的Ⅱ/Ⅲ期临床试验评估了在患有CMV视网膜的AIDS患者中的有效性和安全性，表明该药物是有效的，但存在潜在的肾毒性风险	开发用于治疗艾滋病患者的巨细胞病毒性视网膜炎，也已用于治疗痘病毒感染
血液制品				
免疫球蛋白（vaccinia immune globulin，VIG）	从接种痘苗病毒疫苗的健康人群成人血液中分离出的抗体，中和病毒以抑制病毒感染并提供被动免疫	静脉注射，痘苗病毒免疫接种的严重并发症；6 000U/kg。最高速度为2ml/min；持续或严重症状：考虑重复给药	一项Ⅳ期开放标签研究正在进行中，以收集更多数据来评估VIG在健康人群中的安全性和有效性	2005年2月，美国FDA批准用于治疗痘苗病毒疫苗接种引起的并发症，在严重暴发情况下，可考虑用于紧急治疗正痘病毒

参考文献

[1] WANG J, SHAHED-AI-MAHMUD M, CHEN A, et al. An Overview of Antivirals against Monkeypox Virus and Other Orthopoxviruses. J Med Chem, 2023, 66(7): 4468-4490.

[2] HUNG YP, LEE CC, LEE JC, et al. A brief on new waves of monkeypox and vaccines and antiviral drugs for monkeypox. J Microbiol Immunol Infect, 2022, 55(5): 795-802.

[3] RUSSO AT, GROSENBACH DW, CHINSANGARAM J, et al. An overview of tecovirimat for smallpox treatment and expanded anti-orthopoxvirus applications. Expert Rev Anti Infect Ther, 2021, 19(3): 331.

[4] RUSSO AT, GROSENBACH DW, BRASEL TL, et al. Effects of Treatment Delay on Efficacy of Tecovirimat Following Lethal Aerosol Monkeypox Virus Challenge in Cynomolgus Macaques. J Infect Dis, 2018, 218(9): 1490-1499.

[5] LAUDISOIT A, TEPAGE F, COLEBUNDERS R. Oral Tecovirimat for the Treatment of Smallpox. N Engl J Med, 2018, 379(21): 2084-2085.

[6] HOY SM. Tecovirimat: first global approval. Drugs, 2018, 78(13): 1377-1382.

[7] GROSENBACH DW, HONEYCHURCH K, ROSE EA, et al. Oral Tecovirimat for the treatment of smallpox. N Engl J Med, 2018, 379(1): 44-53.

[8] HUTSON CL, KONDAS AV, MAULDIN MR, et al. Pharmacokinetics and Efficacy of a Potential Smallpox Therapeutic, Brincidofovir, in a Lethal Monkeypox Virus Animal Model. mSphere, 2021, 6(1).

[9] CHITTICK G, MORRISON M, BRUNDAGE T, et al. Short-term clinical safety profile of brincidofovir: A favorable benefit-risk proposition in the treatment of smallpox. Antiviral Res, 2017, 143: 269-277.

[10] ALVAREZ-CARDONA JJ, WHITED LK, CHEMALY RF. Brincidofovir: understanding its unique profile and potential role against adenovirus and other viral infections. Future Microbiol, 2020, 15(6): 389-400.

[11] SUDARMAJI N, KIFLI N, HERMANSYAH A, et al. Prevention and

Treatment of Monkeypox: A Systematic Review of Preclinical Studies. Viruses, 2022, 14(11): 2496.

[12] HOLLAND GN, VAN NATTA ML, GOLDENBERG DT, et al. Studies of Ocular Complications of AIDS Research Group. Relationship between opacity of cytomegalovirus retinitis lesion borders and severity of immunodeficiency among people with AIDS. Invest Ophthalmol Vis Sci, 2019, 60(6): 1853-1862.

第六章 预防痘病毒感染性疾病的疫苗

猴痘是一种由猴痘病毒（monkeypox virus，MPXV）引起的人畜共患病。自 2022 年全球暴发以来，猴痘疫情在全球范围内呈扩散趋势。世界卫生组织（WHO）分别于 2022 年和 2024 年宣布猴痘为国际关注的公共卫生紧急事件（PHEIC）。2022 年 9 月我国发现了首例境外输入病例，2023 年 6 月开始出现本土猴痘疫情，2023 年 9 月 20 日将猴痘纳入乙类传染病管理，目前猴痘一直在我国保持低水平流行。随着一般人群免疫力减弱，以及人与动物、人与人接触的增加，猴痘仍可能继续扩大其流行地区和易感人群范围，预计将出现更频繁的疫情。对于未来可能暴发的痘病毒感染性疫情，疫苗接种是控制疫情的有效措施之一。本章将就天花与猴痘疫苗的研究进展进行介绍。

第一节　预防天花的相关疫苗

天花（smallpox）是由天花病毒（variola virus）引起的烈性传染病，以高热、全身脓疱疹及中毒症状为主要临床特征，经呼吸道和皮肤黏膜可以在各个年龄段的无免疫力人群中传播。天花病毒属于痘病毒科正痘病毒属病毒，人是该病毒唯一宿主。人在接触天花后经 10 ～ 12 天的潜伏期，然后出现发热、头痛、肌痛、恶心和呕吐。发热 2 ～ 3 天后出现斑疹、丘疹，在 1 周内进展为脓疱，然后结痂脱落。患者在出疹后 1 ～ 2 周都具有传染性。此病最早发现于中国及印度，据有关资料记载，天花的病死率高达 20% ～ 30%，历史上，天花先后使 5 亿人失去了生命，是对人类危害最大的疾病之一。同时，天花也是人类最早使用疫苗接种方法加以预防并在世界范围内成功消灭的疾病。

国际上公认的人痘接种术起源于公元 11 世纪的中国，但据中国的一些史书记载，人痘接种的历史可能还要往前推几百年。这种方法对于接种者来说有较大风险，死亡发生率约为 1%。1796 年，英国医生爱德华·詹纳发明了牛痘接种，才使得人类第一次获得安全有效的预防天花的疫苗，随后新的天花疫苗也不断被研制出来。1977 年在非洲索马里发生全球最后 1 例病例后，严重危害人类生命的烈性传染病天花再未出现。1980 年 5 月 8 日，WHO 在肯尼亚首都内罗毕正式宣布，危害人类数千年的天花已经被根除。1982 年，全世界停止种痘。所有登记储存的天花病毒均被销毁或放入 WHO 认可的美国疾病预防控制中心（亚特兰大）和苏联病毒制剂研究所（莫斯科）两个实验室保存。

在世界范围内，20 世纪 80 年代以后出生的人都没有接种过天花疫苗，均为天花易感人群，天花病毒已被美国国土安全部视为头号生物反恐对象。美国反恐专家不断警告，如果天花病毒被恐怖分子用作生物武器，其后果将不堪设想。世界上有能力的国家政府也纷纷进行天花疫苗的生产储备，并针对原有疫苗存在的问题，加紧新型天花疫苗的研制，以应对突发的生物恐怖威胁。

一、天花疫苗研究阶段

虽然人们习惯上依然将接种天花疫苗称为种牛痘，但是实际上，“牛痘”在 20 世纪初就已经退出历史舞台。在全球消灭天花的战役中，真正用于接种的是使用痘苗病毒生产的疫苗。尽管其来源不详，但其历史作用毋庸置疑。曾经被用于预防天花的痘苗病毒包括 NYCBH（纽约市卫生局）株、Lister（Elstree）株、哥本哈根（Copenhagen）株、天坛（Tiantan）株和安卡拉（Ankara）株，及其他的衍生病毒株（表 6-1）。

天花疫苗的研制和应用经历了较长的历史时期。根据本身特征、制备方法及历史使用记录的不同，天花疫苗可分为四代。第一代为牛淋巴组织来源的疫苗，代表疫苗有 Dryvax、Apsv 等，主要是将痘苗病毒接种牛体内后获得，病毒从包含脓液、淋巴挤出物和皮肤碎屑的混合物中制备。历史上第一代疫苗被广泛使用并取得巨大成功。第二代是在细胞培养条件下制备的，代表疫苗包括 Elstree-BN、ACAM2000、细胞培养天花疫苗（cell cultured smallpox vaccine，CCSV）和天坛株痘苗病毒（Tiantan vaccinia vaccine，TTV）等。它的无菌程度更高，降低了被外源因子污染的危险，本质上与第一代疫苗相同。第三代痘苗病毒疫苗是指第一、二代疫苗自然传代减毒的疫苗，包括在人体中明显减毒但仍能复制病毒的疫苗（如 LC16m8）和在人体中失去复制能力的高度减毒疫苗（如 MVA）。与前两代疫苗相比，其毒性大大降低，安全性得到明显提高，但效力有所下降，需要增加剂量并多次免疫后才能达到第一、二代疫苗的免疫效果。使用基因工程改造的高度减毒疫苗、蛋白亚单位疫苗及 DNA 疫苗等，则被称为第四代天花疫苗，其免疫效果尚待评价。

我国自 1949 年后开始全民普种天花疫苗，使用的是在中国自行分离的天坛株痘苗病毒。在成功使用第一代天坛株天花疫苗的基础上，在国际上最早研制成功在鸡胚细胞中制备的第二代 TTV 天花疫苗，并广泛用于我国消灭天花的工作中。目前作为国家储备疫苗，每年仍在生产。我国使用基因工程技术改造的天坛株天花疫苗也已经完成中试工作，正在申报临床研究。

二、第一代天花疫苗

第一代天花疫苗为活病毒疫苗，是用痘苗病毒感染小牛或其他大动物的皮肤然后刮取感染区域，收集淋巴分泌物纯化病毒制成，大部分疫苗制成冻干制剂。第一代疫苗在制备过程中尚未形成统一制备方法、制备标准及质量控制措施，各国家和地区所接种疫苗表现出较大差异性，尤其是所用痘苗病毒毒株差异性较大，毒株约有 10 种，多根据发现并培育毒株的研究所或其所在地来命名（表 6-1）。这些疫苗包括在美国使用的用痘苗病毒 NYCBOH 株制备的 Dryvax 疫苗和 APSV 疫苗，在欧洲、非洲和亚洲使用的为 Lister 株制备的 Lancy-Vaxina 疫苗等。

第一代天花疫苗曾经在世界范围内广泛使用，在人类消灭天花的过程中起主要作用，在 WHO 宣布全球消灭天花后，第一代天花疫苗也随之停产，不过一些发达国家依然保留了部分库存。2002 年 12 月，美国政府使用第一代疫苗（Dryvax，NYCBH 株）在军队中进行了疫苗接种，并在平民和医护人员中发起了天花疫苗自愿接种计划。军队接种计划实施以来，已有超过 100 万人接种疫苗，平民和医护人员大约 40 万人参加了天花疫苗自愿接种计划。由于事先进行了仔细筛选，将可能发生危险的人排除在接种名单之外，因此严重不良反应发生率低于历史预期。仅有 5 人接种后发生了的已知的严重并发症，包括脑炎 1 例，全身性痘疹 1 例，另外 3 例发生眼部自身接种。同时有一些新发现的严重并发症，特别是在心脏疾病方面。美军接种项目确认，在接种后 4 周内，共发生 24 例缺血性心肌病；平民项目确认 9 例。在这些病例中，19 例发生心肌梗死，3 例死亡。4 名军人发生扩张型心肌病，平民中则有 3 例。在项目实施 4 年中，军队共确认 140 例心肌心包炎，主要为男性初次免疫者，发生率约为 1.2/10 万。平民项目确认 21 例，发生率约为 5.5/10 万。这两个发生率都高于同年龄段的未免疫人群。因此，使用第一代痘苗病毒天花疫苗可能与心肌心包炎发病率升高有关。

由于第一代天花疫苗已经停产几十年，现存的疫苗数量不足以应对可能发生的生物恐怖威胁。因此人们希望能将现有疫苗稀释后使用，目的是提高现存疫苗的接种率。已有多个实验室开展了此项研究并取得令人满意的结果。第一代活痘苗病毒产品按 1：（5～10）稀释后，在不同的稀释组中，不论对未免疫人群还是曾经免疫过的人群，中和抗体和细胞免疫都没有显著差别，保持了很好的免疫效果。以前免疫过的人群表现出更高的免疫应答，且抗体水平升高更快，显示出长期免疫的记忆效应。

第一代天花疫苗除了不良反应大、生产过程中易被污染和纯度低等问题以外，疫苗免疫预防效果是得到公认的。在全球消灭天花的过程中，使用的主要是第一代天花疫苗。美国应对天花恐怖袭击威胁时，也是启用第一代天花疫苗进行接种。进一步的实验室研究表明，在天花疫苗免疫接种后，记忆性 B 细胞和 T 细胞应答将长期存在。但目前还不清楚它所能提供的长期保护时间。由于天花疫苗停止接种已有40余年，对于天花疫苗的细胞免疫，人们仍然知之甚少。

表6-1 消除天花运动中各国/地区所用痘苗病毒毒株

病毒毒株	国家/地区
NYCBH（New York City Board of Health）株	美国
Lister株	美国、亚洲、非洲及欧洲
Ecuador-Moscow，1963（EM-63）株	苏联、印度
Tashkent株	苏联
B-15株	苏联
Bem株	德国、澳大利亚
Paris株	法国、叙利亚、土耳其
Copenhagen株	丹麦
Dairen株	日本
天坛株	中国

三、第二代天花疫苗

第二代痘苗病毒疫苗在基因组和生物学性状方面与第一代疫苗无明显差别。区别只是第二代疫苗是在细胞培养条件下制备的，因此其无菌程度更高，被外源因子污染的可能性更低。而且由于病毒遗传同质性和亲缘关系较高，保证了大规模生产的稳定性。在使用方面，它与Dryvax等第一代天花疫苗具有相似的免疫原性。在临床前研究方面，某些第二代疫苗表现出更好的安全性。

ACAM1000和ACAM2000两种疫苗是在Drvax疫苗基础上发展而来，疫苗株病毒为NYCBOH株的克隆分离株，均生长于人肺二倍体细胞MRC-5中，但ACAM2000在Vero细胞上多传了3代，以适应大规模快速生产的需要。它在动物体内表现出与母本病毒几乎一致的生物学特性，但在乳鼠和恒河猴体内表现出较少的神经毒性。在I期人体试验中也表现出与Dryvax相同的免疫原性。在中和抗体阳转率方面，稀释的 Dryvax 和 ACAM2000 之间也没有差别。ACAM2000 疫苗于 2007 年被美国食品药品管理局批准，作为人类使用的天花疫苗；2008 年取代 Dryvax 成为美国国家药品储备库疫苗。根据美国食品药品监督管理局规定，该疫苗在扩大使用申请下可用于猴痘预防。

CCSV 是一种以 NYCBH 为亲本株，在 MRC-5 细胞中培养的第二代产品，一项包含 300 名志愿者的Ⅰ期临床试验将 CCSV 和 Dryvax 的反应原性和免疫原性进行了评估。两个治疗组所有受试者均使用相同剂量，并均免疫成功，在体液免疫和细胞免疫应答以及不良反应发生率方面，均未观察到任何差异。并且使用 1∶50 滴度的 CCSV 即可成功诱导人体、动物的免疫应答。

第二代疫苗的不良反应和第一代疫苗也很相似。接受 ACAM2000 Ⅰ期临床试验中的 1 133 名受试者中，发现 3 名心肌心包炎患者。这些病例在接受 ACAM2000 和 Dryvax 的组中均有发生，表明心肌心包炎可能直接或间接与痘苗病毒有关，而与第一代疫苗在淋巴组织的处理过程中可能污染外来物质无关。

值得一提的是，我国早在 1965 年就开始使用鸡胚细胞制备目前所说的第二代天花疫苗，直至 1980 年停止接种，该疫苗已经在上亿人群中使用，在我国消灭天花中发挥了重要作用。该疫苗皮肤反应较重，但种痘后脑炎、过敏性紫癜、坏疽痘、全身性痘疹等严重并发症较少，低于百万分之一。我国使用的痘苗病毒是天坛株，其在预防控制天花中的作用已被 WHO 认可，目前已作为防范基于天花病毒的生物恐怖和生物战的疫苗进行了战略储备。

四、第三代天花疫苗

尽管细胞培养生产的天花疫苗具有无菌程度高、病毒同质性好等优点，但仍具有母体病毒全部生物特性，仍可能引起严重不良反应。因此，在保持病毒效力的同时，降低疫苗毒性就成为新天花疫苗努力的方向。早在天花消灭前，这一工作就广泛开展，主要通过连续传代筛选自然减毒株作疫苗，并取得了重要进展。

LC16m8 是一株减毒疫苗株，来自痘苗病毒 Lister 株，在兔肾细胞中经过 53 代连续传代而得到。与未减毒的 Lister 株痘苗病毒相比，LC16m8 在家兔脑内注射后表现出较弱的神经毒力。20 世纪 70 年代，在 10 万名日本儿童中进行了 LC16m8 的接种，中和抗体应答与第一代天花疫苗相似，其他人体试验也证实了关于 LC16m8 的初次免疫者血清抗体阳转率与第一代和第二代疫苗 Dryvax 和 ACAM2000 在未免疫个体中的血清阳转率一致。该疫苗的接种反应和严重并发症明显降低。但由于当时天花已接近消灭，除了在日本儿童中进行过规模接种以外，该疫苗的保护效果没有经过大规模流行病学的验证。

MVA 是复制缺陷型天花疫苗，来自痘苗病毒 Ankara 株，通过在鸡胚成纤维细胞中经过 570 多代连续传代实现减毒，传代过程中，病毒大约 15% 的基因组 DNA 缺失，其中包括与宿主范围有关基因和免疫逃避基因。因此，一般在哺乳动物细胞中不能复制。实验表明，MVA 可在正常小鼠、B 细胞缺陷小鼠和不能表达 $CD8^+$ T 细胞反应所必需的 MHC I 类抗原的动物体内诱发免疫应答，并能防御痘苗病毒致死性滴鼻攻击。与第一代天花疫苗不同的是，MVA 单次免疫所诱发的中和抗体滴度不高，而且需要的剂量明显大于第一代疫苗，必须进行多次大剂量免疫才能达到第一代天花疫苗的免疫效果。其原因在于 MVA 是复制缺陷型疫苗，在动物体内不能复制。而第一代天花疫苗尽管接种量很低，但可以不断繁殖出足够的病毒量，从而诱发强烈的免疫应答。MVA 免疫过的短尾猴经猴痘病毒静脉和呼吸道攻击，其保护效果也证实了小鼠免疫的结果，即需要 MVA 多次大剂量免疫，或者 MVA 初免、第一代痘苗病毒疫苗加强的方式，才能保护猴子免于死亡。但某些经静脉攻击的动物仍然会出现皮疹。由于 MVA 毒力明显降低，安全性高，人们也关注其对以往天花疫苗接种禁忌人群（如免疫缺陷人群）是否可以使用。动物实验表明，在 $CD4^+$ 和 $CD8^+$T 细胞耗竭小鼠中，MVA 免疫小鼠在受到共表达鼠 IL-4 的痘苗病毒的攻击时，其效力有所减低，但仍可以为小鼠提供保护。MVA 免疫过的 CD8 细胞缺陷和 B 细胞缺陷小鼠在受到 WR 株（小鼠嗜神经毒株）痘病毒攻击时也可得到保护，但对 CD4 或 MHC II 类基因敲除小鼠的保护效果很差，对 CD4 和 CD8 计数很低的小鼠则没有保护作用网。

多个 MVA 候选疫苗株进行过小规模人体试验，如 MVA-BN 和 TBC-MVA，显著特点是有效接种剂量较大，需要两次或多次免疫才能达到与第一代天花疫苗相近的免疫效果，这与动物实验结果类似。然而，如果初免 MVA 再接种第一代天花疫苗，皮肤反应明显减轻，提示 MVA 可以和第一代疫苗联合使用，以提高免疫效果，降低不良反应。

第三代疫苗是在天花临近消灭时研发出来的，其毒副作用明显降低，虽然第三代疫苗很可能具有与第一代和第二代疫苗类似的免疫保护效果，但这种保护效果尚无流行病学的证据。

五、第四代天花疫苗

第四代天花疫苗是指使用基因工程技术改造传统疫苗毒株或表达保护性抗原而制备的疫苗。包括高度减毒的复制或非复制病毒疫苗、蛋白亚单位疫苗和 DNA 疫苗，目前尚无临床应用。

NYVAC 是一种高度减毒痘苗病毒疫苗，它来自哥本哈根株，通过删除 18 个非必需读码框架而减毒。它在人类和鼠源性细胞系中仅有很弱的复制能力，但在某些哺乳动物细胞系和鸟类细胞系中仍然保持其复制特点。但其免疫效果较 MVA 弱，也需要大剂量使用。NYVAC 已经在免疫缺陷恒河猴中进行过临床前评估，在 T 细胞去除前后，NYVAC 初免后都能限制随后的 Dryvax 复制，并明显减轻 Dryvax 所造成的皮肤损伤。然而经过 NYVAC 初免和 Dryvax 加强的免疫缺陷猴却不能抵抗致死性猴痘病毒攻击。这一结果提示，尽管 NYVAC 毒力已经明显减低，疫苗本身对于免疫缺陷人群是安全的，但这种免疫方式似不能对这类人群提供有效的免疫保护作用，对这类人群的免疫保护可能更依赖于普通人群所建立的免疫屏障。

Dvv-L 来自复制缺陷型痘苗病毒 Lister 株，通过生物工程方法缺失了编码尿嘧啶 -DNA- 转葡糖基酶（UDG）基因，该酶是病毒复制循环所必需的。由于这种缺陷性病毒只能在能够补充这种酶的永久细胞系中生长，使得它在工业化生产方面有一定优势。它可以在动物体内诱发细胞免疫和体液免疫应答，如在 Balb/c 小鼠中可诱发痘苗病毒特异性 CTL 应答,在免疫缺陷动物中也具有良好耐受性。与 MVA 相同,它也需要多次大剂量免疫才能达到第一代疫苗的免疫效果。

复制缺陷型天坛株痘苗病毒疫苗(NTV)是在我国大规模使用的复制性天坛株痘苗病毒天花疫苗的基础上,通过基因改造,去除 21.3 kb 与毒力和人宿主有关的基因而构建成功的第四代天花疫苗。实验表明,该病毒在鸡胚细胞中生长良好,在不同来源的人细胞中不产生或仅产生极低度的子代病毒,同时病毒毒力明显降低,新生乳鼠脑内半数致死量较复制型天坛株痘苗病毒高 10 万倍以上。在家兔和小鼠中,不但能通过肌内注射或皮下注射用于初次免疫,而且能有效地用于第二次加强免疫,免疫剂量和效果与文献报道的 MVA 十分相似,同样需要多次大剂量免疫。

蛋白亚单位疫苗和质粒 DNA 疫苗是天花疫苗的研究热点,但是这类疫苗的临床前研究资料仍十分有限。痘苗病毒有两种主要的感染形式:细胞内成熟病毒(IMV)和细胞外包装病毒(EEV)。目前的研究主要集中于 IMV 和 EEV 的不同表面膜蛋白上。多项研究显示,两种或多种抗原联合的疫苗对小鼠和非人灵长类动物模型可产生更好的保护作用,其免疫效果优于单一抗原疫苗。

Hooper 等构建了表达四种已知 IMV 和 EEV 靶蛋白基因的质粒 DNA 疫苗,分别含有 2 个 IMV 特异性基因(L1R 和 A27L,IMV 中和抗体靶标)和 2 个 EEV 特异性基因(A33 和 B5R,EEV 中和抗体靶标),多次接种后可以保护恒河猴在遭受致死剂量的猴痘病毒静脉攻击后免于死亡。用这种 DNA 疫苗进行初免,再用同源蛋白加强,免疫的动物可在受到致死性猴痘病毒攻击时幸存;且与只用蛋白免疫的动物相比,病症明显减轻。

Davies 等证实痘苗病毒 H3L 蛋白免疫过的 Balb/c 小鼠可以抵抗痘苗病毒经鼻致死性攻击,同时也证明被动免疫 H3L 中和抗体也有保护作用。其他研究也表明,联合使用三种 IMV 和 EEV 的病毒膜蛋白在小鼠中多次免疫,可以产生保护效果。Bunchman 等将 4 种蛋白(A33、B5、L1、A27)组合研究结果显示其可部分保护非人灵长类动物免受致死性猴痘病毒感染,并在使用 CpG 佐剂后提供完全保护。

第二节 猴痘再流行对天花疫苗研究的推动

猴痘病毒（MPXV）与天花病毒（smallpox）、痘苗病毒（VACV）同属于痘病毒科正痘病毒属，是双链 DNA 病毒。疫苗是预防猴痘病毒感染最有效的手段之一，但是，目前无特异性针对猴痘病毒的疫苗。猴痘再流行推动了新一轮天花疫苗的研究。

一、天花疫苗用于预防猴痘

流行病学研究表明，天花疫苗对包括猴痘在内的许多正痘病毒具有交叉保护作用，残留的 IgG 和中和抗体在接种人群中持续存在，显示出疫苗接种免疫力，且与感染患者的较轻症状有关，未接种疫苗的人患猴痘的风险是接种疫苗的 5.21 倍。

2019 年 9 月 24 日，美国 FDA 批准了 JYNNEOS 疫苗可用于预防猴痘，并在 2022 年 8 月 9 日签发紧急使用授权，ACAM2000 可作为拓展性用药。2022 年 5 月到 2023 年 7 月，美国接种疫苗超过 100 万剂次。2022 年 11 月 5 日，加拿大授权拓展了 IMVAMUNE 可用于猴痘预防。2022 年 8 月 19 日，欧盟推荐 IMVAMUN 可用于猴痘预防。日本于 2022 年 7 月 29 日批准了 LC16ΔMB 用于猴痘预防。非洲疾病预防控制中心也推介 ACAM2000 和 JYNNEOS 用于猴痘病毒的暴露后预防。中国暂未批准任何相关的疫苗用于预防猴痘。

ACAM2000 是一种通过细胞培养获得的复制性减毒痘苗病毒，具有一定的副反应，少数接种者出现了心包炎等症状。美国 CDC 建议该制品应用于猴痘病毒暴露 14 天内的人群，以减轻症状，不建议一般人群使用。JYNNEOS 是基于改良型痘苗病毒安卡拉株（MVA-BN）的一款非复制型疫苗，于 2019 年获得美国 FDA 批准上市，用于在 18 岁以上的高危成年人群中预防天花和猴痘感染，接种 ACAM2000 可减轻猴痘症状，但会导致严重的不良反应，如心肌炎，因此不向公众提供。JYNNEOS 是第一个被美国 FDA 批准用于预防猴痘的疫苗,其安全性好于ACAM2000,但也未用于一般人群。

中国研发的基于复制缺陷型天坛株猴痘疫苗,已于2023年7月获国家药品监督管理局药品审评中心正式受理临床试验申请。截至2025年12月,我国已有3款猴痘侯选疫苗进入临床试验阶段。

二、猴痘 mRNA 疫苗研究进展

mRNA疫苗的制备过程是首先将含有编码抗原蛋白的mRNA在体外合成、表达、纯化与装配,然后导入宿主细胞,翻译形成相应的抗原蛋白,从而诱导机体产生特异性免疫应答,达到预防的效果。与减毒疫苗MVA相比,mRNA猴痘疫苗能够触发更优越的中和抗体反应和抑制MPXV及VACV病毒细胞间传播的能力,以及诱导产生更强烈的靶向抗原的Th1型体液免疫反应。

我国已有多项猴痘mRNA疫苗研究的报道。中国生物开发了三种针对猴痘的候选mRNA疫苗VGPox1-3。VGPox1编码全长的M1R和A35R完整胞外结构域融合抗原;VGPox2编码全长M1R和A35R截短的胞外结构域融合mRNA,两者中间由间隔序列连接;VGPox3是由编码M1R和A35R的mRNA按1∶1组成的混合二价疫苗。融合疫苗VGPoxl和VGPox2相比于混合疫苗VGPox3显示出了更优的免疫保护效果,在免疫小鼠中可强烈诱导抗痘病毒特异性抗体,较现有减毒活病毒疫苗更为安全,而且免疫后能够更早地产生预防病毒感染的中和抗体。中国人民解放军军事科学院军事医学研究院王升启教授等针对猴痘IMV的A29L、M1R,以及EEV的A35R、B6R抗原构建了mRNA疫苗,采用LNP将4种mRNA序列包封在一块,构建4价mRNA猴痘疫苗。小鼠实验表明,免疫这款4价猴痘mRNA疫苗(40μg)诱导产生了靶向MPXV抗原的特异性血清IgG抗体、靶向VACV的中和性抗体,以及持久的MPXV特异性的记忆T细胞和B细胞反应,有效保护VACV攻毒小鼠。中国人民解放军军事科学院军事医学研究院秦成峰团队设计了5种mRNA序列,分别编码5种猴痘抗原:M1R、E8L、A29L、A35R及B6R,组合构建了4种类型的多价猴痘mRNA

疫苗，均能诱导产生靶向 VACV 的 IgG 抗体、中和抗体以及 MPXV 特异性的 Th1 型细胞免疫，且均能阻止感染高剂量 VACV 小鼠的体重下降，并在感染 VACV 8 天后的肺部和上呼吸道中无法检测到病毒 DNA 或感染性病毒颗粒。中国科学院微生物研究所严景华团队构建多价猴痘 mRNA 疫苗亦可有效抵御痘苗病毒感染引起的小鼠死亡。

耶鲁大学研究设计并比较了单价、多价猴痘 mRNA 候选疫苗的免疫原性，其中包括 MPXVac-097（五个抗原串联在一个 mRNA 转录本）、单抗原 mRNA 和 Mix-5（五个抗原 LNP mRNA 等量混合）。该研究设计的 MPXVac-097 通过 2A 自切割多肽串联五个猴痘表面抗原，A29L、E8L、M1R、A35R 和 B6R。这五个抗原均为中和性抗体靶点，与对应 MVA 抗原的序列一致度为 90% ～ 95%。小鼠模型中的免疫原性研究表明，两剂 MPXVac-097 或 Mix-5 有效诱导了针对 E8L 和 A35R 的特异抗体，MPXVac-097 所产生的特异抗体可有效中和同一正痘病毒属的多种病毒的攻击，包括猴痘病毒和痘苗病毒。MPXVac-097 的免疫同时也诱导了 T 细胞增殖和猴痘抗原特异的 T 细胞反应。并且在痘苗病毒攻击实验中，MPXVac-097、Mix-5、MVA 均可有效缓解病毒感染所导致的体重下降，以及相应病征。在 MPXVac-097 的安全性分析中，免疫小鼠没有出现明显的毒性反应，病理组织学分析表明 MPXVac-097 没有导致任何显著器官病变、血细胞异常或肝功能酶异常；所有数据证明 MPXVac-097 可有效诱导猴痘特异的保护性免疫力，且有良好的安全性表现。这些数据为研发猴痘多价 mRNA 疫苗奠定了基础。

Moderna 团队分别对猴痘病毒 A29L、M1R、B6R、A35R 四种抗原进行了序列优化，研究者采取组合抗原方式，设计出 2 价 /3 价 /4 价猴痘 mRNA 疫苗：M1+A35、M1+A35+B6 和 M1+A35+B6+A29。相比于 MVA，4 价猴痘疫苗在小鼠体内能够触发显著的靶向 4 种抗原的血清结合抗体，强烈的 Th1 偏向性体液免疫，伴随着强烈的 Fc 受体反应。在致死剂量 VACV 小鼠感染模型中，MVA 和 2 价 /3 价 /4 价猴痘 mRNA 疫苗均能提供足够的免疫保护，在痘苗病毒致死性感染模型中均可保护小鼠避免死亡。

BioNTech 于 2022 年 5 月启动了 BNT166 项目，旨在开发基于 mRNA 的新型猴痘疫苗，以对抗猴痘病毒和相关正痘病毒。为了解决猴痘的多种病毒形式和增加免疫反应谱，BioNTech 对两种候选多价 mRNA 猴痘疫苗进行了临床前评估，一种是四价疫苗 BNT166a（编码猴痘病毒抗原 A35、B6、M1、H3），一种是三价疫苗 BNT166c（编码猴痘病毒抗原 A35、B6、M1）。这两种候选 mRNA 猴痘疫苗在小鼠中诱导了较强的 T 细胞反应和 IgG 抗体，包括对猴痘病毒和痘苗病毒的中和抗体。在病毒攻击试验中，BNT166a 和 BNT166c 提供了对痘苗病毒以及 I 型和 IIb 型猴痘病毒的完全保护。此外，在食蟹猴中，接种 BNT166a 对预防死亡和抑制致命的 I 型猴痘病毒感染具有 100% 的有效性。这些发现支持 BNT166 的临床评估，目前该临床试验正在进行中，临床试验编号为 NCT05988203。

三、猴痘病毒蛋白亚单位疫苗研究进展

猴痘病毒有两种主要的感染模式：EEV 和 IMV，从 EEV 和 IMV 中筛选合适的重组病毒亚单位疫苗可能是一种高效、安全的技术手段。据报道，使用大肠埃希菌表达的重组蛋白 A27L（截短的 IMV 表面蛋白），可保护小鼠免受痘苗病毒感染。重组蛋白 EEV B5R 或 A33R 保护小鼠免受天花病毒感染。编码 L1R 和 A33R 的 DNA 疫苗有效诱导中和抗体，且二者的共表达比单独表达更有效。

中国学者通过抗原结构指导的多表位嵌合策略，设计了一种“二合一”猴痘病毒重组蛋白疫苗 DAM，实现单一免疫原对猴痘病毒两种感染性病毒粒子的全面保护，其对猴痘病毒的中和能力是传统减毒活疫苗的 28 倍，为防控猴痘提供了更为安全和可规模化的替代性疫苗方案。研究团队首先对 IMV 和 EEV 各自的关键抗原 M1 及 A35 做了免疫原性评估。研究发现，EEV 抗原 A35 通过近膜端的颈部区上的二硫键二聚化，其中和表位就位于远膜端的二聚化界面，而 A35 颈部区是其免疫原性强弱的决定性因素。为了在提高 A35 免疫原性并稳定其中和表位的同时，获得更加均一的 A35 抗原，研究团队去除了其颈部区二硫键，并利用颈部区序列对 A35 进行单肽链二聚化改造，获得了单链 A35 二聚体。在此基

础上，研究团队基于抗原的三维结构，将2个IMV抗原M1与单链A35二聚体做单肽链嵌合改造，设计出了兼顾两种感染性病毒粒子的全新猴痘单一免疫原DAM（Double A35和M1）。团队在小鼠模型上对DAM疫苗的免疫原性、保护效果和安全性进行评估。结果表明，DAM疫苗具有极好的免疫原性，其激发的M1和A35特异性抗体水平均高于两种抗原混合免疫。DAM疫苗引起的抗体反应可以交叉识别其他致病性痘病毒，但对猴痘病毒抗原最有效。DAM疫苗激发的猴痘病毒中和抗体水平远高于传统的活病毒疫苗，达到了后者的28倍。同时，铝佐剂的DAM疫苗实现了对致死剂量痘苗病毒感染小鼠的完全保护，并表现出极高的安全性。

四、猴痘病毒环状RNA疫苗研究进展

作为近几年兴起的突破性医学技术，mRNA疫苗的基本原理是通过脂纳米颗粒将mRNA导入体内来表达抗原蛋白，以刺激机体产生特异性免疫反应。但是，mRNA疫苗的修饰及递送技术均产生于国外机构，制约了我国mRNA疫苗及其治疗技术的发展和应用，因此亟须发展新型、高效的疫苗技术。与线性的mRNA不同，环状RNA（circRNA）分子呈共价闭合环状结构，不含5′-Cap和3′-polyA结构；且不需要引入修饰碱基，其稳定性高于线性RNA。但是RNA的环化方法、纯化策略尚不成熟，其潜在的免疫原性对疫苗研发的影响并不清楚，诸多未知因素制约着环状RNA的研发应用。中国科学家报道了环状RNA疫苗技术平台，以及据此开发的针对新冠病毒及其变异株的环状RNA疫苗，对多种新冠病毒变异株具有广谱保护力。2024年，我国研究团队开发的猴痘混合环状RNA疫苗，在小鼠体内诱导产生了良好的体液免疫和细胞免疫，并能有效保护免疫小鼠免受猴痘病毒的攻击。与传统mRNA相比，circRNA的闭环结构在没有修饰的情况下具有高稳定性，较低的免疫原性和较低的细胞毒性。考虑到猴痘的潜在快速传播，circRNA疫苗具有快速开发和大规模生产的优势，为未来的疫苗研发提供了新的方向。

第三节　疫苗的现状与展望

自宣布天花消灭后，人们对天花作为生物战剂和可能用于生物恐怖的担忧并没有随之消失。鉴于各国家和地区停止天花疫苗常规接种已长达40年之久，全球正痘病毒易感人群比例正在逐年上升；即使已接种过疫苗的人群，其免疫力也大大降低，但是，由于天花的根除，大部分国家均放松和忽视了对包括天花在内的痘病毒的基础和应用研究，因此，应高度重视动物特别是人兽共患痘病毒病的基础研究和应用技术储备，以防患于未然。一旦天花或其他痘病毒感染暴发或出现生物恐怖主义威胁，其后果不堪设想。

对于未来可能暴发的天花疫情，疫苗接种是控制疫情的有效措施之一。早期第一代天花疫苗已基本上被第二代和第三代天花疫苗所取代。第二代和第三代天花疫苗作为目前市场疫苗主体，采用成熟、现代化的细胞培养方式，其生产工艺可更好控制疫苗组成，降低不确定组分含量，并且在治疗猴痘等其他正痘病毒引起的疾病上也表现出较好的免疫效果。下一代亚单位疫苗的开发使得更加安全的天花疫苗成为可能，将更适用于存在免疫缺陷、皮肤病或心血管疾病，且野生毒株暴露 / 感染风险较低人群的接种。目前下一代亚单位疫苗在动物模型中取得了一定成果，但其临床应用仍需进一步研究。

此外，预防猴痘最科学且经济的手段是接种疫苗，目前国际上现有 2 款批准的天花疫苗制品，分别为第二代天花疫苗 ACAM2000 和第三代天花疫苗 JYNNEOS。值得注意的是，全球获批（紧急使用）的猴痘疫苗均为针对天花病毒研发的痘苗病毒活疫苗，接种这些疫苗存在明确副作用，接种人群受限。现有疫苗在安全性以及生产能力都无法满足目前疫情的需求，且全球范围内仍然没有针对猴痘的疫苗获得批准，因此，迫切需要一种更有效、更安全、更具有特异性、生产能力更高的猴痘疫苗（表 6-2 ～表 6-4）。

表 6-2　天花疫苗及其候选疫苗

疫苗代次	产品名	技术平台	母本病毒株
第一代疫苗（活体动物淋巴液制备）	Lister/Elstree	痘苗病毒感染小牛或其他大动物的皮肤，然后刮取感染区域收集淋巴分泌物纯化病毒制成	Lister/Elstree
	Dryvax	同上	NYCBH a
	Ikeda	同上	Ikeda
	Dairen I	同上	Dairen I
第二代疫苗（基于细胞培养）	ACAM1000	病毒克隆化，通过组织细胞培养制备（MRC-5）	Dryvax
	ACAM2000	病毒克隆化，通过组织细胞培养制备（Vero）	ACAM1000
	Elstree-BN	通过在 CEF 中传代制备	Lister/Elstree
	CCSV	通过在 MRC-5 细胞中传代制备	NYCBH
	TTV	通过在 CEF 中传代制备	TTV
第三代疫苗（减毒活疫苗）	LC16m8 c	Minute-pock-forming 温敏突变株（Lister clone 16m8）	Lister/Elstree
	IMVAMUNE（MVA）	MVA571 在 CEF 细胞中继续传代获得	MVA571
	Dis（Dairen I minute-pock variants）	鸡胚中传代获得	Dairen I

续表

疫苗代次	产品名	技术平台	母本病毒株
第四代疫苗（基因工程技术）	LC16m8Δ	LC16m8 删除了 *B5R* 基因	LC16m8
	NYVAC	Copenhagen 株克隆删除了 18 个非必需基因	Copenhagen
	NTV	通过在 CEF 中传代制备	NTV

表 6-3　可用的天花疫苗与猴痘疫苗

疫苗	批准用于天花疫苗（国家／类型／时间）	批准用于猴痘疫苗（国家／类型／时间）	主要考虑	形式	注射材料
MVA-BN（Bavarian Nordic）第三代疫苗	欧洲（Imvanex）：has been authorised under exceptional circumstances 加拿大（Imvamune）：Full MA（2013） 美国（Jynneos）：Full MA（2019）	美国（Jynneos）：Full MA（2019） 加拿大（Imvamune）：Full MA（2019） EU（Imvanex）：在特殊情况下已获批准使用（2022）	两剂次，间隔四周。液体冷冻制剂，获准用于普通成人人群。美国已紧急批准用于 18 岁及以下人群（2022 年 8 月）	液体冷冻或冻干（冷冻干燥）单剂量小瓶（可使用多剂量小瓶）	针头和注射器（皮下注射）
LC16（KM Biologics）第三代疫苗	日本 -Full MA（1975）	日本：MA（August 2022）	单剂次。获准用于婴儿、儿童（所有年龄段）和成人	冻干多剂量小瓶	分叉针

续表

疫苗	批准用于天花疫苗（国家 / 类型 / 时间）	批准用于猴痘疫苗（国家 / 类型 / 时间）	主要考虑	形式	注射材料
ACAM2000（Emergent BioSolutions）第二代疫苗	多国获批 -Approved	美国 -EIND for PEPV	单剂次。批准用于 18 ～ 64 岁的成年人	冻干多剂量小瓶	分叉针

表 6-4　研究中的猴痘病毒 mRNA 疫苗

编码抗原	免疫接种				病毒攻击		
	小鼠品系	免疫剂量	接种程序（天）	免疫途径	毒株	攻击剂量	存活率
M1R、A35R	Balb/C	10μg	0、14	肌内注射	痘苗病毒 WR 株	1×10^6PFU	100%
A29L、M1R、B35R、B6R	Balb/C	40μg	0、14	肌内注射	痘苗病毒 WR 株	2.5×10^5PFU	100%
A29L、M1R、E8L、A35R、B6R	Balb/C	5μg	0、21	肌内注射	痘苗病毒 WR 株	1×10^6PFU	100%
H3、M1、A29L、E8L、A35R、B6R	Balb/C C57BL/6	1/5μg	0、14	肌内注射	痘苗病毒 WR 株	5×10^6PFU	100%
A29L、M1R、E8L、A35R、B6R	C57/BL6	5μg/8μg	0、7、14/0、14、28	肌内注射	痘苗病毒 Lederle-Chorioallantoic 株	2×10^6PFU	100%
A29L、M1R、B35R、B6R	Balb/C	2μg/8μg	0、21	肌内注射	痘苗病毒 WR 株	1×10^6PFU	100%
A35、B6、M1、H3	CAST/Ei	5μg/8μg	0、7、14/0、14、28	肌内注射	猴痘病毒 hMPXV/USA/MA001/2022	2×10^6 PFU	100%

参考文献

[1] ARTENSTEIN AW. New generation smallpox vaccines: a review of preclinical and clinical data. Rev Med Virol, 2008, 18(4): 217-231.

[2] MCCURDY LH, LARKIN BD, MARTIN JE, et al. Modified vaccinia Ankara: potential as an alternative smallpox vaccine. Clin Infect Dis, 2004, 38(12): 1749-1753.

[3] EARL PL, AMERICO JL, WYATT LS, et al. Immunogenicity of a highly attenuated MVA smallpox vaccine and protection against monkeypox. Nature, 2004, 428(6979): 182-185.

[4] VOLLMAR J, ARNDTZ N, ECKL KM, et al. Safety and immunogenicity of IMVAMUNE, a promising candidate as a third-generation smallpox vaccine. Vaccine, 2006, 24(12): 2065-2070.

[5] PARRINO J, MCCURDY LH, LARKIN BD, et al. Safety, immunogenicity and efficacy of modified vaccinia Ankara (MVA) against Dryvax challenge in vaccinia-naive and vaccinia-immune individuals. Vaccine, 2007, 25(8): 1513-1525.

[6] PULFORD DJ, GATES A, BRIDGE SH, et al. Differential efficacy of vaccinia virus envelope proteins administered by DNA immunization in protection of BALB/c mice from a lethal intranasal poxvirus challenge. Vaccine, 2004, 22(25/26): 3358-3366.

[7] DAVIES DH, MCCAUSLAND MM, VALDEZ C, et al. Vaccinia virus H3L envelope protein is a major target of neutralizing antibodies in humans and elicits protection against lethal challenge in mice. J Virol, 2005, 79(18): 11724-11733.

[8] FOGG C, LUSTIG S, WHITBECK C, et al. Protective immunity to vaccinia virus induced by vaccination with multiple recombinant outer membrane proteins of intracellular and extracellular virions. J Virol, 2004, 78(19): 10230-10237.

[9] BUCHMAN GW, COHEN ME, XIAO Y, et al. A protein-based smallpox

vaccine protects non-human primates from a lethal monkeypox virus challenge. Vaccine. 2010,28(40):6627-6636.

[10] HOU F,ZHANG Y,LIU X,et al. mRNA vaccines encoding fusion proteins of monkeypox virus antigens protect mice from vaccinia virus challenge. Nat Commun,2023,14(1):5925.

[11] SANG Y,ZHANG Z,LIU F,et al. Monkeypox virus quadrivalent mRNA vaccine induces immune response and protects against vaccinia virus. Signal Transduct Target Ther,2023,8(1):172.

[12] ZHANG RR,WANG ZJ,ZHU YL,et al. Rational development of multicomponent mRNA vaccine candidates against mpox. Emerg Microbes Infect,2023,12(1):2192815.

[13] ZENG J,LI Y,JIANG L,et al. Mpox multi-antigen mRNA vaccine candidates by a simplified manufacturing strategy afford efficient protection against lethal orthopoxvirus challenge. Emerg Microbes Infect,2023,12(1):2204151.

[14] FANG Z,MONTEIRO VS,RENAUER PA,et al. Polyvalent mRNA vaccination elicited potent immune response to monkeypox virus surface antigens. Cell Res,2023,33(5):407-410.

[15] FREYN AW,ATYEO C,EARL PL,et al. An mpox virus mRNA-lipid nanoparticle vaccine confers protection against lethal orthopoxviral challenge. Sci Transl Med,2023,15(716):3540.

[16] ZUIANI A,DULBERGER CL,DE SILVA NS,et al. A multivalent mRNA monkeypox virus vaccine (BNT166) protects mice and macaques from orthopoxvirus disease. Cell,2024,187(6):1363-1373.

[17] ZENG J,LI Y,JIANG L,et al. Mpox multi-antigen mRNA vaccine candidates by a simplified manufacturing strategy afford efficient protection against lethal orthopoxvirus challenge. Emerg Microbes Infect,2023,12(1):2204151.

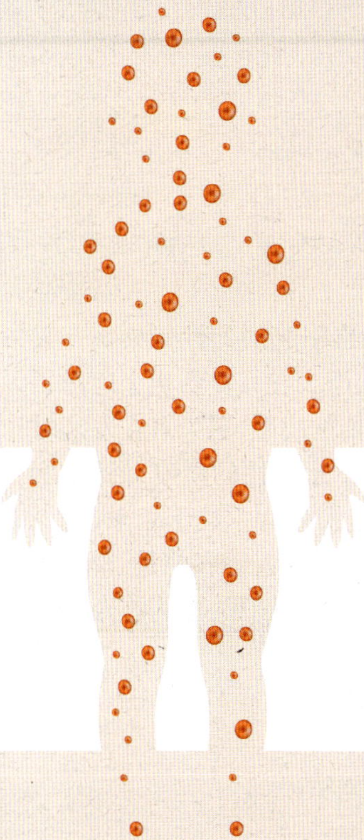

各论

第七章 天 花

天花，又称为痘疮，是一种由天花病毒引起的烈性传染病。天花是人类有记载的最古老的传染病之一，至少在人类历史上肆虐了 3 000 多年。在古代，天花是一个极其恐怖的病魔，感染者在发病时全身布满痘疹，随后结痂，最终在脸上留下永久性的瘢痕，俗称"麻子"。在 20 世纪，天花造成了 3 亿～ 5 亿人死亡。数千年来，全世界大约有 10% 的死亡是由天花引起。然而，令人欣慰的是，得益于人痘接种法的普及，天花在 1980 年被宣告彻底消灭，成为迄今为止人类唯一彻底消灭的传染病。

第一节　病毒学

天花病毒（smallpox，variola virus，VARV）属于痘病毒科正痘病毒属，是一种可感染人类的 DNA 病毒，引发了历史上致命的天花疾病。尽管天花已经在 1979 年被世界卫生组织宣布为全球已经根除的疾病，但天花病毒的研究仍然具有重要意义。本节将综述天花病毒的病毒学特点、结构、生物学特性等。

一、天花病毒的病毒学特点

天花病毒属于痘病毒科（Poxviridae family）正痘病毒属（orthopox virus），属于大型双链 DNA 病毒，是目前已知的最大的病毒之一。天花病毒通过直接接触或空气传播给人类，并且在人体内产生严重的皮肤病变，病毒进入体内后可在皮肤和内脏器官中复制。天花病毒在体外生存力较强，能耐干燥和低温，干热 100℃下可生存

5～10 分钟，液体环境加热至 60℃可存活 1 小时。感染病毒的患者去世以后，病毒依然能存活数月之久，在中性甘油中可保存活力数年。病毒对酒精、高锰酸钾溶液敏感，1‰ 甲醛、1% 硝酸银、2% 碳酸溶液和紫外线均可杀死天花病毒。

二、天花病毒的结构

天花病毒的结构复杂而庞大。其病毒颗粒具有复杂的结构，在电子显微镜下观察呈砖状形态，呈椭圆形或蛋形，直径大约为 200～400nm。该病毒具有复杂的结构，有一层脂蛋白包膜、两个侧体和一个哑铃形核心，其中包含一分子大型线性排列的双链 DNA。双链 DNA 中整个 186 000 个碱基对的基因组已经获得测序，大多数基因与痘苗病毒的基因密切相关。天花病毒主要分为两种毒株，毒力较强的病毒株被称为大天花，导致重型天花（经典天花），引起的临床表现更严重，死亡率为 30%；毒力较弱的病毒株被称为小天花，导致轻型天花（类天花），引起的病情较轻，病死率 < 5%。虽然小天花病毒株与大天花病毒株具有高度序列相似性，但差异基因表达的变化可能解释毒力的差异，新的诊断测试现在可以区分这两种病毒。

三、天花病毒的生物学特性

1. *复制方式* 天花病毒通过利用宿主细胞的机制进行复制。病毒进入细胞后，其 DNA 被释放并转录成 mRNA，然后被翻译成病毒蛋白质。这些蛋白质进一步组装成成熟的病毒颗粒，然后病毒颗粒通过细胞质中的包含膜的囊泡系统最终被释放到细胞外。

2. *免疫逃逸* 天花病毒能够在宿主免疫系统中逃逸检测，因为它具有多种机制干扰宿主的免疫反应，包括抑制细胞因子的产生和抑制天然免疫的活性。

3. *致病性* 天花病毒引起的天花病毒感染通常具有高度的致病性。潜伏期结束后，感染者经历发热、头痛、乏力等症状，皮肤上出现特征性的水疱等皮疹。严重的天花感染可能导致器官功能衰竭和死亡。

四、病毒传播方式和途径

1. 传染源　天花病毒具有极强的传染性和繁殖能力，人类是天花病毒的唯一传染源，感染者从前驱期开始到结痂后为止都具有传染性。

2. 传播途径　主要通过呼吸道飞沫传播（如喷嚏或咳嗽）或接触传播（直接接触传播如接触患者体液、皮肤溃疡，或间接接触传播如接触污染的物品、床上用品、衣服或接触感染的尸体）。此外，天花也可通过气溶胶传播，特别是在凉爽干燥的环境中。天花患者自口腔或咽喉出现首发症状时就会具有传染性，在皮疹开始时传染性最强，在皮损结痂脱落之前一直具有传染性。

3. 易感人群　天花的特点是“人人平等”，无论种族、地位、年龄、性别，未被免疫的人都有可能被感染。而病后所产生的免疫可持续终身。但由于本病潜伏期长，传播间隔为 2 ～ 3 周，因此，新的天花病例会在一个社区内持续几个月的时间。

五、 流行病学特点

天花病毒在凉爽干燥的季节传播效率最高，因此天花流行多在冬春季节，一般从 12 月开始上升，次年春季达感染高峰。感染具有周期性特点，人口的增长和累积是周期性升高的生物学基础。

六、天花的实验室诊断

关于痘病毒的实验室诊断可详细参考第四章痘病毒感染性疾病的实验室诊断。需要特别注意的是，在没有已知天花疾病的情况下，天花检测阳性诊断的预测价值很低，因此只有符合该疾病临床定义的病例才能进行检测，并且检测前需要向当地疾控中心报告。实验室诊断因有接触天花病毒的可能，因此实验室操作人员一定要接种牛痘，已接种过牛痘的，要确认其是否有预防作用。具体主要检测方法包括：

1. 电镜查病毒颗粒　疱液或痂皮研磨后制成悬液在电镜下检查，天花病毒呈砖形状。但此检查法不能对天花病毒与猴痘病毒、牛痘病毒等其他痘病毒进行鉴别。

2. 涂片观察包涵体 刮取丘疹或疱疹的基底组织涂于玻片上，用苏木紫 - 伊红染色，在普通显微镜下检查，可见到天花病毒包涵体。

3. 鸡胚接种 取患者的鼻咽分泌物、血浆、疱疹液或痂皮悬液，接种于鸡胚绒毛尿囊膜分离病毒。

4. 细胞培养 取上述检材，接种于猴肾细胞或人羊膜细胞作培养，分离病毒。

5. 天花病毒 DNA 检测 将水疱液、脓疱液或痂皮中的 DNA 提取，目前主要采用聚合酶链反应（polymerase chain reaction，PCR）检测样本中的 DNA。

6. 血清学试验 若血凝抑制、补体结合及中和试验的抗体效价在恢复期比早期增高 4 倍以上，具有诊断意义。

此外，样本的采集还需要注意以下事项：

1. 血液和血清 注意血液中可能存在病毒，血清分离用的试管、血凝块及标本处理设备要进行高压灭菌处理。

2. 水疱液、脓疱液 用 1ml 注射器吸取 0.1 ～ 0.2ml 的 PBS，从疱壁插入，来回 2 ～ 3 次混匀后吸取内容液，把吸取的内容液放入血清管等，4℃运送。

3. 痂皮 用钳子采集痂皮放入塑料管后密封，4℃运送。

七、天花的诊断

根据《国际卫生条例》（2005 年），确诊天花病例的病例定义包括以下内容：

（1）任何年龄段的病例，在皮疹发作前 2 ～ 4 天出现急性发热（≥ 38.3℃）、不适和严重虚脱，伴有头痛和背痛。

（2）随后发展为斑丘疹，从面部和前臂开始，后蔓延到躯干和下肢，并在 48 小时内演变为深在、坚硬、圆形、边界清晰的水疱至脓疱，这些小疱可能会发生脐化或融合。

（3）在身体的任何部位（如面部或手臂）出现的皮损都发展至同一阶段（即全部为水疱或全部为脓疱）。

（4）没有其他诊断可以解释目前疾病。

（5）实验室检查确认。

第二节 流行历史

一、天花病毒的起源

在中国最早称天花为中称“虏疮”，后来又出现了“圣疮”“天疮”“痘疹”等多种称谓，在民国时期最终成为“天花”。了解天花病毒的起源对于了解其传播和演变具有重要意义。天花病毒是一种影响人类的致命病毒，其起源尚不完全清楚。根据科学研究和考古学证据，天花病毒可能起源于约 3 000 年前的古代埃及或印度。在古代，天花病毒可能通过人与动物的密切接触而传播，尤其是家畜如牛和羊。这种跨物种传播可能导致了天花病毒的进化和扩散。天花病毒的起源地可能是古代人类定居点周围的动物聚集地，人类与动物的接触增加了天花病毒传播的机会。

二、天花疫情的历史

天花作为一种致命的传染病，在古代世界中广泛流行。历史资料记载，古埃及在公元前 12 世纪就有天花的存在，古埃及法老拉美西斯木乃伊的面部痘痕是天花流行的最早证据；古印度约在公元前 6 世纪也已有天花存在。公元前 164 年，天花从非洲传入欧洲。古代文明在对待天花病毒的认识和应对方面十分有限，这导致了天花病毒在古代的持续流行。尤其在人口密集的城市中，天花病毒更容易传播，给当时的社会造成了巨大的影响。

西方医学史上记载的人类首次流行是在公元 6 世纪中叶。7 世纪时阿拉伯的扩张将天花传播到北非、西班牙和葡萄牙。之后 11 世纪通过十字军东征带到欧洲并流行起来。15 世纪，伴随着新航路的开辟，天花传入美洲。自此，世界各地开始天花流行。16 世纪，欧洲定居者将天花输入到加勒比地区和中美洲和南美洲。在此期间，天花在亚洲、欧洲、非洲、美洲都曾大规模流行，造成大量人口死亡，16 世纪欧洲在天花蔓延，发病人数每天以 10 万计，病死率高达 25% ～ 50%，18 世纪仅欧洲记载每年有 40 多万人死于天花，尤其是 1 ～ 5 岁儿童 50% ～ 70% 死于该病，而当时的欧洲总人口只有 4 000 万。天花最早传入我国是在东汉光武帝年间，在宋朝、元朝后开始流行起来，直到清代其流行达到顶峰。

三、天花的根除运动

自 20 世纪的全球根除运动是天花病毒历史上的重要里程碑。第二次世界大战后，世界卫生组织（WHO）于 1959 年启动了天花病毒的根除计划，通过大规模的疫苗接种活动，逐步减少了天花病毒的传播范围。1967 年开始，世界卫生组织实施战略行动计划（强化天花消灭项目），推动了大规模的疫苗接种运动和监测系统的发展。20 世纪 50 年代，我国开展消灭天花运动，实施天花疫苗免疫接种计划。1950 年 10 月，中央人民政府政务院颁布了《关于发动秋季种痘运动的指示》，同年卫生部颁布了《种痘暂行办法》等文件，各级政府部门积极宣传行动，逐年推进深入。直至 1970 年前后，我国无天花病例出现。1977 年，最后一例自然天花病例发生在索马里。1978 年，英格兰伯明翰的帕克死于实验室感染的天花病毒，是最后一例天花病例。最终，世界卫生组织在 1980 年 5 月的第 33 届世界卫生大会上宣布全球范围内消灭天花，使其成为第一个也是唯一的用疫苗消灭的感染性疾病。

四、天花病毒毒株的储存和管理

天花根除后，科学家和公共卫生官员认为仍有必要使用天花病毒进行研究。他们同意将储存天花病毒库存的实验室数量减少到只有 4 个地点。1981 年，作为世界卫生组织合作中心仍从事天花病毒研究的四个国家分别是美国、英国、苏联和南非。到 1984 年，英国和南非销毁了储存株或将其转移到其他经批准的实验室。目前，世界上只有 2 个保存天花病毒的实验室，分别设在俄罗斯联邦新西伯利亚州科尔索沃国家病毒与生物技术研究中心及美国佐治亚州亚特兰大疾病预防控制中心。

尽管天花病毒已经被根除，但其存储和管理仍然备受关注。天花病毒具有高度的传染性和致命性，因此一旦被滥用，可能导致灾难性的后果。国际社会一直在关注天花病毒是否会被用作生物战或恐怖主义的工具，因此对天花病毒的安全管理和监控十分重要。由于天花病毒危害广泛且巨大，且存在泄露风险和生物恐怖危机风险，目前对于天花疫苗的保存一直存在争议。

五、天花被消灭的原因

天花为何成为能被消灭的传染病？回顾历史，我们总结分析原因有如下几个方面：第一，天花病毒属于双链 DNA 病毒，很少发生病毒变异，且只有两个亚型，这就决定了人类病毒感染后会存在免疫力；第二，人类是天花的唯一宿主，即天花只有在人与人之间传播、复制，因此容易被人类控制传染源，也最终成为首先被人类消灭的对象；第三，天花症状典型，且以皮肤表现为主，因而容易被识别，能够使其在发病早期被控制并采取措施；第四，即天花疫苗的出现，使得人类拥有了对抗病毒的有力武器；最后，因为天花疫苗在全世界的推广，大大推动了病毒的控制和消灭，这一成就也展示了全球卫生合作的力量和效果。

第三节　临床表现

如前文所述天花病毒可分为两型，毒力强者引起正天花，毒力弱者引起类天花。正天花根据其临床表现的不同可以分为普通型、变型、扁平型、出血型和无疹型天花。由于笔者既往无天花诊治经验，天花感染的临床表现主要通过既往文献和书籍总结陈述。

一、正天花

（一）普通型天花

普通型天花通常有 10 ～ 14 天的潜伏期，前驱期持续 2 ～ 4 天，患者会突然出现高热、头痛、背痛等症状，消化系统也受到影响，因此恶心和呕吐也很常见。首先在黏膜上出现病变，大约在皮疹出现之前的 24 小时，可以在舌头和上腭上看到微小的红斑。同时咽喉部也出现病变，一些患者在这个阶段出现喉痛及咽部黏膜疹。通常在发热开始后 2 ～ 4 天，皮疹会作为一些小的斑疹（“前驱斑”）出现在面部,尤其是在额头上。在少数情况下,皮疹可能首先出现在前臂或身体的其他部位。然后,皮疹出现在四肢近端、躯干上,最后出现在四肢的远端。因皮疹出现得非常迅速,以至于很难跟踪它们在不同部位出现的时间,只有很少的患者会注意到这种出现顺序并提供这样的病史。通常情况下,皮疹会在 24 小时内出现在全身各个部位。额外的皮疹通常在接下来的一两天内会出现,但之后不会再出现新的皮疹。在体表的特定区域,所有的皮疹基本上处于相同的演变阶段,尽管它们的大小不同。然而,在第 3 天之前,由于它们的出现顺序,有时面部可能会有丘疹,而腿部可能会有斑疹,同样,在开始结痂后,面部的病变可能会结痂,而腿上仍可能有脓疱。痂的脱落顺序与皮疹出现顺序相同,从面部和头皮到躯干、手臂、手部、腿部和足部。

在皮疹出现的第 2 天,斑疹变得隆起,通常描述为“丘疹”。然而组织病理学检查表明,这个术语实际上是错误的,它们之所以凸出皮肤表面,是因为液体渗入组织间隙,实际上是早期的水疱。到了第 4 天或第 5 天,皮疹演变成水疱,最初含有一种乳白色的液体,在 24 ~ 48 小时后变得不透明和混浊。到了第 7 天左右,所有的皮疹都变成了脓疱,在那之后的几天内成熟并达到最大尺寸。大约在第 11 天左右,皮疹开始消退变平,皮疹内液体被缓慢吸收,到第 14 天左右,中心部分变硬,最终结痂,随后脱落。

天花的皮疹呈现出特征性的“离心性”分布模式:在面部最为密集,而在四肢上比在躯干上更密集;在四肢上,远端部位的密度高于近端部位,在伸侧的皮肤表面上密度也高于屈侧。在面部,上半部皮疹的严重程度通常比下半部高,尽管在少数情况下,分布可能更为均匀。在躯干上,背部的皮疹密度通常高于前部,而前部、胸部的皮疹密度又高于腹部。上腹部通常比下腹部的皮疹更严重。

发热通常在患者出现天花皮疹的第 2 天或第 3 天略有下降,然后在第 7 天或第 8 天再次升高,并在水疱和脓疱阶段保持较高水平,直到所有皮疹结痂为止。如果皮肤发生继发性化脓性感染,发热通常会持续升高。呼吸道并发症有时会在疾病的第 8 天左右出现,可能是病毒性或细菌性的。在致命病例中,死亡通常发生在疾病的第 10 ～ 16 天之间。在幸存者中，结痂通常在第 22 ～ 27 天脱落。

普通型天花可分为不连续型、半融合型和融合型三类。不连续型天花最为常见，其特征为皮疹数量较少且脓疱之间离散且不相连。在某些情况下，即使皮疹数量较少，疾病的进展也与其他两种亚型相似，在脓疱期有时不会出现继发性发热。总体病死率较低，约为 9%。半融合型患者只在脸部出现融合性皮疹，脓疱期通常会出现继发性发热，但体温较融合型低，且中毒症状较轻，病死率为 37%。融合型患者脸部和前臂均出现融合性皮疹，在这种情况下，发热通常在发病后第 4 天或第 5 天下降，两天后再次上升，并在所有皮疹结痂前保持升高。有时即使所有皮疹结痂，中毒症状也不会减轻，预后不良，病死率为 62%。

（二）变型天花

变型天花主要出现在曾接种疫苗的患者身上。这种类型的天花同样会导致全身症状和皮疹，但严重程度较低。变型天花患者的皮疹数量较少且分布不均，蜕变和康复速度较快，病死率也较低，在皮疹演变过程中通常不会出现继发性发热。结痂在 10 天内完全形成。皮肤病变往往演变得更快，更浅表，可能不显示更典型的天花皮疹所具有的一致性特征。皮疹数量通常较少，但即使它们数量众多，它们也表现出一些多形性并且演变迅速。

（三）扁平型天花

扁平型天花通常发生在儿童身上，病死率较高。舌头和腭上的黏膜疹通常十分广泛，有时会融合成大片。偶尔也会在直肠黏膜上出现严重的黏膜疹。与普通型天花不同，扁平型天花皮疹的成熟速度极为缓慢，在发热开始后约 6 天的丘疹水疱阶段，可以观察到小凹陷。到了第 7 天或第 8 天，皮疹变得扁平，看起来似乎被皮肤所掩盖。大多数皮疹底部都出现出血，中央扁平部分呈现黑色或深紫色，并被红斑环绕。与普通型天花不同的是，这些水疱中的液体很少。皮疹不再有进一步的演变，明显的脓疱很少见，尽管偶尔有少数皮疹，特别是在脚和手背上，变成脓疱，而在身体其他部位，它们仍保持为扁平水疱。由于它们的表浅性质，皮疹处的皮肤在轻微创伤后会脱落。通常情况下，皮疹不符合经典的“离心性”分布。在病程中，患者持续出现中毒和发热。呼吸系统并发症，包括肺水肿和肺炎，在发热开始后第 7 天或第 8 天出现。未接种疫苗的儿童有时会在死亡前 24 ～ 48 小时出现急性胃扩张，而死亡通常发生在第 8 ～ 12 天之间。在死亡前一两天，皮疹的颜色变为灰白色，这与急性胃扩张一起是不良的预后征兆。在舌头和腭上有大面积疱疹的病例中，黏膜脱落，留下大面积的裸露区域。一些患者在疾病早期排出血液和黏液，表明直肠黏膜广泛受累，在这种情况下，死亡前，直肠黏膜有时会脱落。在幸存的少数患者中，通常在发热开始后第 13 ～ 16 天开始结痂，到第 21 天左右结痂完全。痂是薄而表浅的，分离迅速，留下非常浅的瘢痕。由于病变底部出血，痂在干燥之前呈紫色。

（四）出血型天花

出血型天花通常发生在成人，而且往往是致命的，可分为早期出血型天花和晚期出血型天花两种类型。早期出血型天花的特征是在疾病早期出现皮肤和 / 或黏膜出血。其中，结膜下出血最为常见，而牙龈出血、鼻出血、呕血、咯血、血尿，以及女性的阴道出血，在疾病进程中的任何时候都可能发生。相比之下，晚期出血型天花中，皮肤和黏膜出血通常发生在皮疹出现之后，且往往出现在皮疹处，其中一些病例同样可以被视为扁平型或普通型天花，并伴有出血作为并发症。

早期出血型天花的病程急剧，高热伴随着严重的头痛和腰痛，这些症状通常持续到患者死亡。患者看起来非常虚弱、不安和苍白。在发热的第 2 天，全身弥漫着红斑，出现了点状出血和淤血区域。结膜下出血是最常见的，但出血也会发生在许多部位。在疾病的第 3 天，整个皮肤呈现出细腻的、交织的表面，并且触摸起来像天鹅绒一样柔软。24 小时后，它就会呈现出深紫色天鹅绒的外观，这种特征在皮肤白皙的患者中最为明显。死亡通常在发热第 6 天左右突然发生，患者通常保持清醒直到最后。临床观察和尸检研究显示，这些患者并非死于出血，而是表现出心力衰竭的迹象，有时还出现肺水肿。如果患者再活几天，皮肤的表层就会升高，下面会积聚液体，形成大的水疱，里面含有浆液或血清性液体，轻微创伤后会破裂，留下广泛的裸露区域。

晚期出血型天花的前驱期持续 3 ～ 4 天，期间患者体温约为 40℃，伴有严重的中毒症状，即使在皮疹出现后也未见减轻。最初的皮疹呈斑丘疹，随后逐渐演变为丘疹，但成熟速度极为缓慢。有时，皮疹底部会出现出血，导致病变呈现出“扁平”外观。组织病理学研究表明，出血通常发生在皮疹下的真皮层，而非皮疹本身。虽然出血可在各种黏膜上发生，但其发生频率略低于早期出血型天花。如果出血性病变呈现“扁平”形态，其不会进一步演变成水疱阶段，而是逐渐变平并变黑。约 15% 的病例会出现脓疱，其病程与普通型天花相似。在这些情况下，皮疹内并未出现出血，只有黏膜发生出血。大多数晚期出血型天花病例是致命的，死亡通常发生在第 8 ～ 10 天之间。具有扁平皮疹的病例的死亡率高于具有隆起脓疱皮疹的病例。幸存的患者经过长期康复过程后，出血逐渐消退。在扁平皮疹病例中的少数幸存者中，痂通常较早形成，仅导致轻微表浅的瘢痕。

（五）无疹型天花

接种疫苗的天花病例接触者有时会出现发热性疾病，突然发作，体温约为 39℃，伴有头痛，有时还伴有腰痛。在 48 小时内或更短的时间内，这种发作会减轻，体温恢复正常。如果没有实验室检测结果，无法确定这些症状是否是由天花病毒感染引起的，这种情况被称为无疹型天花。

二、类天花

类天花与正天花在严重程度和病死率方面有显著差异，类天花的病死率小于 1%，而正天花的病死率约为 30%。几乎所有的类天花病例都被归类为普通型或变型天花，从临床表现上几乎无法区分类天花和正天花。诊断依赖于对疫情的临床严重性的评估，如果在大约 50 名患者中没有死亡或只有 1 例死亡，通常认为是类天花。类天花患者的全身症状通常比具有相似皮疹的正天花病例要轻得多，皮疹的出现顺序、分布和性质与之前描述的正天花相似，但其发展速度通常更快。皮疹在第 3 天变为水疱，在丘疹出现后的 24 小时内变为脓疱。皮疹出现第 6 天或第 7 天后早期结痂。

第四节 疫苗的开发与应用

疫苗是人类对抗传染病疫情、降低公共卫生风险的有效手段之一。天花病毒疫苗是天花最有效的预防手段。天花疫苗的发现与使用是天花根除的关键。目前,人们使用的疫苗是牛痘病毒或者是减毒的天花病毒株,通过接种疫苗,可以激活人体的免疫系统产生抗天花病毒的保护性免疫。对于已经感染天花病毒的个体,目前的治疗方法主要是通过抗病毒药物和支持性治疗来缓解症状。

一、中国古代疫苗方法

我国是天花疫苗的发源地。历史记载最早开始对抗天花的是我国中医。中国发明的人痘术起源说法不一,据记载早在10世纪,中国医生就有用天花患者的痂粉在皮肤或鼻内接种的做法,鼻黏膜免疫也是世界上最早的免疫接种方法;药王孙思邈在《千金要方》中提出了“人痘接种术”,即从天花患者口疮中的脓液接种在未患病的皮肤上以预防天花。根据清代《医通》中的记载,我国人痘接种术主要有四种,主要包括痘衣法(即把天花患者穿的内衣给被接种者穿,引起轻度感染而产生免疫,这也是最原始的一种方法)、痘浆法(即用棉花团蘸取痘疮浆液,塞进被接种者的鼻腔内)、旱苗法(将痊愈天花患者的痘痂研细,用银管吹入被接种者鼻腔内)和水苗法(将痊愈天花患者的痘痂研细,用水沾湿,再用棉花团蘸取塞入被接种者鼻腔内)。在古代中国,人痘接种术能得到广泛应用,与接种技术的日渐成熟、规范和标准密不可分。早期人痘接种法极为简单,主要采用痘衣法,接种成功率有限。经过多代中医的实践,人痘接种术在清朝被全面推广,鼻苗法接种逐渐增多,使得天花的死亡率大幅降低,也成为清朝人口数量暴涨的重要因素。后来,这些方法也经丝绸之路传播到俄国、英国、阿拉伯、土耳其等地,在人类与天花的抗争中起到重要作用。但以上这些并非绝对安全,因为使用的是当时正在流行的病毒,毒力较强,造成很多接种者感染和死亡。

二、牛痘疫苗的发现

现代意义上的安全疫苗，是在18世纪由英国医生爱德华·詹纳发现的，1796年其首次使用牛痘病毒来预防天花。他观察到挤奶女工无人感染天花病毒，她们接触的奶牛常患"牛痘"，因而经常被感染"牛痘"，而牛痘的感染人的症状更轻微。经过研究发现，牛痘和天花属于痘病毒科的不同种，因此具有交叉免疫原性。他随后将从一位感染牛痘的女工皮肤上取下的牛痘疱液通过划破皮肤注射到一位未患过天花的男孩手臂上，再对其进行天花病毒接种，发现可以免疫天花。这一发现起初并未被学界广泛接受，詹纳医生自费出版了一系列研究论文，并坚持为周围的人接种牛痘，最终在多年后被认可，并因此开创了疫苗接种的先河。这一发现打破了以往对天花病毒的束缚，为天花的控制和根除奠定了基础，也为现代免疫学奠定了基础。随着对牛痘疫苗的认识不断加深，疫苗接种逐渐在欧洲和其他地区推广。牛痘疫苗的使用大大降低了天花的传播和致死率，成为控制天花的主要手段之一。詹纳也因此被称为"天花的征服者"。

三、天花减毒活疫苗的发展和应用

19世纪开始，一些更有效的疫苗接种方案被制定出来，逐步降低了天花的发病率。在20世纪初，科学家开始研究将天花病毒减毒以制备更安全的疫苗。经过多年的努力，减毒活疫苗终于在20世纪中叶问世，大大提高了疫苗的安全性和有效性。天花疫苗的研制和应用经历了较长时间的演变，根据制备方法不同，可大体分为四代：

1. 第一代疫苗　是基于活体动物提取淋巴液制备的疫苗，在WHO的"天花根除强化计划"运动中发挥巨大作用。第一代疫苗采用痘苗病毒作为疫苗，毒性减弱但仍可刺激人体产生免疫，其优点是免疫效果好且持久，缺点是安全性不高。典型的第一代疫苗代表有Dryvax株、APSV株、天坛株、Lancy Vaxina株、EM-63株等毒株。消除天花运动中各国/地区采用的毒株不同，其中天坛株是我国创始并广泛使用的疫苗株，也是世界范围内应用最广泛的痘苗病毒株之一。

2. *第二代天花疫苗* 是基于细胞培养制备的疫苗，采用组织培养系统或鸡胚胎替代活体动物，使得疫苗生产质量更为可控，且可减轻微生物污染及动物蛋白过敏问题，是后天花疫情时代科学家用于规范疫苗标准化制备程序的疫苗。包括以 Lister 株作为亲本株的天花疫苗（如 RIVM 疫苗、法国 Lister/CEP 疫苗、丹麦 Elstree-BN 疫苗）、以 NYCBH 株为亲本株的天花疫苗（如经典的美国 ACAM2000，在 2007 年被 FDA 批准作为人类使用的天花疫苗，该疫苗在扩大使用申请下可用于猴痘预防）；此外，还有 CCSV 疫苗、韩国 CJ-50300 和中国以天坛株为亲本株的天花疫苗等。

3. *第三代天花疫苗* 属于高减毒天花疫苗。此代疫苗通过细胞培养多次代传，利用代传过程中的随机突变和蛋白缺失，获取减毒疫苗代。代表性疫苗有日本的 Lister clone 16m8（LC16m8）、德国的修饰痘苗病毒 Ankara（MVA）等。

4. *第四代天花免疫制剂* 是基于基因工程制备的，特点是非活性、诱导持久免疫且避免活病毒潜在致病性风险。目前仍处于临床研究阶段，尚不能称之为疫苗。典型代表有 4PoxDNA 亚单元免疫制剂、基于蛋白的亚单元免疫制剂，以及基于基因改造的复制缺陷型天坛株痘苗病毒及免疫制剂。

天花病毒的疫苗是人类历史上的重要突破之一，其开发和演变也是人类医学史上的重要成就之一。它不仅挽救了数百万人的生命，还为后续疫苗研究和疾病控制提供了宝贵的经验和启示。人类战胜天花的故事启示我们，科学防疫至关重要。病毒不分国界，病毒的对抗需要全世界联合起来，建立健全完善的公共卫生防疫体系；更重要的是，疫苗始终在疾病防控中发挥坚不可摧的屏障作用。

虽然 WHO 已宣布人类消除天花，但人们对于其泄露感染风险或潜在的生物恐怖的担忧仍存在。由于世界范围停止常规接种天花疫苗已达 40 年之久，全球正痘病毒易感人群比例正在逐年上升。对于未来可能暴发的疫情，疫苗接种仍是控制疫情的有效措施之一。

第五节　再暴发的担忧与预防

天花在历史上曾给人类健康造成巨大危害，尽管世界卫生组织于1980年宣布消灭了天花，但是，天花病毒与炭疽杆菌、沙林毒气被认为世界上最危险的三大生化武器，人们对天花作为生物战剂和可能用于生物恐怖的担忧并未消失。此外，与天花病毒同属的猴痘病毒，近年来在全球范围内引发猴痘疫情流行，给人类带来巨大公共卫生风险。目前存在的主要担忧包括：

1. *天花病毒毒株依然未被消除*　在1980年宣布全球消灭天花之后，世界卫生组织一再呼吁销毁所有已知的剩余天花病毒。但考虑到众多未能解决的科学问题，目前美国疾病预防控制中心（亚特兰大）和俄罗斯病毒制剂研究所（莫斯科）两个实验室仍保留了天花病毒，世界卫生组织于1998年成立了天花病毒研究咨询委员会，以审查和监测使用天花病毒进行的研究。对于现存天花病毒可能引发的泄露风险和生物恐怖威胁，一直以来也是科学界关注的重点。

2. *全球易感人群比例日益增加*　鉴于各国家和地区停止天花疫苗接种已长达40余年，已接种过疫苗的人群的免疫力水平可能已经大幅度降低，全球易感人群的比例日益增加，尤其是1980年后出生的人群未接种过天花疫苗，人群均普遍易感。此外，随着全球交流的日益频繁，为病毒在全球的快速传播提供了便利，一旦疫情暴发，波及的人群及地域范围仍不容忽视。

3. *传统天花疫苗的使用仍需谨慎*　传统天花疫苗的效力和安全性的大部分均来自既往人群使用或动物研究，目前天花疫苗在各国均为战略储备，疫苗供应量有限；其是否能适用于再暴发的正痘病毒感染仍缺少确凿和有力的临床证据；此外，天花疫苗还存在一些不良反应，在一些免疫功能缺陷者、老人、小孩、孕妇及脆弱人群中的安全性还有待评估，传统天花疫苗的启用仍需谨慎。

4. *正痘病毒的跨种感染风险依然存在*　人畜共患的正痘病毒在世界范围内多次暴发，包括非洲和美国的猴痘、欧洲的牛痘、中东和印度的骆驼痘、印度的水痘、南美洲的牛痘，以及美国、欧洲、亚洲和南美洲新出现的正痘病毒感染。2024 年，阿拉斯加公共卫生部报告了首例阿拉斯加痘病毒导致的死亡病例，虽然死亡病例是一名居住在偏远的基奈半岛的老人，曾因治疗癌症而导致免疫力下降，但也再次提醒我们正痘病毒对人类的威胁不容忽视。

5. 环境变化与过度开发导致了病毒复苏风险 许多疫情的暴发，离不开自然灾害、气候变化、土地利用、城市化与居住环境、社会治理等因素对原有的生态平衡的破坏，对全球生物安全领域敲响了警钟。2022 年，由法国、俄罗斯等国科学家组成的研究团队在拥有 27 000 ～ 48 500 年历史的 7 个古老的西伯利亚永久冻土样本中，识别并复活了属于 5 个不同进化支的 13 种病原，并发现其中 7 种仍具有感染性及繁殖能力。气候变暖后冻土层化冻或人工开采，原本稳定封存在的病毒可能“苏醒”，有可能导致携带天花病毒的尸体或包裹材料暴露流散，传播至人群导致新的暴发的风险依然存在。

6. 合成生物学技术的两用性值得关注 合成生物学作为一种具有颠覆性意义的新兴技术，其未来应用前景正越来越多地被工业界和学术界讨论。早在 2018 年加拿大与美国科学家报道了实验室体外从头合成正痘病毒全基因组感染性克隆，如果马痘病毒可以被复制再现，天花也并非不可，该事件暴露出生物技术两用性研究监管存在的漏洞。随着生物工程与合成生物学技术的进展，目前已有多个天花病毒与其他正痘病毒全基因组序列的发表，若被滥用或错用，后果不堪设想。

2022 年 5 月，猴痘疫情在英国等多个非流行国家陆续出现，2022 年 7 月 23 日，世界卫生组织将该次猴痘疫情列为国际关注的突发公共卫生事件，2023 年 5 月 11 日，世界卫生组织将其从国际关注的突发公共卫生事件转为长期战略，2022 年暴发的多国猴痘疫情是天花消除以来首次由正痘病毒引起的全球疫情，再次警示着人类，正痘病毒随时都有可能卷土重来，并能在短时间波及任何国家或地区，值得高度警惕。发现传染源、控制管理传染源，切断传播途径，保护易感人群是预防和控制传染病的三大“法宝”。为了及时有效的应对面对随时可能卷土重来的正痘病毒疫情，应加强以下方面的研究与工作：

1. 加强正痘病毒感染的科学普及与宣传教育 2022年的全球猴痘疫情使正痘病毒的感染再次成为全世界关注的焦点。临床医生，特别是皮肤科医生和流行病学专家，应加强对天花、猴痘、出痘类疾病的临床鉴别诊断，同时联合疾病预防控制中心或相关机构开展分子鉴别与测序鉴定。一旦出现天花再暴发，对于确诊病例，非药物的物理隔离仍是控制传染源、阻断传播途径、阻断病毒传播的有效手段；对于密切接触者，在自我健康监测期间，避免与他人发生密切接触，坚持做好体温测量和症状监测；照顾疑似或确诊患者的卫生工作者和护理人员应采取标准的控制预防措施，防止院内感染。对于普通民众，应倡导全民教育、宣传简单实用的传染病知识，提供相关问题和政策的解读。

2. 加强天花等正痘病毒感染快速识别的专业队伍与能力建设 自20世纪全球消除天花后，除了美国、俄罗斯及欧洲少数国家持续开展天花等正痘病毒的基础与应用研究并保持专业队伍建设与长期经费资助外，多数国家对天花等正痘病毒的研究的投入严重不足，正痘病毒感染逐渐变成被忽略的疾病，快速识别天花等正痘病毒感染的专业队伍与能力建设有待加强。2022年全球突发猴痘疫情，呈现波及范围广、传播速度快、人源性传播为主，并出现社区传播及病毒变异加速等特征，严重威胁人类健康。新近猴痘疫情的全球暴发与多种正痘病毒跨种感染传播事件再次敲响警钟。全球应加强天花等正痘病毒感染的快速识别的专业队伍与能力建设，设置专项经费，支持专业团队持续开展动物与人群中痘病毒基因组数据的监测与检测鉴定，开展多中心、大人群的病原检测、流行特征及免疫本底的分析，识别病原、识别暴发、识别来源、识别风险。针对正痘病毒感染开展病原监测、数据联动和风险研判预警，构建疫情监测系统和防控平台、综合流行情况分析，推动信息与平台共享，将有助于提高疫情的早期预警能力和快速识别能力。

3. 拓展天花等正痘病毒及新发传染病的与检测鉴别技术 病原体是传染病发生的源泉，加强天花等正痘病毒的快速检测对于早期的传染病预警具有重要意义，推动研发适用于口岸、海关、机场等场景对入境人员的快速检测筛查的正痘病毒检测技术与系统的研发,提升正痘病毒类高通量测序等新技术应用,加强生物信息学分析等技术能力,将为保障传染病防控在黄金窗口期采取有效措施提供重要技术支撑。

4. 加强广谱抗正痘病毒疫苗与药物的研发及贮备　痘病毒基因组大、结构复杂,现阶段世界卫生组织推荐的疫苗及各国贮备的疫苗均为传统天花疫苗,应建立动物模型和效力评价技术,研发候选疫苗、治疗性抗体和药物等阻断技术与产品。采用新型疫苗研发技术路线开展包括病毒载体疫苗、蛋白亚单位疫苗、mRNA 疫苗、DNA 疫苗等多条技术路线,研制安全性更好、免疫保护效果更优、保护谱更广的新型疫苗。在药物研发方面,应提高药物的特异性、靶向性、安全性,防止耐药性,加快有效抗痘药物的研发进度,以防止未来天花病毒被作为生物武器对国家安全和公共卫生安全产生的严重威胁。

5. 加强正痘病毒的生物学特性等基础研究　正痘病毒感染是长期被忽视的传染病,许多基础生物学问题亟待解决,应采用免疫学、分子生物学、细胞生物学、生物信息学和药物学等多种技术方法,开展病毒遗传变异、结构与功能、感染与免疫等相关基础研究;强化边境地区与口岸宿主动物、传播媒介及与人有密接风险易感动物的正痘病毒流行病学监测、预警与溯源技术研究;建立病毒传播模型,确定猴痘病毒在宿主间的传播途径和交互传播能力,为制定有效的疾控策略奠定基础。

天花是第一种、也是迄今唯一在全球范围内被消除的人类疾病。但是,由于天花疫苗接种的停止以及随之而来的人群免疫力下降,正痘病毒感染人类的报道日渐频繁。在低收入、人口众多、没有资源实现病例隔离率和疫苗接种率的国家和地区发生天花疫情,可能导致疫情持续多年;即使在高收入国家和地区中,如果没有为快速增援能力规划物质和人力资源,也可能导致严重后果。面对可能卷土重来的正痘病毒感染,应加强相关基础应用研究、加大宣传教育力度、构建联防联控机制、加强传染病全球协作,构建全球新发传染病防控体系,维护人类生命健康。

参考文献

[1] SHCHELKUNOV SN, TOTMENIN AV, LOPAREV VN, et al. Alastrim smallpox variola minor virus genome DNA sequences. Virology, 2000, 266: 361.

[2] LOVELESS BM, MUCKER EM, HARTMANN C, et al. Differentiation of Variola major and Variola minor variants by MGB-Eclipse probe melt curves and genotyping analysis. Mol Cell Probes, 2009, 23: 166.

[3] 马洪波, 闫文莲. 天花的实验室诊断. 中国国境卫生检疫杂志, 2004, 27(3): 179-183.

[4] 刘思媛. 天花病名流变考. 中华医史杂志, 2015, 45(2): 67-72.

[5] HENDERSON DA, INGLESBY TV, BARTLETT JG, et al. Smallpox as a biological weapon: medical and public health management. Working Group on Civilian Biodefense. JAMA The Journal of the American Medical Association, 1999, 281(22): 2127-2137.

[6] BREMAN JG, HENDERSON DA. Diagnosis and management of smallpox. N Engl J Med, 2002, 346: 1300-1308.

[7] 刘学礼. 叩开现代免疫学大门—琴纳牛痘接种术的发明. 生物学通报, 2002, 37(11): 59-60.

[8] 董树林. 天坛株痘苗毒种创始人齐长庆. 微生物学免疫学进展, 2009, 37(3): 1-3.

[9] MONATH TP, CALDWELL JR, MUNDT W, et al. ACAM2000 clonal Vero cell culture vaccinia virus (New York City Board of Health strain)-A second generation smallpox vaccine for biological defense. Int J Infect Dis, 2004, 8(2): 31-44.

[10] GRIFFITHS PD. Destruction of smallpox stocks. Rev Med Virol, 1999, 9(4): 217-218.

[11] LANE JM, POLAND GA. Why not destroy the remaining smallpox virus stocks? Vaccine, 2011, 29(16): 2823-2824.

[12] PETERSEN BW, HARMS TJ, REYNOLDS MG, et al. Use of Vaccinia Virus Smallpox Vaccine in Laboratory and Health Care Personnel at Risk

for Occupational Exposure to Orthopoxviruses-Recommendations of the Advisory Committee on Immunization Practices (ACIP), 2015. MMWR Morb Mortal Wkly Rep, 2016, 65(10): 257-262.

[13] DIAZ JH. The Disease Ecology, Epidemiology, Clinical Manifestations, Management, Prevention, and Control of Increasing Human Infections with Animal Orthopoxviruses. Wilderness Environ Med, 2021, 32(4): 528-536.

[14] DEVI S. First fatality from Alaskapox virus. Lancet Infect Dis, 2024, 24(5): 282.

[15] ALEMPIC JM, LARTIGUE A, GONCHAROV AE, et al. An Update on Eukaryotic Viruses Revived from Ancient Permafrost. Viruses, 2023, 15(2): 564.

[16] SHCHELKUNOVA GA, SHCHELKUNOV SN. Smallpox, Monkeypox and Other Human Orthopoxvirus Infections. Viruses, 2022, 15(1): 103.

第八章 牛　痘

第一节　病毒学

牛痘是一种罕见的人畜共患病，是由牛痘病毒（cowpox virus，CPXV）感染所致的一种疾病，位列于对人类有潜在威胁的人畜共患病毒中。1768 年前，牛痘被认为是一种挤奶女工在接触病牛时所获得的一种相对罕见且预后较好的疾病，首例牛痘病例的记载时间存在争议，约翰·菲斯特（John Fewster）可能是发现牛痘的第一人。1938 年，艾伦·唐尼（Alan Downie）首次描述了 CPXV 的组织学和分子特性。国际病毒分类委员会（International Committee on Taxonomy of Viruses，ICTV）在 1971 年将 CPXV 列为痘病毒属，并于 1974 年将其归类为正痘病毒属。CPXV 是一种大分子双链 DNA 病毒，在抗原性和遗传上与痘苗病毒相似但不完全相同。牛痘病毒通常呈砖状形态或卵圆形，具有哑铃形的核心，并在细胞质中复制。在正痘病毒属中，CPXV 具有最多的基因组数量，平均约有 210 个基因。应用分子生物学技术对野生 CPXV 进行全序列测序，目前已鉴定出大约 96 个 CPXV 的全基因组，大小约 196 570 ～ 229 131bp，大小与宿主来源有关，其中最大的两类宿主来源为人和猫。CPXV 的分子病毒学具有多样性，分为不同的分支和谱系，截至 2023 年已经提出 5 个进化分支，包括 CPVB-Like 1、CPVB-Like 2、CPVB-Like 3、VACV-Like 及 VARV-Like，不同的进化分支可能在地理分布上及毒力上有差异。

牛痘病毒在预防天花的流行上发挥了一定的作用。约翰·菲斯特最早观察到患牛痘的挤奶工或者工人不会发生天花，很多学者开始尝试应用牛痘为天花易感人群儿童进行接种,最为著名的是爱德华·詹纳(Edward Jenner)医生。詹纳医生在前人的基础上首次尝试利用感染牛痘的动物脓疱皮损组织作为接种物,接种到人身上以预防天花,取得了非常明显的效果。此后,CPXV 开始作为天花疫苗的重要基础,成功的疫苗接种可以在 5 年内预防天花,并能在长达 20 年期间避免患重症天花或因天花死亡。

第二节 流行病学

20 世纪 70 年代前牛痘被认为只发生于牛中,第一批菌株是从牛和农场工人身上分离出来的,已知的最后一例以牛为宿主的病例报道是在 1976 年。牛不是牛痘病毒的自然宿主,该病毒常以野生啮齿类动物为宿主,但也可感染哺乳类动物,如猫、狗、牛、大象等,其中以猫最为常见,故牛痘又称猫痘(catpox)。CPXV 主要分布于欧洲、俄罗斯及中亚地区,在人类、家畜和动物园动物中具有致病性,并且在野生动物中具有潜在的致病性。该病常发生在夏末秋初。CPXV 感染人的病例报道多数为散发或者小范围暴发。1985 年,荷兰首次报道了牛痘病毒从猫传播至人的病例。1990 年首次报道了人患牛痘致死的病例。后英国和德国陆续报道了人感染 CPXV 的病例,其中 1994 年 Baxby D 等首次回顾了 1969—1994 年发生的 54 例人感染 CPXV 病例。2008 年,Kurth A 报道一例大象饲养员患牛痘的病例,患病大象感染 CPXV 可能来自鼠,也首次提出鼠 - 大象 - 人的传播链。动物牛痘暴发后续可出现人类散发 CPXV 感染病例,有一定延迟性,德国 2008 年报道了继野猫和缟獴暴发牛痘后出现散发人类牛痘病例。2009 年,德国报道了一起由从慕尼黑附近同一饲养员和宠物店主处购买的宠物鼠传播的群发性牛痘病例,5 例患者出现症状的时间及疾病严重程度与是否接种痘苗疫苗相关,无痘苗疫苗接种史者潜伏期更短,皮损常多灶,且易伴发热、淋巴结肿大等。同年,法国报道了 4 例由接触同一家宠物店的宠物鼠而感染 CPXV 的病例。

第三节 临床表现

牛痘的临床表现及严重程度可能与宿主免疫系统状况、天花/猴痘疫苗接种史和CPXV毒株等有关。大多数人类CPXV病例可追溯到与感染动物接触史，通常包括猫、狗、农场动物和动物园动物等。牛痘病例常散发或者小范围暴发，常发生于兽医、动物饲养员等人群。发病前常有外伤史，潜伏期为7～12天，最长可达3周。皮损常局限于手指、手部及面部，也可累及眼部，表现为严重的溃疡性角膜炎，严重者可影响视力。皮损可表现为单个或多个。早期皮损表现为斑疹，后续逐渐进展为丘疹、水疱、脓疱（偶有出血），中央有脐凹，周围伴有红斑及水肿带包绕，也可出现坏死性溃疡及结痂，直径可达2cm，预后留有凹陷性瘢痕。有报道显示，CPXV可经鼻呼吸道上皮接种出现面部蜂窝织炎及淋巴结坏死伴脓肿形成。在免疫缺陷患者或有特应性皮炎病史者皮损可泛发，也有累及黏膜的报道。Paula M. Pelkonen等报道了一例4岁有特应性皮炎病史的患儿皮损呈泛发性。系统症状包括全身不适、发热、流感样症状、头痛、肌痛、淋巴结肿大等。合并症包括淋巴结反应性增生、液化、坏死、扁桃体炎等，严重者可致死。A M Eis-Hübinger首次报道了1例成人患牛痘病例，患者既往因严重湿疹以及过敏性哮喘进行免疫抑制治疗，患者皮损持续进展融合且伴出血，最终死于肺栓塞，该病例首次提示临床医生需要重视牛痘的预后与个体免疫相关性皮肤病及免疫抑制状态有关。其他CPXV相关死亡病例的报道与HIV感染、肾移植后免疫抑制治疗等有关。2017年首次报道孕期感染CPXV可通过胎盘感染胎儿致死，提示CPXV对于正常免疫者，尤其是对孕期妇女可致病。

第四节 诊断与鉴别诊断

该病的诊断需要结合动物接触史、临床表现及病毒感染实验室检查。如患者有接触病畜史，接种部位发生丘疹、水疱、脓疱、结节、结痂等，抗生素治疗无效，需要考虑该病，电子显微镜检查可辅助检测痘病毒感染。皮肤病理可显示 CPXV 特异性嗜碱性核周蛋白 A 型包涵体，Giemsa 和 / 或苏木精 - 伊红染色可显色。PCR 检测可协助确诊 CPXV 感染。

牛痘的鉴别诊断包括疱疹病毒、炭疽、Orf 病毒感染等；发生在特应性皮炎的泛发性牛痘需要与卡波西水痘样疹鉴别；泛发性出血性皮损需要与急性痘疮性苔藓样糠疹鉴别。

第五节 治 疗

本病无特效治疗，大多数情况下可以自愈，恢复时间大约需要 3 ～ 8 周，最长者可达 6 个月。主要是对症治疗及防治继发感染，对于免疫抑制的患者可考虑应用丙种球蛋白。西多福韦及 bricidofovir 尚未获批治疗牛痘，但体外实验显示西多福韦、(S)-HPMP-5-azaC、CMX001、ST-246 对 CPXV 复制有抑制作用，亦有个案报道应用西多福韦治疗牛痘。如皮损继发细菌感染，需要局部或者系统应用抗生素治疗。如合并特应性皮炎、免疫缺陷等，还需积极控制潜在基础疾病。新的治疗药物也在研发中，基于金刚烷 - 单萜轭合物的新化学物质对包括 CPXV 在内的正痘病毒有抑制作用，有望成为新的治疗药物。

第六节 预 防

首先应避免接触患病动物，对于可能接触感染的野生啮齿类动物、宠物等的高风险人群，推荐接触中使用一次性手套、积极进行卫生消毒等预防感染。牛痘尚未报道人传染人病例，如感染 CPXV，需要进行隔离，加强局部护理，避免感染传播。

参考文献

[1] GRANGE ZL, GOLDSTEIN T, JOHNSON CK, et al. Ranking the risk of animal-to-human spillover for newly discovered viruses. Proc Natl Acad Sci U S A, 2021, 118(15): e2002324118.

[2] BOYLSTON AW. The Myth of the Milkmaid. N Engl J Med, 2018, 378(5): 414-415.

[3] KALTHOFF D, BOCK WI, HÜHN F, et al. Fatal cowpox virus infection in cotton-top tamarins (Saguinus oedipus) in Germany. Vector Borne Zoonotic Dis, 2014, 14(4): 303-305.

[4] BRUNEAU RC, TAZI L, ROTHENBURG S. Cowpox Viruses: A Zoo Full of Viral Diversity and Lurking Threats. Biomolecules, 2023, 13(2): 325.

[5] 杨永弘. 儿科疫苗学. 北京:北京科学技术出版社, 2013.

[6] VOGEL S, SÁRDY M, GLOS K, et al. The Munich outbreak of cutaneous cowpox infection: transmission by infected pet rats. Acta Dermato-Venereologica, 2012, 92(2): 126-131.

[7] OBERMEIER PE, BUDER SC, HILLEN U. et al. Poxvirus infections in dermatology-the neglected, the notable, and the notorious. J Dtsch Dermatol Ges. 2024, 22(1): 56-93.

[8] SCHWARZER H, KURTH A, HERMEL M, et al. Severe ulcerative keratitis in ocular cowpox infection. Graefes Arch Clin Exp Ophthalmol, 2013, 251(5): 1451-1452.

[9] WOLFS TFW, WAGENAAR JA, NIESTERS HGM, et al. Rat-to-human transmission of Cowpox infection. Emerging Infectious Diseases, 2002, 8(12): 1495-1496.

[10] PAHLITZSCH R, HAMMARIN AL, WIDELL A. A case of facial cellulitis and necrotizing lymphadenitis due to cowpox virus infection. Clin Infect Dis, 2006, 43(6): 737-742.

[11] WENDT R, TITTELBACH J, SCHRICK L, et al. Generalized cowpox virus infection in an immunosuppressed patient. Int J Infect Dis, 2021, 106:

276–278.

[12] HOBI S, MUELLER RS, HILL M, et al. Neurogenic inflammation and colliquative lymphadenitis with persistent orthopox virus DNA detection in a human case of cowpox virus infection transmitted by a domestic cat. Br J Dermatol, 2015, 173(2): 535-539.

[13] GAZZANI P, GACH JE, COLMENERO I, et al. Fatal disseminated cowpox virus infection in an adolescent renal transplant recipient. Pediatr Nephrol, 2017, 32(3): 533-536.

[14] FASSBENDER P, ZANGE S, IBRAHIM S, et al. Generalized Cowpox Virus Infection in a Patient with HIV, Germany, 2012. Emerg Infect Dis, 2016, 22(3): 553-555.

[15] FERRIER A, FRENOIS-VEYRAT G, SCHVOERER E, et al. Fatal Cowpox Virus Infection in Human Fetus, France, 2017. Emerging infectious diseases, Emerg Infect Dis, 2021, 27(10): 2570-2577.

[16] LAWN SD, HOLWILL S. Type A intracytoplasmic inclusions in human cowpox infection. Journal of clinical pathology, J Clin Pathol, 2004, 57(6): 670-671.

[17] 赵辨 . 中国临床皮肤病学 . 2 版 . 南京：江苏凤凰科学技术出版社，2017.

[18] DURAFFOUR S, MERTENS B, MEYER H, et al. Emergence of cowpox: study of the virulence of clinical strains and evaluation of antivirals. PloS One, 2013, 8(2): 55808.

[19] DE CLERCQ E, NEYTS J. Therapeutic potential of nucleoside/nucleotide analogues against poxvirus infections. Rev Med Virol, 2004, 14(5): 289-300.

[20] SUSLOV EV, MOZHAYTSEV ES, KORCHAGINA DV, et al. New chemical agents based on adamantane-monoterpene conjugates against orthopoxvirus infections. RSC Med Chem, 2020, 11(10): 1185-1195.

第九章 痘苗病毒感染

第一节 病毒学

痘苗病毒（vaccinia virus，VACV）作为天花疫苗的核心组成部分，具有重要的历史和现代医学意义。VACV 被用于开发天花疫苗，并帮助人类直接促成了天花的根除，其安全性和有效性使天花疫苗成为历史上最成功的疫苗之一。VACV 属于痘病毒科正痘病毒属，为一种双链 DNA 病毒，是正痘病毒属可感染人的成员之一，病毒颗粒呈砖状形态，大小约 200nm × 200nm × 250nm，其表面为无规则排列的条索状、管状或颗粒状结构，能够在感染细胞的细胞质中复制。尽管痘苗病毒和牛痘病毒（cowpox virus，CPXV）在历史上都有助于天花疫苗的开发，并且都属于正痘病毒属，但需要强调的是，它们是不同的病毒——现代天花疫苗使用的是痘苗病毒，而非牛痘病毒。尽管它们在历史和功能上有一定关联，但从病毒学角度及现代科学证据来看，它们存在一定差异（表 9-1）。总之，痘苗病毒的确切来源至今仍不完全清楚。科学界普遍认为它与其他正痘病毒（如牛痘病毒、天花病毒）有一定的近缘关系，但并非源于牛痘病毒。

表 9-1 痘苗病毒与牛痘病毒的主要关联和区别

特性	痘苗病毒	牛痘病毒
病毒分类	正痘病毒属	正痘病毒属
来源	起源不明确，缺乏可证实其起源的科学证据	存在于自然界的啮齿动物和家畜中
疫苗用途	用于天花疫苗，全球天花根除计划的重要组成	曾用于爱德华·詹纳的天花疫苗实验

续表

特性	痘苗病毒	牛痘病毒
感染宿主	可感染人类和实验动物	主要感染啮齿类动物和家畜，也可感染人类
应用潜力	常用于基因工程和疫苗开发	较少用于现代疫苗开发
自然感染传播性	较低，可通过职业暴露感染，少见于自然界感染，主要用于实验或疫苗接种	偶在人类和家畜中自然传播

痘苗病毒在历史和现代生物医学领域中扮演着极为重要的角色。从帮助根除天花到当今推动肿瘤免疫疗法和基因工程的发展，痘苗病毒展示了其在医学和科学研究中的多样性与灵活性。其在各个方面的重要性与应用主要包括：

1. 全球天花根除　VACV 作为现代天花疫苗的核心组成部分，是 20 世纪全球天花根除计划的关键，通过全球疫苗接种运动，痘苗病毒帮助消灭了天花这一致命疾病，1979 年世界卫生组织（WHO）宣布全球天花根除，这标志着人类历史上首次完全消除一种传染病。最新研究表明，接种痘苗病毒天坛株的中国人群会存在长期的中和抗体和细胞免疫记忆，且对当今流行的猴痘病毒具有预存免疫力。

2. 疫苗开发平台　VACV 作为基因工程与疫苗开发的重要平台，痘苗病毒在基因组操作上具有灵活性，其大基因组能够容纳额外的基因片段，因此广泛用于开发研制其他疾病的候选疫苗，比如针对埃博拉病毒、艾滋病病毒、新型冠状病毒和丙型肝炎病毒的疫苗。这些疫苗利用痘苗病毒载体安全递送外源抗原，诱导机体免疫反应。

3. 肿瘤溶瘤疗法　VACV 用于肿瘤免疫疗法中的溶瘤病毒，目前，用于溶瘤痘苗病毒改造的主要有痘苗病毒 Western Reverse 株、Wyeth 株、Lister 株、改良型安卡拉株和 Copenhagen 株，痘苗病毒可以选择性地感染和摧毁肿瘤细胞，被用于肿瘤的溶瘤治疗。这一特性使其成为多种肿瘤的潜在疗法，如黑色素瘤和乳腺癌，痘苗病毒还可与免疫检查点抑制剂（如 PD-1 抗体）联合使用，以增强患者的抗肿瘤免疫反应，增加治疗有效性。

4. 免疫系统研究工具　VACV 作为理解人体免疫系统如何识别病原体的重要研究工具，通过痘苗病毒的感染模型揭示了病原体与宿主免疫系统之间的复杂相互作用，包括先天免疫与适应性免疫的启动机制及免疫逃逸策略。

总之，经过历史和现代医学的验证，痘苗病毒不仅为全球天花根除作出了巨大贡献，还成为疫苗开发和肿瘤治疗的重要平台。VACV 在基因工程、免疫疗法和基础免疫学研究等方面中的广泛应用，证明了其独特的科学价值和广阔的潜在应用前景。

第二节　实验室感染相关报道及临床表现

痘苗病毒（vaccinia virus，VACV）可感染牛、马、猴、鼠等哺乳动物，其中以感染奶牛报道最多。人类通过直接或间接接触感染动物的病变部位，可以引发 VACV 感染；免疫力低下者，可通过接触感染该病毒的宠物、早期接种天花疫苗人员、实验室病毒株等方式感染。聚集性发病多因接触染病动物而罹患疾病，散发病例常见于实验室染毒，或与近期接种天花疫苗人员密切接触有关。

痘苗病毒是天花疫苗的主要成分，其基因组中可插入大量的外源基因，具有宿主范围广、易于培养、表达高效等特点，因此在研究实验室中广泛使用。痘苗病毒是唯一一个可以在生物安全等级 2 级（BSL-2）实验室操做的痘病毒。除了具有完全复制能力的 VACV 外，还有一些高度减毒的 VACV 毒株（如 MVA 和 NYVAC），它们不能在哺乳动物细胞中形成传染性子代病毒（即非复制病毒），同时研究具有复制能力和非复制病毒的实验室应该警惕无毒病毒种群可能会被复制能力的痘病毒污染，这将会导致意外的实验室感染。本节总结部分已报道的实验室感染案例及临床表现，提醒相关实验室人员做好个人防护。

1986 年报道的 31 岁患者，在实验室给小鼠注射时，右手无名指被刺伤，感染菌株 TK-minus WR strain（2×10^6 pfu/50μl）。据调查，他在暴露前 30 年接种了疫苗，暴露后 4 天手指开始红肿，从指甲底部蔓延至第一指间关节，第 8 天右腋窝淋巴结肿胀，无发热或其他不适。

同样，1990 年报道的实验室工作人员在给小鼠注射时，针头插入左手拇指和左手示指后，感染了 TK-minus WR 菌株。他在暴露前 1 年接种了疫苗，针刺后第 3 天局部皮肤发痒，第 4 天变成红色丘疹，第 5 ～ 6 天变为脓疱，最大直径达到 1cm，最终自行愈合。

2003 年报道的实验室人员 26 岁，在进行病毒纯化步骤中时出现针刺伤，感染了 WR（10^8 pfu）菌株，此人在儿童时期接种疫苗（＞ 20 年前），暴露后第 3 天出现红斑和疼痛，第 4 和第 5 天出现脓疱，第 6 天腋窝淋巴结肿大，第 8 天病变周围坏死，左前臂大面积红斑；由于担心继发细菌感染，第 9 天开始使用抗生素，行手术切除坏死组织，3 周后病变愈合，检测抗 VACV 抗体升高。

2003 年报道的 40 岁实验室人员在 1 岁和 12 岁时进行了疫苗接种，近 10 年他的研究工作与转基因病毒疫苗有关，因长时间在低温环境中工作，手部皮肤屏障被破坏，感染了 TK-minus WR 菌株（10^9 pfu/ml）。表现为右手示指黑色、坚硬的出血性结节及左手中指疱疹。经过手术清创及使用局部消毒剂（如聚维酮碘）进行消毒包扎，2 周后愈合，检测抗 VACV 抗体升高。

2003 年报道的 48 岁工作人员，双手患有慢性湿疹，且手指有伤口，在处理病毒时通常不戴手套，通过破损皮肤接触感染了 TK-minus WR 菌株。他在儿童时期已接种疫苗，暴露后首先出现示指背侧疼痛和发红，5 天后入院，右手示指出现水疱，随后腋窝淋巴结肿大；抗生素治疗无效，给予消毒包扎治疗后痊愈。

2006 年报道的 25 岁研究生 PA，具体感染机制未知，可能存在手对眼睛或显微镜目镜对眼睛或气溶胶暴露的问题，感染了重组 WR 菌株。患者眼部感染（无角膜炎或眼窝织炎）伴随明显疼痛，住院后给予抗生素、抗病毒滴眼液及 VIG 治疗，此人从没有接种过疫苗，开始 VIG 治疗 24 小时后病情改善，无后遗症，但持续几周时间才完全恢复，2 个月后检测出抗 VACV 抗体；未发现接触者继发 VACV 感染。

2007 年报道的 30 岁实验室人员，因针刺入左手拇指感染重组非 tk-WR 菌株（10^8pfu/ml）。此人从未接种过疫苗，针刺后第 8 天出现拇指、腋窝淋巴结疼痛和红斑，拇指疼痛肿胀进行性加重，损伤后第 15 天，手术切除了坏死的病变部位，建立对重组 VACV 表达蛋白的抗体和 T 细胞反应。

2008 年报道的 CT 在注射小鼠时感染 tk-WR 菌株。此人 10 年前在儿童时期曾接种疫苗，事故发生 3 天内，在接种部位出现发热、淋巴结肿大和大疱，住院治疗 1 天后症状迅速改善。2008 年报道的 PA 另一位实验室人员在给小鼠注射时被刺中拇指，感染了 TK-minus WR 菌株。此人从未接种过疫苗，事故发生后第 6 天因接种部位的病变和指甲周围组织继发感染而就医，第 9 天出现不适、发热和淋巴结肿大，第 13 天后感觉恢复，第 14 天行手术清创治疗。2008 年报道的 IA 针刺伤手指后感染 tk-WR 菌株（3×10^6pfu）。此人从未接种过疫苗，损伤后第 11 天，出现全身发热、发冷，接种部位病变肿胀，后完全恢复。另一个 MD 在给动物注射时刺伤手指，感染了 tk-WR 菌株（5μl 中 10^4pfu）。此人 6 年前疫苗接种失败，事故发生后无感染，将手指放入含次氯酸盐的消毒剂中，并于事故发生当天接种疫苗，后未发生感染。NH 在做动物实验时，针刺伤手指后感染菌株 WR strain（5×10^4pfu/ml），事故发生第 7 天后出现脓疱伴全身发热，因手臂病变住院治疗后痊愈。

2009 年报道的实验室人员感染了 WR 菌株（是该实验室常规使用的重组病毒库存中的一种污染病毒），具体感染途径不清楚。患者耳朵和眼睛出现病变，同时在胸部、肩膀、手臂和腿部都有其他病变；该人从未接种过疫苗，感染后第 4 ～ 6 天出现右耳垂、颈部淋巴结疼痛、肿胀及发热，症状出现后第 4 天，右耳、左眼、胸部、肩、左臂和右腿均有脓疱，使用抗生素和类固醇治疗后症状恶化，住院后给予阿昔洛韦治疗，感染 1 个月后完全恢复，继续正常工作，未发现接触者继发 VACV 感染。

2009 年报道的 26 岁实验室人员在给小鼠注射时左手示指被刺伤后感染 WR 菌株，在事故发生的 5 年内曾接种过疫苗；损伤后第 2 天出现水疱，损伤后第 5 天手指发炎、手臂和腋窝淋巴结病变，所有症状均在感染后第 10 天自行消失。

2012 年报道的研究员，通过手指的小伤口感染重组牛痘病毒污染实验室使用的另一种病毒。该人在实验室 5 年从未接种过疫苗；手指病变明显，出现溃疡，持续 3 个月；腋窝淋巴结肿大 5 天，同时伴有发热、身体疼痛、全身不适和头痛。给予抗生素和坏死组织的清创治疗，病变部位遗留瘢痕，伴有疼痛，且丧失部分功能。

2013 年 11 月 26 日，一名实验室工作人员无意中接种了野生型牛痘病毒（VACV）西部储备，在受伤前 10 个月曾接种 ACAM2000 天花疫苗。他在给小鼠接种疫苗时，拇指被针刺，导致拇指坏死病变，最初手臂上有红色斑疹，拇指上有少量水疱，逐步发展为坏死，感染后 23 天进行手术清创，6 周后皮损痊愈。CDC 和 BPHC 的联合调查证实该工人感染了正痘病毒。

2017 有 5 名工业工人曾在生物制药实验室粉碎了一批接种过 VACV 的冷冻兔皮，整个过程中均未佩戴任何个人防护装备，大约持续 1 小时。感染患者 2、4、5 在粉碎前后徒手触摸皮肤，粉碎过程结束后，感染患者 3、4 拆卸粉碎机，患者 1、3 用高压水枪清洗。这 5 位工人均因高热或手指脓疱疹到当地医院入院，确诊为 VACV 感染，其中 1 名患重症肺炎。VACV 是本次暴发的病因，其来源是接种了天花疫苗的兔皮。5 例患者均为男性，年龄 21 ～ 53 岁，病例患者 1 ～ 4 既往都很健康，没有任何长期服药史；病例患者 5 有高血压病史，有发热，但无皮疹；病例患者 3、4 和 5 在 20 世纪 70 年代曾接种了天花疫苗，每个人的左臂上都有一个接种疫苗的瘢痕。所有病例患者在暴露后 2 ～ 5 天开始发热，病例 1、2 和 4 手上有疼痛的水疱或脓疱。

综上所述，VACV 致人感染的症状与接触病毒的方式、部位及病毒量有关，最常见的症状为疼痛性疱疹，数天后出现脓疱、水肿和红斑，大概 12 天后形成溃疡、坏死，同时可伴有局部淋巴结肿大，肿大的淋巴结病变可持续 20 天。最常见的发病部位为手及前臂，有性接触者皮疹也可见于外阴。痘苗病毒感染后，部分患者可出现发热、乏力、呕吐等全身症状，这些均为病毒感染的常见临床症状。散发病例主要见于免疫力低下者，可通过接触染毒宠物、早期接种天花疫苗人员、实验室病毒株感染。病程一般呈自限性，但当接触病毒量大、免疫功能低下时，患者临床症状相对较重。

另外，在首次接种天花疫苗的人群中，会出现并发症，发生率约为 75/100 万，首次接种人群的并发症风险是复种人群的 10 倍。复种人群中的急性不良反应也少于 / 轻于首次接种人群，包括皮损显著更小、发热率显著更低。与较年轻的首次接种者相比,较年长的再次接种者更常见严重不良事件。痘苗接种后临床主要并发症表现如下:

1. 意外接种　是最常见的痘苗接种并发症,可导致在不恰当的部位出现正常的痘苗病损,通常见于眼部或接种部位的周围组织。绝大多数自体接种并发症发生于首次接种痘苗的婴儿和儿童,必须嘱痘苗接种者在更换包扎后恰当洗手。

2. 急性痘苗综合征(acute vaccinia syndrome,AVS)　除接种部位疼痛外,其他还包括乏力、恶心、头痛、肌痛、发热和局限性淋巴结肿大。皮疹主要表现为在胸背部出现水疱或脓疱,基本上都可自行消退。

3. 痘苗接种后脑炎　有两种不同的临床类型:一种是小胶质细胞脑炎,在 2 岁以上人群中更常见,特征为发热、头痛及随后发作抽搐和昏迷;另一种是痘苗接种后脑病,主要发生于 2 岁以下儿童,表现为暴发性抽搐和麻痹。1968 年全美监测研究显示,儿童和成人初次接种者中总发生率为 2.9/100 万。2002—2004 年美国天花疫苗接种计划的成人神经系统不良事件监测发生率为 5/100 万次痘苗接种;欧洲成人初次接种后脑炎的发生率高达 1/4 000。

4. 坏疽性牛痘疹　又称坏疽痘,属于最严重的痘苗接种并发症,发生于存在免疫缺陷(如无丙种球蛋白血症、急性或慢性淋巴细胞白血病)或接受免疫抑制治疗(包括类固醇治疗或放疗)的痘苗接种者。初级接种和复种后均可以发生此并发症,表现为接种后出现局部区域皮肤及皮下组织进行性坏死,并可累及周围组织,最终可导致死亡。

5. Kaposi 水痘样疹　发生于有湿疹 / 特应性皮炎病史的患者,自身接种疫苗或者接触过近期接种疫苗的人后,均可能出现痘苗病毒播散,导致广泛性水疱脓疱性皮疹伴全身性疾病。本病也可发生于接种时湿疹完全缓解的患者。因此,湿疹 / 特应性皮炎病史为非天花相关紧急情况下接种痘苗疫苗的禁忌证。其他类型皮炎的患者也有发生本病的风险,因此,在皮肤病变完全消退前不应接种痘苗疫苗。

6. 全身性牛痘疹　患者在痘苗疫苗接种后出现广泛分布的水

疱疹，通常为自限性，不会危及生命。在 1968 年全美监测研究汇总的 143 例病例中，大多数都是首次接种痘苗疫苗的婴儿和儿童，但在复种组的 10 例病例中，有 9 例年龄≥ 20 岁。虽然没有全身性牛痘疹的严重后遗症报道，但患者可出现广泛性瘢痕。

7. 心肌炎和心肌心包炎　欧洲自 20 世纪 50 年代开始接种天花疫苗起，一直有相关接种的心脏并发症报道，包括从无症状的 T 波改变到致死性心肌炎或心肌心包炎。2003 年，在美国报道的 36 217 例痘苗疫苗接种者中有 21 例发生了心肌心包炎（6/10 000）。在军队痘苗疫苗接种者中，发生率较低（1.2/10 000）。心肌心包炎的真正发生率可能更高，目前病因不明，有学者认为是由免疫介导的。因此，ACAM2000 疫苗说明书将此并发症纳入黑框警示。

8. 继发感染　疫苗接种部位继发感染与较强的正常接种反应或“强反应”（复制的痘苗病毒导致的蜂窝织炎）在临床上很难区分。美国一项回顾性研究分析了继发感染的发生率，36 043 例疫苗接种者中有 48 例出现了严重局部反应，有可能为继发感染，但其中只有 2 例（0.6/10 000）符合继发感染定义且使用抗生素有效。

第三节　临床诊断与治疗

在临床诊断过程中，流行病学病史的调查起着至关重要的作用。诊断 VACV 感染要有明确的 VACV 直接或间接接触史，临床可出现发热、淋巴结肿大、疼痛性疱疹等表现。实验室可通过病毒培养、核酸分子检测或血清抗体检测来确诊。

现已研发出一些治疗正痘病毒感染的新药来治疗天花病毒感染及痘苗相关并发症，详见第五章。

第四节　预　　防

除了在生物安全 2 级中处理 VACV 外，与所有生物危险制剂一样，需要全面实施常规良好的实验室安全规范。由于无意的 VACV

感染最常见的是通过直接接触皮肤或眼睛而发生，所以安全工作的最重要方面是使用适当的实验室和个人防护设备，以防止意外接触病毒。为了减少意外感染的机会，在使用VACV时，应尽量减少使用任何利器或玻璃。在动物身上进行某些实验时，如果需要利器或一次性玻璃器皿，则需要在工作区域附近放置适当的防漏、防穿刺利器处理容器，以防止在处理针头和玻璃时发生事故。

紧急情况下或感染暴发期间的疫苗接种适应证取决于具体病原体（如天花、猴痘）、暴露类型及并发症风险，具体接种方法由公共卫生部门决定。

2022年全球猴痘暴发期间，疫苗接种用于暴露后预防，并在有条件时，在猴痘病毒（猴痘的病原体）暴露风险高的社区开展疫苗接种。在天花暴发或生物恐怖袭击背景下，美国免疫接种实践咨询委员会（Advisory Committee on Immunization Practices，ACIP）发布了复制型天花疫苗（ACAM2000）的接种推荐：工作中会接触强致病性正痘病毒（即天花病毒、猴痘病毒）的人员，每3年1次；工作中会接触致病性较弱正痘病毒（即牛痘病毒、痘苗病毒）的人员，每10年1次。但大多数接种者可长时间保持细胞和体液免疫应答。

在非紧急情况下（如实验室工作人员为预防职业暴露而接种），ACAM2000禁用于下述人群：免疫功能受损者、湿疹和特应性皮炎患者、对疫苗制剂中任何抗生素成分过敏者、孕妇及＜18岁儿童。还应避免用于有心脏病史或有冠脉疾病危险因素（如高血压、糖尿病或高胆固醇血症）的人员。在出现天花暴发或生物恐怖袭击时，接种ACAM2000的唯一禁忌证是免疫功能严重受损。

虽然半封闭性敷料可以防止接触和疫苗的环境播散，但推荐用干纱布覆盖接种部位，疫苗接种者在更换包扎后洗手，可减少周围部位出现继发性痘病变。

参考文献

[1] PEREZ P，MARTIN-ACEBES MA，PODEROSO T，et al. The combined vaccination protocol of DNA/MVA expressing Zika virus structural proteins

as efficient inducer of T and B cell immune responses. Emerg Microbes Infect, 2021, 10(1): 1441-1456.

[2] MOUSSATCHE N, TUYAMA M, KATO SE, et al. Accidental infection of laboratory worker with vaccinia virus. Emerg Infect Dis, 2003, 9(6): 724-726.

[3] MEMPEL M, ISA G, KLUGBAUER N, et al. Laboratory acquired infection with recombinant vaccinia virus containing an immunomodulating construct. J Invest Dermatol, 2003, 120(3): 356-358.

[4] LOEB M, ZANDO I, ORVIDAS MC, et al. Laboratory-acquired vaccinia infection. Can Commun Dis Rep, 2003, 29(15): 134-136.

[5] LEWIS FM, CHERNAK E, GOLDMAN E, et al. Ocular vaccinia infection in laboratory worker, Philadelphia, 2004. Emerg Infect Dis, 2006, 12(1): 134-137.

[6] EISENBACH C, NEUMANN-HAEFELIN C, FREYSE A, et al. Immune responses against HCV-NS3 after accidental infection with HCV-NS3 recombinant vaccinia virus. J Viral Hepat, 2007, 14(11): 817-819.

[7] Centers for Disease, Control and Prevention. Laboratory-acquired vaccinia virus infection-Virginia, 2008. MMWR Morb Mortal Wkly Rep, 2009, 58(29): 797-800.

[8] SENANAYAKE SN. Needlestick injury with smallpox vaccine. Med J Aust, 2009, 191(11-12): 657.

[9] MCCOLLUM AM, AUSTIN C, NAWROCKI J, et al. Investigation of the first laboratory-acquired human cowpox virus infection in the United States. J Infect Dis, 2012, 206(1): 63-68.

[10] HSU CH, FARLAND J, WINTERS T, et al. Laboratory-acquired vaccinia virus infection in a recently immunized person-Massachusetts, 2013. MMWR Morb Mortal Wkly Rep, 2015, 64(16): 435-438.

[11] LU B, CUI LB, GU MH, et al. Outbreak of Vaccinia Virus Infection from Occupational Exposure, China, 2017. Emerg Infect Dis, 2019, 25(6): 1192-1195.

[12] TRINDADE GS, GUEDES MI, DRUMOND BP, et al. Zoonotic vaccinia virus: clinical and immunological characteristics in a naturally infected patient. Clin Infect Dis, 2009, 48(3): 37-40.

[13] SILVA DC, MOREIRA-SILVA EA, GOMES JDE A, et al. Clinical signs,

diagnosis, and case reports of Vaccinia virus infections. Braz J Infect Dis, 2010, 14(2): 129-134.

[14] Centers for Disease, Control and Prevention. Progressive vaccinia in a military smallpox vaccinee-United States, 2009. MMWR Morb Mortal Wkly Rep, 2009, 58(19): 532-536.

[15] VORA S, DAMON I, FULGINITI V, et al. Severe eczema vaccinatum in a household contact of a smallpox vaccinee. Clin Infect Dis, 2008, 46(10): 1555-1561.

第十章
猴　　痘

猴痘是一种由猴痘病毒引起的人畜共患感染，过去猴痘的英文名称为 monkeypox。2022 年 11 月，世界卫生组织（World Health Organization，WHO）为了遵循不根据动物或地理位置命名疾病的原则，并减少原疾病名称可能造成的污名化，将其更名为“mpox”。在国际病毒分类委员会（The International Committee on the Taxonomy of Viruses，ICTV）正式决定该病毒的名称之前，仍将引起 mpox 的病毒继续称为猴痘病毒（monkeypox virus）。根据流行范围和遗传特征的差异，过去将猴痘病毒分为中非支（或称刚果盆地支）和西非支，WHO 也将其分别更名为Ⅰ支和Ⅱ支，其中Ⅱ支由Ⅱa 和Ⅱb 两个亚支组成。中文仍沿用猴痘和猴痘病毒的名称。人感染猴痘病毒可出现与天花相似的皮疹，自 1970 年发现第 1 例人感染猴痘病毒的病例以后，历史上多次出现猴痘暴发疫情，使得猴痘病毒在天花根除以后逐渐成为最常见的感染人类的正痘病毒属的病毒，猴痘的发病率也有所增加。

第一节　病毒学

痘病毒科是一组体积大、具有包膜结构和双链 DNA 的病毒。这些病毒通常在啮齿动物、兔子和非人灵长类动物种群中发现。其中正痘病毒属中有 4 种病毒对人类致病，包括天花病毒、牛痘病毒、痘苗病毒和猴痘病毒，它们都含有可溶性抗原、核蛋白抗原和红细胞凝集素，抗原性质基本相同，因此彼此之间有交叉免疫性。

（一）猴痘病毒分子结构特征

猴痘病毒是一种有包膜的双链DNA病毒，基因组大小约为190kb，基因组末端为长约6kb的反向重复序列，呈发夹环结构，属于痘病毒科脊索动物病毒亚科的正痘病毒属。其外形呈圆角砖状形态或卵圆形，其核心如哑铃形，中间凹陷，两侧各有一个侧体，双层外膜包裹核心。外膜由磷脂、胆固醇和蛋白质组成，病毒外膜蛋白可使病毒逃避宿主的免疫防御系统。电镜下的猴痘病毒可呈现两种颗粒：桑葚（M）型和囊膜（C）型，用去氧胆酸钠、二硫苏糖醇和氯化钠处理病毒核心后，释放出DNA和约20%的蛋白质，其中含有多种可溶性酶类。该病毒基因组含190个开放读码框，其中4个位于末端反向重复序列中。目前，其大多数基因的功能和表达状况还不清楚。猴痘病毒和天花病毒的基因组中央区多为编码病毒重要复制酶与结构蛋白的基因，同源性很高，而编码毒力与宿主嗜性的基因多位于基因组两端，基因异质性较高。对2022年猴痘暴发疫情中的病毒进行分析发现，其序列与2018—2019年尼日利亚流行的毒株相似。来自15株分离病毒株的初步序列数据表明，DNA基因组突变数量超出预期，因而流行毒株可能正在加速适应人类。

（二）猴痘病毒的理化特性

猴痘病毒在干燥、低温环境中较稳定，4℃环境中可长期保持活性；但不耐高温，56℃持续20分钟即可被灭活。此外，一般消毒剂如甲醛、乙醇、十二烷基磺酸钠、酚、氯仿均能灭活病毒。

（三）猴痘病毒的致病机制

1. *直接损害*　猴痘病毒可通过破损的皮肤或黏膜侵入人体，病毒侵入后可改变感染部位上皮细胞的代谢功能，导致细胞裂解死亡，同时还释放大量的病毒颗粒，使感染部位出现局部皮疹，并波及周围淋巴组织，在此增生繁殖，引起淋巴结的肿大。

2. *病毒血症*　病毒入侵体内后，可进入血液循环出现病毒血症，引起全身播散性病变。Adler等曾报道过猴痘病毒感染患者的血中能检测到病毒核酸，且病毒血症持续时间最长者超过20天。组织病理学检查已经证实，潜伏期先在细支气管和肺泡内检测到病毒（病毒攻击后第4天），随后病毒扩散到区域淋巴结和网状内皮系统的器官（第6天），包括扁桃体、脾、肝和结肠，并在此复制，最终第

8 天在血液中检测到病毒，且其浓度不断增加直至第 10 天，并伴广泛皮损。

3. 免疫抑制 猴痘病毒感染会诱发宿主的免疫反应，刺激适应性免疫应答，包括活化的效应 $CD4^+$ 和 $CD8^+$ T 细胞，中和抗体（IgM 和 IgG），产生 Th1 炎性细胞因子（IFN-γ、IL-1ra、IL-6、IL-8 和 TNF）。这些免疫应答会限制病毒复制，并在康复期患者中诱导长时间的免疫力，而猴痘病毒会利用调节蛋白来躲避人体免疫系统，促进病毒复制。众所周知，各种正痘病毒，包括猴痘病毒，具有相似的遗传和抗原特征。这意味着，先前感染过属内某种病毒可因具有交叉免疫力而防止同一属的其他病毒感染。以前，接种天花疫苗可以提供一定程度的防御。然而，自从天花疫苗在 20 世纪 70 年代末停止接种以来，具有这种交叉免疫保护的人逐渐减少，免疫力也随时间逐渐削弱。

第二节 流行病学

一、传染病学

（一）传染源

猴痘患者或动物具有传染性。已经发现有些患者在症状出现之前 1 ～ 4 天就能将猴痘病毒传播给他人，直至皮疹全部愈合并长出新的皮肤之前都可将疾病传染给他人。

2022 年猴痘暴发期间，有研究评估了病毒排出情况，证明皮损处标本的病毒载量高于其他部位标本，如咽拭子、口腔液、尿液或精液样本。病毒排出持续时长在不同部位也不一样，如皮损 25 天、口咽 16 天、直肠 16 天、精液 13 天、血液 1 天；90% 的病例从出现症状到病毒清除的时间约为 40 天。有研究随访了 2018—2021 年间 7 例因中重度猴痘而住院的英国患者，其中 3 例患者的血液和上呼吸道样本 PCR 阳性至少持续 3 周，但 PCR 阳性与传染性的关联还不清楚。

偶可发现无症状感染者，其传染性尚不清楚。

（二）传播途径

动物群体中猴痘病毒传播方式还不完全清楚。易感人群可以通过动物传染人、人传人的途径而感染猴痘。

1. 动物传染人　易感者通过接触感染动物的尸体或体液，或被咬伤、抓伤而感染，加工处理野生动物及其肉制品的过程都可能感染。在狩猎、剥皮、诱捕、烹饪、玩弄动物尸体等活动中，都可能直接接触动物或其体液，也可能发生从动物向人的传播。与没有伤口病毒暴露的患者相比，存在咬伤或抓伤等病毒暴露的患者更有可能出现全身性症状。

2. 人传人

（1）直接接触：目前认为，直接接触具有传染性的皮损是猴痘病毒的主要传播方式。暴露者有皮肤或黏膜破损则可能促进传播。2022 年全球猴痘暴发期间，密切接触皮损或黏膜病变处的传染性物质（如在性行为和 / 或亲密接触期间）是感染的主要危险因素。

（2）间接接触：在家中或患者诊疗环境中，通过接触已被感染性物质污染的物品或污染物，如被体液或溃疡的传染性物质污染的衣物或床单，可发生传播。一项研究调查了呼吸隔离病房，在病房、浴室、缓冲间和非直接接触物品表面（如，距离床＞ 1.5m），以及医护人员的隔离服等表面均检出猴痘病毒核酸。

（3）呼吸道飞沫传播：猴痘病毒也可通过呼吸道分泌物传播，不过这种传播可能需要长时间面对面的近距离接触。抖动受污染的床单等行为可使来自病灶的干燥物质飞扬，也可能有传播风险。

（4）母婴垂直传播：猴痘病毒可通过胎盘从母亲传给胎儿，引起先天性猴痘。刚果民主共和国的一项研究调查了 4 例猴痘孕妇，1 例产下健康婴儿，2 例在早期妊娠自然流产，1 例胎儿死亡，发现其中死胎有符合垂直传播的弥漫性皮肤斑丘疹。2022 年全球猴痘暴发期间，也报道了垂直传播病例。

（5）经皮侵染：有病例报道显示，采集皮损样本的用品所致针刺伤可造成传播。在针刺伤部位出现了猴痘皮损。身体穿洞或文身也能导致传播，其中一些病例出现全身性皮疹。

（6）通过其他体液传播的风险：尽管在精液中已检出病毒 DNA，但目前尚不清楚猴痘能否通过精液、阴道液或其他体液传播。2022 年全球猴痘暴发期间，发现唾液(12/12)、精液(7/9)、尿液(9/12)和粪便(8/12)等样本的PCR检测阳性率都很高。至少从1例病例的精液样本中分离出了猴痘病毒，且其在细胞培养中具有复制能力，但仍不清楚精液能否传播感染。

3. 影响猴痘病毒传播的环境因素 已有研究表明，猴痘病毒在不同环境中的传播风险存在差异。在2022年全球猴痘暴发以前，家庭外人传人传播和持续人传人的社区传播情况很罕见。2022年疫情的绝大多数病例与直接亲密接触引起的社区传播有关。家庭内人传人在不同研究的结果差异较大，刚果民主共和国的一项研究显示，家庭内二代发病率高达9%。2022年，多个国家的调查资料发现0.8%很可能是非性密切接触，0.6%为家庭接触。而另一项西班牙的调查，3%的感染是因为家庭接触所致。在资源充足的医疗保健机构，猴痘病毒传播的风险较低。在2003年美国猴痘暴发期间，医疗保健机构没有发生院内传播。一项研究中57名暴露于猴痘患者的医护人员均未报道症状和体征。2022年全球猴痘暴发之前的22年间，流行地区以外的猴痘病毒院内传播情况仅报道了1起。2022年猴痘暴发期间，医护人员中有因为采集皮损样本的用品引起针刺伤后而发生猴痘的病例。

（三）易感人群

没有接种过相应疫苗或无既往猴痘感染史的人普遍易感。疫苗接种和自然感染后的保护力会随时间而下降，仍有可能感染发病。

二、动物猴痘的流行状况

猴痘病毒最初分离自猴，并以此命名。但是猴并不是其自然宿主。至今仍未完全明确猴痘病毒在自然生态中的贮主和偶然宿主。研究表明，有多种动物在维持猴痘病毒的毒性和传染性中发挥作用，它的自然生命周期是一个贮主和偶见种之间相互影响的复杂过程。20世纪80年代，WHO在刚果民主共和国(Democratic Republic of the Congo，DRC)开展的血清学调查表明，猴类猴痘病毒感染与人类一样也呈散发性，其动物宿主范围很广。39% ~ 50%的西非松鼠和50%的红腿太阳松鼠血清猴痘病毒特异抗体阳性，并可从病鼠身上分离到病毒。美国2003年人感染猴痘暴发,调查发现是从加纳进口感染了猴痘病毒的几种非洲啮齿类动物将病毒传给了美国宠物草原土拨鼠,引起人感染猴痘疫情。猴痘病毒实验室的感染宿主包括食蟹猴、草原土拨鼠和地松鼠等。实验室研究证实,所有地松鼠感染猴痘病毒后都表现为暴发性疾病,6～9天后死亡。猴痘病毒宽泛的宿主范围引起了专家的普遍重视,因为这种特性可能使其容易适应新宿主和新地域。

发现猴痘病毒以后的最初10年中,美国、荷兰和法国等在非人灵长类动物中观察到9次动物猴痘暴发,有几次疫情明确报道了动物来源,均为新加坡、印度、菲律宾和马来西亚等亚洲国家,无非洲来源。非人灵长类动物痘样疾病暴发最早文献可追溯到1936年。最近,Tiee等在博物馆1 038份中非洲绳松鼠皮肤样本中,检出猴痘病毒共93份(9.0%),确认1899年就存在猴痘病毒感染。通常情况下,感染猴痘病毒动物在皮疹出现前无明显临床表现。几种不同的灵长目物种的临床严重性也有差异,猩猩特别易感,在皮疹出现前的急性病毒血症阶段就可能死亡。但是,早期并没有处置这些动物猴痘的人员发生感染的报道。

三、人感染猴痘的发现及非洲地方性流行状况

猴痘和普通型或轻症天花在临床上很难区分,所以直到天花停止流行的时候才确认猴痘是另外一种不同疾病,现已成为人类最常见的正痘病毒感染。1970年,刚果民主共和国一个已经两年没有天花病例的地区出现一名9月龄“天花”男童,后确诊为猴痘病毒感染,这是历史上首例猴痘确诊病例。其后直至2003年美国中部猴痘暴发前,非洲以外的地区没有报道过猴痘。基于这一流行病学特点,WHO确定了猴痘有地方性流行的国家,包括喀麦隆、中非共和国、科特迪瓦、刚果民主共和国、加蓬、利比里亚、尼日利亚、刚果共和国和塞拉利昂,还包括仅报道过动物猴痘的加纳,以及有输入病例记录的贝宁和南苏丹等非洲国家。在这些地方开展了一些监测项目,持续有猴痘病例报道,暴发疫情也时有发生。

(一) 1970—1980年非洲猴痘的流行病学调查

Cho等1973年总结时,刚果民主共和国、利比里亚和塞拉利昂

共报道了 6 例猴痘(包括首例),都是儿童,年龄 9 月龄至 9 岁;所有病例首先皆诊断为“天花”,病原学确诊为猴痘;其中 3 名儿童为玩伴,皮疹相继出现,提示有共同暴露;一名 24 月龄儿童发病前 3 ～ 4 周曾参与清除“红猴”胃肠内脏;6 例儿童均存活;6 名患儿的家庭成员无一发病。

初期诊断的猴痘病例以儿童为主,家庭聚集性病例提示可能存在人传人。Breman 等总结 1970—1979 年间,共报道猴痘 47 例(包括贝宁自尼日利亚输入性病例 1 例),每年报道 1 ～ 12 例,全年散发,以旱季为多。病例来自 5 个中非和西非国家(新增尼日利亚、科特迪瓦),其中刚果民主共和国就报道了 38 例。所有病例都发生在热带雨林地区,病例常集中发生于猎食野生动物的某些村落,偶有家庭聚集病例。47 例患者年龄范围 7 月龄至 40 岁,15 岁以下儿童占 85%。8 例 7 月龄至 7 岁患儿在急性期死亡(17%)。4 例可能属于人与人传播,据此评估密切接触的易感家庭成员续发率为 7.5%(3/40),所有易感接触者续发率为 3.3%(4/123),远低于天花续发率(25% ～ 40%)。因此当时认为猴痘不是一个严重的公共卫生问题,但也指出还需要更多调查。另一文献显示,至 1980 年共报道猴痘 59 例,来自 6 个国家(新增喀麦隆)。

偶然发现的人传人续发病例,已经提出了感染猴痘对于未免疫人群来说,可能替代天花的问题。1979 年 11 月,全球根除天花认证委员会(Global Commission for the Certification of Smallpox Eradication)发布意见,认为猴痘不会威胁天花根除行动,也不影响当时仍在继续的免疫接种的合理性。但是,天花病例刚消失不久就出现了猴痘病例,其公共卫生的重要性,以及是否可能影响消灭天花行动还需要更为可靠的评估。因此,对科特迪瓦、塞拉利昂和刚果民主共和国的 10 300 名 15 岁以下儿童开展了血清学调查,表明正痘病毒抗体平均阳性率为 15.4%(12.5% ～ 19.2%);420 例正痘病毒抗体阳性血清标本进一步检测了猴痘病毒特异性抗体,证明 73 例来自猴痘病毒感染;3 460 份未免疫的血清,27 份猴痘病毒特异性抗体阳性;猴痘病毒特异性抗体阳性率在 5 ～ 9 岁儿童最高(13.1‰),是 0 ～ 4 岁儿童(3.3‰)的 4 倍;生活在热带雨林地区的儿童抗体阳性率明显高于热带草原地区儿童;30% 抗体阳性儿童没有病史,也没有查及痘疤(pock scars),考虑为亚临床感染。同时,WHO 计划启动一项强化的主动性监测项目。

(二)1981—1986 年 WHO 在刚果民主共和国开展的猴痘监测项目

继儿童血清学调查之后,WHO 于 1981—1986 年在刚果民主共和国的流行性疫源地(1970—1980 年报道了 48 例猴痘的雨林地区)建立了一个监测系统,此次监测肯定了猴痘人传人,且可连续几代,基于此次调查数据建立的模型预测,猴痘在人际间不能持久传播。

1981—1986 年,西非和中非共报道猴痘 404 例,其中 386 例来自刚果民主共和国,338 例由此项目报道。在包括 1/3 病例的某地区估计的年化发病率为 0.63/10 万,远低于同一地区疟疾(32.1/10 万)和蠕虫病(27.6/10 万)的发病率。研究认为,报道病例较监测前升高 8 倍得益于主动监测,而不是发病率的真实增加。1/3 病例出现于 6 ~ 8 月,可能与农业和狩猎的户外活动增加有关。监测项目发现的 338 病例中,单个散发 132 例,集中发生病例有 71 起,每起有 2 ~ 7 个病例(共同动物暴露或人传人);245 例(约 3/4)感染来源于动物(其中 42 例为共同暴露),人传人续发病例 93 例(28%),69 例为第一代病例,19 例为第二代病例,5 例为第三代或第四代病例。监测项目中 338 例的病死率为 10%。338 例年龄范围 3 月龄至 69 岁,86% 小于 10 岁,52% 小于 5 岁。首发病例和续发病例年龄和性别分布有所不同,首发病例 15 岁以下儿童占 93%,3 ~ 4 岁儿童最多(27%),其次为 5 ~ 6 岁(20%);首发病例男性占 58%,续发病例女性占 57%;15 岁以上的首发病例中女性占 56%(5/9),而续发病例中该值为 71%(10/14)。密切接触的易感者续发率为 9%,0 ~ 4 岁儿童的续发率(13.9%)最高;无接种瘢痕人群的续发率(7.5%)几乎是有接种瘢痕人群(1.0%)的 8 倍;家庭接触者的续发率(3.7%)是家庭以外人群(1.9%)的两倍。在生活区密闭空间内接触过猴痘的未接种疫苗的人群中,只有不到 10% 患病。上述结果提示直接身体接触增加感染风险,空气传播可能性很小。对猴痘接触者的血清学研究表明,18% 的未免疫者和 28% 的免疫者存在亚临床感染,疫苗免疫者的临床疾病一般较轻,皮疹很少。疫苗免疫接种的保护率约为 85%。

Jezek 等报道一起 1983 年续发 4 代的猴痘暴发,首发病例可能因接触猴而感染，其他4例，因接触前一病例相继感染，前3例是因为密切的家庭内接触，而最后一例可能因医院内共用注射器而感染。

但是，随着免疫接种的停止，人群免疫力不可避免下降，当时预期猴痘病例会增多。WHO研究人员采用计算机模型并考虑疫苗接种逐渐停止等因素，100次不同模拟的结果提示，如果出现首发147例的猴痘暴发，可能会续发182～355例，续发可能到11代；最糟糕的状况可能续发290～661例，持续到14代。这个评估结果远远低于天花、水痘和腮腺炎。模拟研究还提示，78%的首发病例没有续发病例。即使没有采用特殊的卫生干预措施，所有模拟疫情都会自行终止。这个模型研究提示，猴痘病毒无法在人类群体中单靠人传人实现永久性传染，持久存在猴痘必须依赖动物宿主频繁将感染引入人群，因此，当时认为猴痘并不是一个严重的健康问题。

（三）1987—1995年猴痘流行病学调查

WHO在刚果民主共和国开展的猴痘监测在1986年结束后，相关资源也转向当时更受关注的艾滋病研究。西非和中非猴痘病例报道明显减少。1987年6例，1990年1例，1991年5例，1992年1例，共13例，分别来自于加蓬10例、刚果民主共和国2例和喀麦隆1例。13例都是儿童。加蓬病例中有两组兄弟姐妹，分别发生于1987年和1991年。

（四）刚果民主共和国1996—1997年猴痘暴发

1996年，无国界医生组织告知WHO在刚果民主共和国疫源地区有可疑猴痘暴发，2月中旬出现了第1例患者，为35岁男性。后续病例波及13个村落，直至8月底。此时才由无国界医生组织和当地卫生机构组成了调查组开展回顾性调查。1997年2月，WHO又开展了第二次回顾性调查。此次疫情调查为回顾性调查，很多推测无法验证，虽然留下一些疑点，但也揭露了猴痘表现的复杂性，并提示猴痘完全可能引起以人传人续发病例为主的疫情。此次疫情共确诊猴痘患者92例，并在调查中认定了另外419例。与之前暴发相比，此次疫情中续发病例所占比例较20世纪80年代数据高出了3倍（78%与28%），病死率低了很多，仅为1.5%（80年代约为10%）；但家庭中的续发率与80年代的监测结果相似。有研究者认为,因为停止了疫苗接种,人群免疫保护减弱导致疫情中续发病例明显增多。如果真是如此,病死率应该增加,但事实上反而明显下降。当时无法排除传播性更强,而毒力更低的毒株在刚果民主共和国传播。Di Giulio 和 Eckburg 认为,1996—1997 年暴发期间使用的病例定义与 1981—1986 年主动监测期间相比特异性较差,大部分病例可能是水痘,并不是猴痘。水痘也是刚果民主共和国的一种常见疾病,其特征为易感人群中有很高的续发病例(＞ 85%)及儿童低病死率(＜ 0.01%)。2001 年 2 ～ 8 月,刚果民主共和国的 Equaterur 省发生了七起以脓疱疹为特征的疾病暴发,都疑为猴痘暴发,共涉及 31 人,5 人死亡。但检测所获标本后确定为猴痘暴发仅两起(16 例,4 例死亡);有两起暴发与猴痘病毒和水痘 - 带状疱疹病毒都有关(7 例,1 例死亡);另两起疫情为水痘(6 例,无死亡);还有一起没有猴痘或水痘的病原学证据(2 例,无死亡)。

(五)1998—2021 年猴痘流行状况

一项人群监测研究发现,刚果民主共和国 2005—2007 年间的猴痘发病率是 20 世纪 80 年代的 20 倍。2005—2007 年间发现了 760 例经实验室确诊的人感染猴痘。这项研究发现,有天花免疫接种史者发生猴痘的风险是未接种疫苗者的 1/5,因此支持既往未接种天花疫苗可导致人类猴痘病例增加。其他可增加感染风险的因素包括生活在森林地区、男性,以及＜ 15 岁。

2005 年 11 月至 2007 年 11 月,刚果民主共和国中部开展了主动性的基于人群的调查。结果显示,2005—2007 年确诊猴痘患者 760 例,年发病率为 5.53/ 万(2.18 ～ 14.42);增加感染风险的因素包括:雨林地区生活、男性、年龄＜ 15 岁和未接种天花疫苗;接种疫苗者发生猴痘的风险比未接种者低 5.2 倍(0.78/ 万比 4.05/ 万);与 1981—1986 年相应地区的发病率(0.72/ 万)比较,2006—2007 年发病率(14.42/ 万)升高了 20 倍。

2017 年以前,尼日利亚已有将近 40 年未报告过猴痘病例,但自 2017 年以来报告的病例有所增加。2017 年 9 ～ 11 月,尼日利亚(1978 年曾发生猴痘)发生了截至当时最严重的西非支猴痘疫情,首发病例为 11 岁男孩,此后监测共发现 146 例疑似病例,42 例确诊病例。确诊病例中 62% 为 21 ～ 40 岁成人,男女比为 2∶1,死亡 1 例

（有免疫抑制病史）。此次疫情中，发现3起家庭聚集性病例。虽然有一个家庭中的续发率高达71%，但此次疫情的大部分病例并没有流行病学关联，提示为多来源的暴发，尚不清楚环境和生态学改变对此次突发的猴痘再现之间的关系。最新的总结报告看，2017年确诊病例达到88例；且疫情并未完全中断，2019—2021年，尼日利亚每年报告猴痘病例8～49例。自此以后，非洲以外地区猴痘病例的流行病学信息中，尼日利亚频繁出现，直至2022年暴发疫情。

2020—2022年全球猴痘暴发前，非洲中部、西北部和西南部地区的国家报道了病例。喀麦隆2021年12月暴发猴痘疫情，截至2022年2月17日，确诊3例，疑似病例25例，其中两例死亡。2022年3月14日，中非共和国报道了6例猴痘确诊病例，包括2例死亡。2022年1月1日至4月17日，刚果民主共和国报道了1 152例疑似病例，其中55例死亡（4.8%）；而2021年同期只报道了138例疑似病例，14例死亡（10.1%）。2022年1月至4月尼日利亚报道了46例疑似病例（其中15例确诊）。WHO最近的通报显示，2022年1月至2022年5月，7个非洲地方性流行国家共报道了确诊44例，疑诊1 408例猴痘；确诊加疑诊病例数刚果民主共和国为1 294例，尼日利亚87例；死亡66例，刚果民主共和国占58例，尼日利亚1例。

1970—2021年非洲人感染猴痘地方性流行的国家报道病例数的主要情况，已有研究者进行了简要的总结，见表10-1。

表10-1 1970—2021年不同国家报道人感染猴痘病例的情况简表

国家	年份（年）	疑诊病例数（人）	确诊病例数（人）	死亡数（人）
非洲国家				
贝林	1978	无报道	1	0
喀麦隆	1979	无报道	1	0
	1989	无报道	1	0
	2018	无报道	2	0
	2019	无报道	1	0
	2020	无报道	2	0
	2021	无报道	4	0

续表

国家	年份（年）	疑诊病例数（人）	确诊病例数（人）	死亡数（人）
中非共和国	1984	无报道	6	0
	2001	0	3	2
	2010	0	1	0
	2012	0	2	0
	2015	3	4	4
	2016	7	4	2
	2017	1	6	0
	2018	5	28	0
	2019	18	15	2
	2020	2	8	0
	2021	25	28	2
科特迪瓦	1971	无报道	1	0
	1981	无报道	1	无报道
刚果民主共和国	1970—1986	无报道	386	无报道
	1987—1995	无报道	无报道	无报道
	1996—2004	每年＞200	无报道	无报道
	2005—2015	每年＞1 000	无报道	无报道
	2016	3 750	无报道	无报道
	2017	2 500	无报道	无报道
	2018	3 784	无报道	78
	2019	5 288	无报道	107
	2020	6 216	无报道	222
	2021	2 841	无报道	76
加蓬	1987	无报道	5	2
利比里亚	1970	无报道	4	0
	2017	无报道	2	0

续表

国家	年份(年)	疑诊病例数(人)	确诊病例数(人)	死亡数(人)
尼日利亚	1971	无报道	2	0
	2017	202	88	5
	2018	117	49	3
	2019	98	47	1
	2020	35	8	0
	2021	98	34	0
刚果共和国	2003	无报道	11	1
	2009	无报道	2	0
	2017	88	87	6
	2019	无报道	2	0
塞拉利昂	1970	无报道	1	0
	2014	无报道	1	1
	2017	无报道	1	0
	2019	无报道	1	0
	2021	无报道	1	0
南苏丹	2005	9	10	0
非洲以外国家				
以色列	2018	无报道	1	0
新加坡	2019	无报道	1	0
英国	2018	无报道	3	0
	2019	无报道	1	0
	2021	无报道	3	0
美国	2003	无报道	47	0
	2021	无报道	2	0

(六) 2022 年全球猴痘暴发中的非洲状况

2022 年 WHO 报告猴痘在几个非洲国家和地区流行，包括贝宁、喀麦隆、中非共和国、刚果民主共和国、加蓬、加纳（只在动物中发现)、象牙海岸、利比里亚、尼日利亚、刚果共和国、塞拉利昂和南苏丹。WHO 单独报道了非洲地区在 2022 年之后的猴痘发生情况,以显示其与其他地区在 2022—2023 年猴痘疫情方面的流行病学差异。从历史上看,该地区传播的性成分被认为对猴痘人与人之间传播的贡献小于在持续的全球疫情中观察到的。还应注意的是,该地区大部分地方猴痘的检测能力有限,这导致对猴痘病例的认识不足。从 2022 年 1 月 1 日至 2024 年 2 月 29 日,非洲地区报道了 2 717 例猴痘确诊病例和 22 例死亡病例。这些病例分别占全球病例的 3% 和全球死亡病例的 12%。此外,还向世界卫生组织报道了 672 例(占所有病例的 25%)的详细信息,在这些案例中:359 例为男性(53.4%),313 例为女性(46.6%),中位年龄为 17 岁(*IQR*:7-32),339 例(占总数的 50.4%)病例年龄在 0 ~ 17 岁,其中 119 例(占总人数的 17.7%)年龄在 0 ~ 4 岁。

刚果民主共和国报道了有史以来第一例人类猴痘病例,自那时以来,该国在一段时间内继续报道猴痘病例。2023 年,该国猴痘病例和死亡人数显著增加,地域分布更广,但其背后的原因尚不清楚。从 2022 年 1 月 1 日到 2024 年 2 月底,该国报道了 23 941 例猴痘疑似病例和 1 165 例猴痘疑似死亡(仅 2 024 例:3 576 例疑似病例和 264 例疑似死亡)。在 2 024 例病例中,389 例为实验室确诊病例。在此期间,该国超过 65% 的疑似病例和约 85% 的疑似死亡病例发生在 15 岁以下的儿童中。从历史上看,该国只报道过猴痘病毒分支Ⅰ;目前还没有猴痘病毒分支Ⅱb 的确诊病例,该分支在当前的全球疫情中占主导地位。2023 年 4 月,刚果民主共和国首次记录到猴痘病毒分支Ⅰ通过性接触传播。由于检测能力有限,2024 年只有约 15% 的疑似病例接受了 PCR 检测;全国范围内的检测阳性率约为 75%。

四、非洲以外地区人感染猴痘的流行状况

2003 年美国中部猴痘暴发前,非洲以外地区没有报道过猴痘。

(一) 美国 2003 年猴痘暴发

2003 年 5 月 15 日至 6 月,美国 CDC 调查了 6 个州(伊利诺伊州、印第安纳州、堪萨斯州、密苏里州、俄亥俄州和威斯康星州)的猴痘暴发,共有 71 例确诊和拟诊病例;35 例经实验室确诊。在这之

前,西半球尚未发现过猴痘。这次暴发再次证明了这种人畜共患病适应新生态环境的能力。2003 年美国暴发报道了 71 例猴痘患者,实验室确诊 37 例(51%),年龄中位数 28 岁;小于 18 岁儿童占 29%(10/34)。能追溯到数据的 69 名患者中,18 名(26%)住院,两名表现严重的患者均为儿童,无死亡。此次美国暴发的猴痘均为动物传染人,无人传人。追溯性调查证实,所有猴痘病例均与从一家动物经销商购买草原土拨鼠相关。这些草原土拨鼠与非洲加纳进口到得克萨斯的啮齿类动物接触后被感染。研究者认为这种人畜共患病未能大规模暴发,可能与美国人群自然抵抗力较高、患者群体的健康状况较好、继发感染较少和 / 或更好的医疗护理有关。后期病毒学的研究证明,引起此次疫情的是西非支毒株。由于本次暴发,随后美国禁止运输、销售或野外放生来自非洲的草原犬鼠和动物(包括树松鼠、绳松鼠、睡鼠、帚尾豪猪、条纹鼠及冈比亚巨鼠)。自这项禁令发布以来,美国没有发生过与接触动物有关的其他暴发。

(二) 2004—2021 年猴痘

2003—2017 年,非洲以外国家和地区没有报道猴痘病例。

2018 年首次出现由人将猴痘病毒带出非洲的报道。2018 年 9 月,英国报道 2 例互不相关的尼日利亚旅游回国的猴痘病例,其中 1 例在治疗过程中,可能通过污染的床上用品,感染 1 名护理人员,后者接种疫苗后约 1 周仍发病,其接触的 134 人中 4 人患病(但无确诊猴痘信息,笔者注)。2018 年 10 月以色列报道 1 例 38 岁男性,为长期驻扎尼日利亚的工作人员回国后发病,出现皮疹 12 天前,曾在尼日利亚处理啮齿动物,该患者在以色列接触的 5 名家庭成员和 11 名医护中仅 1 人同意接种疫苗,随访无 1 人发病。

2019 年 5 月,新加坡报道 1 例 38 岁尼日利亚男性输入性病例,约 2 周前有参加婚宴食用烧烤野味史,无续发病例。2019 年 12 月,英国再次报道自尼日利亚输入性猴痘 1 例。

2020 年非洲以外地区的没有猴痘病例报道,当年尼日利亚报道 8 例猴痘。

2021 年 5 月,1 名尼日利亚工作生活的英国人回国后发病,在因新型冠状肺炎疫情防控居家隔离期间发病,与其接触的 2 名家庭成员相继发病并确诊。2021 年 7 月,美国报道 1 例从尼日利亚到达拉斯的中年男性美国籍病例，认为是2017年尼日利亚疫情以来第7例非洲以外国家报道的猴痘（实为第10例，笔者注）。此例发病1周前参加过社交聚会，但在尼日利亚的调查并没有找到可疑的感染来源，接触过的当地人中也没有出现与之相关的患者，223名接触者中，189人划定为低风险，34人应考虑立即接种疫苗，但无人同意，随后没有出现病例。4个月后，美国再次报道自尼日利亚旅行回国的输入性28岁男性猴痘病例，美国因此发布了尼日利亚旅行警告，认定40个接触的医护人员没有高感染风险，没有接种疫苗，后续也无发病者。

从上述猴痘的流行病学史看，不论是非洲国家还是非洲以外的国家，总的来说，猴痘都有随年代增多的倾向。Bunge等研究发现猴痘病例数在刚果民主共和国明显增多，1970—1979年及其后每10年报道的确诊、可能和可疑病例总数分别为38、343、511、10 027和18 788例；其次便是尼日利亚，过去50年共确诊181例，确诊、可能和可疑病例总数第三、四位的是刚果共和国（97例）和中非共和国（69例）。报道病例的中位数年龄在过去50年中也有所增大，由20世纪70年代的4岁，80年代的5岁，增加到21世纪00年代的10岁，10年代的21岁。研究者认为，猴痘的这些流行病学变化可能与停止天花疫苗接种，对猴痘病毒的交叉免疫保护减弱，导致人传人有关。一项尼日利亚的研究显示，从人群免疫接种率来看，2016年已经降低至10.1%，从免疫保护水平看，已从20世纪70年代的65.6%降至2.6%；到2018年，免疫率为9.3%，人群免疫水平仅有2.2%。但是，随着时间流逝，未免疫接种人群年龄增长不可避免，在这一变化过程中，儿童人群始终是最易感者。非洲病例发病年龄增加可能与社区对儿童保护意识的增强，避免了早期暴露有更大关系，易感性得以保持到成年，这和非地方性流行国家成人感染病例性质相同。这与其他一些先前疫苗可预防疾病，如百日咳，因为儿童期疫苗接种后免疫力逐渐降低，青少年和成人发病增多的现象有本质不同。

1970—2021年非洲以外人感染猴痘简要情况可参见表10-1。

（三）2022年全球猴痘疫情

2022年5月7日始，英国等多个非地方性流行国家报道了猴痘病例。此次猴痘暴发突然出现,并迅速蔓延。2022 年 7 月 23 日,WHO 宣布本次猴痘暴发为“国际关注的突发公共卫生事件”。随着报道频率的下降,以及世卫组织新指南规定每月报道间隔时间,按周报道病例已不再可靠。WHO 总结了通过周报道提所供的 2022—2023 年猴痘疫情急性期的记录,时间段是 2022 年 1 月 1 日至 2023 年 4 月 14 日的数据。与不再将猴痘视为国际关注的突发公共卫生事件的 1 周相对应。需要说明的是,疫情急性期的结束并没有明确定义。

自 2022 年 1 月 1 日以来,WHO 所有 6 个区域的 117 个会员国和地区报道了猴痘病例。截至 2024 年 2 月 29 日,共报道了 94 707 例实验室确诊病例,662 例可能病例,181 例死亡病例。全球受影响最严重的 10 个国家:美国(n=31 800)、巴西(n=10 967)、西班牙(n=7 898)、法国(n=4 195)、哥伦比亚(n=4 090)、墨西哥(n=4 081)、英国(n=3 892)、德国(n=3 816)、秘鲁(n=3 812)和中国(n=2 031)。其中,只有中国的猴痘流行高峰出现在疫情急性期之后。这些国家合计占全球报道病例的 80.9%。

2022 年全球猴痘暴发疫情具有许多既往疫情没有的特征,显得很不寻常。暴发出现前的 2021 年 12 月至 2022 年 5 月,非洲猴痘地方性流行国家的疫情为常态,并没有明显活跃的迹象。但从 5 月 7 日英国报道首例以来,大约 1 个月的时间,非地方性流行国家报道的猴痘确诊病例总数已近 1 700 例,短时间内病例急剧增多,报道的数据已远远超 20 世纪 80 年代模型预测“最糟糕的状况”。与猴痘单个病例相关的公共卫生风险是广泛的,因此在非地方流行性国家,出现一例猴痘,就应认定为暴发。2022 年以前,通常每年在非洲西部和中部出现数千猴痘病例,非洲以外只有与非洲旅居或进口感染动物相关的少数病例。但此次暴发,短时间内就在多个国家报道了病例,疫情涉及的非地方性流行地域较以往显著扩大。虽然早已证明猴痘病毒可以人传人,地方性流行国家也发生过以续发人传人病例为主的暴发疫情。但是,非地方性流行国家猴痘续发病例罕见。但此次暴发中,绝大部分病例与猴痘地方性流行国家没有明确的直接联系。这是欧洲第一次报道与自然疫源地无关联的猴痘病例。过去 50 年猴痘病例的年龄分布逐渐从小年龄儿童向青少年、成人移动，但总的来说，还是以< 15 岁儿童为主。考虑到人畜感染的危险因素，（非洲）以动物传染为主的猴痘暴发，常以儿童为主。可能因为需要有海外旅行或工作的感染暴露机会，非地方性流行国家和地区的输入性猴痘病例主要是成人。既往报道的病例相关职业包括贸易商人、学生、手工匠人、卫生人员、农民、猎人和运输工作者。而此次暴发中，男男性行为者是突出的发病群体，而且在疫情初期，大量病例不明传染源，而既往非地方性流行国家出现的猴痘病例，带出非洲的源头都很清楚，尤其是由人带出非洲的病例，首发病例都有非洲旅居史。此次暴发疫情中病例临床表现与既往认识的典型猴痘病例表现也有较大差别，对临床认知也带了很多新的认识。

WHO 组织总结了 2022 年猴痘暴发疫情中，具有可用数据的病例的一些特征。所有病例的数据分析结果显示，96.4%（84 735/87 989）为男性，中位年龄为 34 岁（*IQR*：29-41），18 ～ 44 岁的男性占报道病例的 79.4%。3.6%（3 164/87 899）为女性，其中大多数来自美洲地区（2 353/3 164；74%）和欧洲地区（442/3 164；14%）。在 90 308 例年龄可用的病例中，有 1 154 例（1.3%）病例报道年龄在 0 ～ 17 岁，其中 333 例（0.4%）年龄在 0 ～ 4 岁：0 ～ 17 岁的大多数病例来自美洲地区（705/1 154；61%）。55 例报道为妊娠或近期妊娠。在有已知性行为数据的病例中，85.4%（29 244/34 240）被认定为与男性发生性关系的男性。具有相应报道的病例中，52.0%（18 275/35 122）是艾滋病毒感染者，但大多数病例都没有关于艾滋病毒状况的信息。卫生工作者出现了 1 263 例病例，但大多数人是在社区中暴露的，很少由于职业暴露造成。在所有报道的传播类型中，性接触是最常见的，在 21 935 例报告道的传播事件中有 18 273 例（83.3%）。在所有可能暴露病例的环境中，最常见的是在有性接触的聚会环境中，在所有报道的暴露事件中，6 493 起中有 4 285 起（66.0%）。将男男性行为者病例去除以后，79.0%（3 935/4 978）的病例为男性；中位年龄为 33 岁（*IQR*：27-41），18 ～ 44 岁的男性占病例的 64.4%。具有明确信息的病例中，29.1%（1 125/3 872）为艾滋病毒感染者，但大多数病例都没有关于艾滋病毒感染状况的确切信息。在所有报道的传播类型中，性接触最常见（979/1 551，63.1%）。在所有可能暴露病例的环境中，最常见的是家庭内传播（157/424，37.0%）。WHO 报道的部分数据可参见表 10-2。

表 10-2 WHO 报道的 2022 年全球猴痘疫情病例的特征（截至 2024 年 2 月 29 日）

项目	所有病例的报道数值		不详或数据缺失	除外男男性行为者的报道数值		不详或数据缺失
	是	否		是	否	
男男性行为	29 244（85.4%）	4 996（14.6%）	56 402	0	4 996（100.0%）	0
艾滋病毒感染者	18 275（52.0%）	16 847（48.0%）	55 520	1 125（29.1%）	2 747（70.9%）	1 124
卫生工作者	1 263（4.1%）	29 920（95.9%）	59 459	128（7.6%）	1 550（92.4%）	3 318
旅游史	3 925（15.2%）	21 849（84.8%）	64 868	312（11.6%）	2 386（88.4%）	2 298
性接触传播	18 272（83.3%）	3 662（16.7%）	68 708	979（63.1%）	572（36.9%）	3 445
因隔离 / 治疗住院	5 744（10.9%）	46 855（89.1%）	38 043	405（16.2%）	2 091（83.8%）	2 500
重症监护	48（0.3%）	14 908（99.7%）	75 686	13（1.1%）	1 206（98.9%）	3 777
死亡	143（0.3%）	54 792（99.7%）	35 707	10（0.4%）	2 738（99.6%）	2 248

为了更好地了解猴痘疫情的动态，并支持预测工作，世界卫生组织于 2022 年努力从文献中提取流行病学参数（潜伏期、序列间隔和世代间隔）。综合文献报道数据看，潜伏期平均时间 5.6 ～ 9.1 天，中位 6 ～ 13 天，范围 0 ～ 30 天。序列间隔平均 5.6 ～ 9.5 天，世代间隔 12.5 天。

2022 年猴痘暴发疫情中病例的临床表现也与既往有所不同，WHO 也总结了有明确记录的患者临床表现的分布，可参见表 10-3。

表 10-3　2022 年猴痘暴发疫情患者症状和体征出现的频率（截至 2024 年 2 月 29 日）

项目	全部病例	男性	女性
任何形式的皮疹	32 150（89.8%）	30 834（90.3%）	1 149（84.2%）
发热	20 862（58.3%）	20 005（58.6%）	687（50.3%）
全身性皮疹	19 575（54.7%）	18 584（54.4%）	957（70.2%）
生殖器皮疹	17 715（49.5%）	17 193（50.3%）	387（28.4%）
任何形式的淋巴结肿大	10 708（29.9%）	10 424（30.5%）	224（16.4%）
头痛	10 421（29.1%）	9 858（28.9%）	513（37.6%）
肌痛	9 373（26.2%）	8 964（26.2%）	397（29.1%）
全身性淋巴结肿大	8 209（22.9%）	8 007（23.4%）	143（10.5%）
乏力	6 407（17.9%）	6 251（18.3%）	150（11.0%）
局部淋巴结肿大	5 813（16.2%）	5 680（16.6%）	132（9.7%）
咽喉痛	4 715（13.2%）	4 448（13.0%）	216（15.8%）
皮疹，部位不明	3 428（9.6%）	3 403（10.0%）	23（1.7%）
口腔皮疹	2 846（8.0%）	2 751（8.1%）	83（6.1%）
寒战	2 679（7.5%）	2 525（7.4%）	121（8.9%）
咳嗽	869（2.4%）	798（2.3%）	56（4.2%）
呕吐	766（2.1%）	711（2.1%）	52（3.8%）
淋巴结肿大，部位不明	459（1.3%）	445（1.3%）	14（1.0%）
肛门生殖器疼痛和 / 或出血	368（1.0%）	363（1.1%）	5（0.4%）
其他	253（0.7%）	249（0.7%）	5（0.4%）
无症状	245（0.7%）	222（0.7%）	17（1.2%）
结膜炎	202（0.6%）	186（0.5%）	14（1.0%）
腹泻	113（0.3%）	91（0.3%）	2（0.1%）
生殖器水肿	41（0.1%）	40（0.1%）	0

使用既往已有的猴痘病毒和2022—2023年猴痘多国疫情中分离病毒的相关序列，定期对NCBI基因库中可用的序列进行序列比对和可视化分析。2022年8月12日，WHO决定将刚果盆地分支的猴痘病毒分支重命名为Ⅰ分支，将西非分支重命名为Ⅱ分支，分支Ⅱ由两个子亚支（Ⅱa和Ⅱb）组成。系统发育树分析显示了截至2023年7月26日，共749个猴痘病毒的序列数据。目前，正在进行的2022—2023年全球猴痘疫情中的所有序列都与Clade Ⅱb亚支有关。其中，绝大多数与分支Ⅱb的B.1谱系有关。尽管如此，仍有许多序列与相关的A.2谱系有关。目前，从世界不同地区上传的序列之间的相似性表明，正在进行的疫情不涉及多起人畜共患外溢事件，传播是通过人传人持续的。

2022年9月16日，重庆报道了我国内地第一例输入性的猴痘确诊病例。中国台湾和中国香港分别于2022年5月24日及2022年9月6日报道了首例本土感染病例。2023年5月31日，北京报道了内地首例本土感染病例。2023年6月全国报告新增106例，7月和8月分别报道491例和501例。2023年9月20日，猴痘纳入我国乙类法定传染病，其后每月报道的病例数分别为：9月80例，10月127例，11月80例，12月102例，2024年1月97例，2月70例和3月51例。对国内病例的猴痘病毒的分析结果表明，其毒株为Ⅱb支的B.1谱系。

直至编写本章内容，2022年全球猴痘疫情远未完全结束。2024年8月14日再次提出猴痘构成“国际关注的突发公共卫生事件”。2023年在刚果民主共和国出现Ⅰb进化支猴痘病毒感染蔓延，病例大幅增加。2024年7月，刚果民主共和国的4个从未报道出现过猴痘病例的邻国（布隆迪、肯尼亚、卢旺达和乌干达），报道了由Ⅰb支感染引起的百余病例，非洲外地区也有散在病例出现，表明猴痘疫情再次以新的方式出现蔓延。鉴于疫情发展形势，表明可能存在新的传播方式，广泛流行的风险较大，而且，Ⅰb支病毒感染病死率更高，病例中15岁以下儿童比例更高，WHO第2次因猴痘拉响了最高级别疫情警报，引发全球广泛关注。

第三节 临床表现

猴痘病毒感染的潜伏期通常为 6 ～ 13 天，但范围可达 5 ～ 21 天。

潜伏期以后，猴痘患者通常经历前驱期（出疹前期）和出疹期，但发热等全身性的前驱症状与出疹之间的病程关系并不确定，其出疹过程和形式多样，可能与病毒毒力多样性、感染途径不同、机体易感性、有无基础疾病或合并症等因素有关。

猴痘患者的全身症状较为常见，可发生在皮疹出现之前（即前驱期），也可发生于出疹后不久（临床早期）。全身症状是由病毒血症引起的，临床表现包括发热、寒战、头痛、嗜睡、背部及肌肉痛、乏力及明显多发淋巴结肿大（下颌、颈部、耳后、腋下、腹股沟等），偶有咳嗽、咽痛，病程持续 1 ～ 3 天。其中明显的淋巴结肿大是猴痘不同于其他发热出疹性疾病（例如水痘、天花、麻疹等）的一个显著特征，多数患者出疹前发生淋巴结肿大，少数患者直到出疹 1 ～ 2 天后才发现淋巴结肿大，淋巴结肿大可单侧或双侧。淋巴结肿大多初见于颈部（上颌和颈部淋巴结），随后通常会出现 2 ～ 3 个其他部位淋巴结肿大，59% 的患者全身淋巴结肿大。肿大淋巴结直径 1 ～ 4cm，固定、质软、有时疼痛；大多数周围软组织水肿，但局部皮肤没有明显异常。颈部淋巴结肿大及周围组织水肿明显者可呈牛颈状，少数患者腋窝或腹股沟形成脓肿，部分患者发病后 1 ～ 2 天口腔黏膜出现疱疹，可累及舌，有痛感。猴痘常以发热起病，发热次日体温峰值可达 38.5 ～ 40.5℃。头痛（通常为全头痛，有时仅额部痛）是第二常见症状，部分患者头痛先于发热。出疹以后，所有前驱期症状仍有可能存在。在 2022 年猴痘暴发期间，部分患者仅表现为生殖器、肛门和 / 或口腔病变，却没有全身症状。此外，本次疾病暴发期间，前驱期或临床早期较少见全身淋巴结肿大；但区域淋巴结肿大通常与皮疹相关。

80% 的患者发热 1 ～ 3 天后出现皮损，5% 的患者同一天出现发热和皮疹，15% 的患者发热超过 3 天才出现皮疹。发热和皮疹的时间关系不受痘苗接种史的影响。皮损呈多形性伴局部疼痛，但在愈合期（结痂时）会伴有瘙痒。常持续 2 ～ 4 周，数量从一个到数百个不等。皮损常自面部开始，在 24 小时内迅速蔓延至四肢及掌跖，以面部及四肢为著，典型分布常呈离心性。与天花一样，猴痘病变经常出现在手掌和足底，同一部位皮疹同批次出现。

典型皮肤黏膜表现：舌和 / 或口腔黏膜斑经常是最先发生的。皮损表现与病程明显相关，经典的单个皮损陆续经历斑疹期 - 丘疹期 - 水疱期 - 脓疱期 - 结痂期 5 个阶段，通常第 1 ～ 2 天皮损表现为直径 2 ～ 5mm 的红色斑疹，第 3 天发展为球形或者半球形丘疹，至第 4 ～ 5 天形成水疱（可为血疱），第 6 ～ 7 天发展为假性脓疱（类似于脓疱、实际为充满细胞碎片但不含液体或脓液的丘疹），深在且疱壁较厚，中央可呈脐凹状，脓疱期持续 5 ～ 7 天后进入结痂期（7 ～ 14 天），持续 1 周左右结痂脱落，皮损常留有凹陷性瘢痕及色素沉着。虽然皮损表现多样，但同一患者，尤其是同一部位皮损在同一时间通常处于相同的发展阶段（单形性）。

不典型皮肤黏膜表现：2022 年猴痘疫情中患者皮损常为不典型表现，特点包括：

（1）仅有少数皮损或单发皮损；

（2）部分病例无皮损，伴有肛门疼痛或出血；

（3）局限于生殖器或会阴 / 肛门周围区域的皮损；

（4）皮损可不同步发展；

（5）皮损先于前驱症状或无前驱症状。

Thornhill 等报道皮损形态上以水疱 - 脓疱性皮损为主（占 58%），溃疡占 30%。64% 的患者皮损少于 10 个。73% 的患者存在肛门、生殖器受累，41% 的患者出现口腔黏膜受累。另外，病程中甲床可受累，表现为甲半月红斑，后续出现指甲的中断，也可出现感染反应疹。深在性脓肿也是少见的临床表现之一。有时皮损会融合成较大的斑块、溃疡或结痂。

2022 年猴痘暴发疫情中，肛门、生殖器皮损表现为阴茎上 1 ～ 2 个孤立性皮损，女性也可能出现外阴皮损，生殖器皮损常伴周围水肿，有时可能进展为阴茎龟头或包皮严重肿胀，导致回缩的包皮无法恢复到正常位置（即形成嵌顿性包茎），也有形成融合性斑块、溃疡或结痂，最终导致局部蜂窝织炎，需要使用抗菌药物治疗。肛周皮损可表现为臀部和 / 或累及肛周的皮损，后者常伴直肠疼痛或排便疼痛。口周皮损可累及舌部，通常为圆形白色皮损伴中央凹陷，或口腔黏膜 / 唇部溃疡性病变。有数据显示，皮损部位与病毒入侵部位相符。

根据皮疹数量可将猴痘的严重性分为 4 度：1 ～ 25 个为轻度；26 ～ 100 个为中度；101 ～ 250 个为重度；超过 250 个为极重度。Huhn 等重症病例定义：病程中任何阶段体温超过 38.3 ℃和皮疹 ≥ 100 个。

除前驱症状、发热伴皮损外，猴痘还可累及其他各系统。重症者可出现皮损继发软组织细菌感染，例如疖、痈、蜂窝织炎、脓肿、坏死性筋膜炎、化脓性淋巴结炎，甚至败血症和脓毒性休克等；呼吸道症状，例如腮腺炎、会厌炎、扁桃体周围脓肿、咽后壁脓肿、支气管肺炎、重症肺炎，甚至引发呼吸窘迫等；胃肠道受累可出现呕吐和腹泻，重症可致严重脱水、电解质紊乱和酸碱平衡紊乱。其中，水样腹泻是猴痘的少见表现，却可能是首发症状，常与恶心、呕吐同时存在，一般无发热，部分患者有皮疹且腹泻和皮疹可同时出现；心包炎和心肌炎亦有报道；眼部感染可导致角膜瘢痕和永久性视力丧失；还可出现坏死性或梗阻性淋巴结肿大。

2022 年猴痘疫情暴发期间，直肠炎患者表现为肛门直肠疼痛、里急后重和流脓或出血，可能伴有肉眼可见的肛周水疱性或脓疱性病变；有时需住院治疗疼痛，严重者可出现直肠壁穿孔。出现溃疡性咽炎或扁桃体炎的患者，临床表现为咽痛和吞咽困难，由此可能会限制或阻止经口摄入食物。

眼部感染猴痘后表现为结膜炎、睑缘炎、眼周蜂窝织炎、角膜炎和视力丧失，也有可能出现结膜下结节。如果怀疑眼部感染，应请眼科会诊。有些患者可能很严重，出现坏死性结膜炎，需进行反复组织清创联合角膜移植。严重眼部 - 皮肤表现也可见于晚期 HIV 感染的病例中。

2022 年暴发期间还出现了神经系统并发症，如脑炎 / 脑脊髓炎，儿童患者表现为哭闹、拒食、抽搐、意识障碍，甚至昏迷。出现脑炎的患者中，有死亡病例。目前，尚不清楚脑炎 / 脑脊髓炎是由于猴痘病毒侵犯神经系统引发的,还是由于感染猴痘引发的自身免疫反应。

其他少见并发症还有:

(1)可因肠黏膜渗出性病变或者严重组织水肿,最终导致肠梗阻;

(2)包皮水肿或者阴茎龟头水肿导致嵌顿性包茎;

(3)噬血细胞性淋巴组织细胞增生症。

重症猴痘(包括坏死性猴痘)感染常见于免疫缺陷患者,例如晚期 HIV 感染者,其临床表现类似免疫缺陷患者不慎接种复合型天花疫苗时出现的进行性痘疹改变。除广泛性、坏死性皮损外,此类患者还伴有不常见的肺部结节改变。有研究指出,合并猴痘的晚期 HIV 感染者中,CD4 < 100/μl 组与 CD4 > 300/μl 组相比,暴发性皮损和全身性并发症的发生率更高,包括坏死性皮损(58% 与 9%)、细菌感染(44% 与 9%)、眼部并发症(15% 与 1%)、肺部受累(29% 与 0)和死亡率(27% 与 0)。在开始或重新开始抗逆转录病毒治疗的患者中,有约 1/4 的患者因疑似免疫重建炎症综合征导致症状加重,其中一半患者最终死亡。

既往地方性疫区内的儿童发病更易出现重症感染。Breman 等总结 1970—1979 年间,共报道猴痘 47 例,平均年龄为 8 岁(7 月～ 35 岁),39 例(82.9%)年龄在 10 岁以下,25 例(55%)年龄在 5 岁以下,5 例(10.6%)在 1 岁以内,8 例(17.0%)7 月龄至 7 岁患儿在急性期死亡。皮损多同期出现,呈离心性分布,严重者可泛发全身(包括掌跖);多数皮损直径约 0.5cm,但亦可达 1cm;13% 的患者皮损数量< 25 个,38% 的患者皮损数量> 25 个,皮损数量超过 100 个者占 49%。口腔、舌、生殖器等黏膜均可受累,1 例患者因角膜受累而导致单侧失明。皮损继发感染较为常见,皮损消退后常留有凹陷性瘢痕及色素沉着,点状凹陷性瘢痕以面部多见。2003 年美国中西部疫情,Huhn GD 等报道了 34 例猴痘,平均发病年龄为 26 岁(6 ～ 47 岁),29% 为儿童。相比成人,儿童患者病情更重,1 例 6 岁女孩,因脑炎后期接受气管插管和机械通气。1 例 10 岁女孩因咽后脓肿和颈部淋巴结病导致气管气道损伤。但在 2022 年暴发期间感染的少数儿童和青少年中,病情严重程度似乎没有增加。一项病例系列研究纳入4例4岁以下儿童和12例13～17岁青少年患者，所有文献报道的儿童患者都无须住院治疗和抗病毒治疗。

孕期女性感染猴痘的临床表现：刚果民主共和国曾报道4例孕期女性感染猴痘，其中3例经历胎儿死亡或流产。其中死胎表现为躯干、四肢及掌跖弥漫性皮肤斑丘疹，伴有胎儿水肿，即明显的肝脏肿大及腹腔积液，但无明显发育畸形。与其他类型所致胎儿宫内死亡一致，伴有严重的肝脏溶解和血管通透性增加。母体胎盘出现泛发、点状弥漫性出血。这4例孕妇均在感染猴痘后发热第21天至23天胎动停止，此后母体猴痘病毒血症水平突然迅速上升，从10^2拷贝ml，到10^6拷贝/ml。

虽然可查及无症状感染者的报道，但比较罕见。非洲的血清流行病学研究显示，个别患者可能发生亚临床或无症状猴痘。无症状感染者的潜在传染性不明。

已明确有几种因素可能影响猴痘的临床表现。猴痘的遗传背景明显与猴痘轻重程度及病死率相关。其中Ⅱ支猴痘患者临床并发症和重症少见，病死率低，而Ⅰ支猴痘感染者重症发生率较高，病死率常超过10%。接种过痘苗的猴痘患者临床表现轻，皮疹等临床过程更倾向于水痘，局部可出现多形态皮疹，皮疹集中于躯干而非四肢，皮损直径更小，数量更少，甚至全身只有1个或2个皮损，没有或很少出现融合性皮疹，后期发生并发症和后遗症者也更为少见。病毒感染途径与猴痘的临床表现也有关，有文献指出无创暴露感染者潜伏期较长，一般以发热等前驱表现发病，2～3天后出皮疹。而复合暴露型感染者潜伏期较短，常先有皮疹再发热。

第四节　诊断和鉴别诊断

一、诊断

猴痘的诊断需综合考虑流行病学、临床表现及实验室检查结果。

（一）我国制定的猴痘诊疗指南

将病例分为疑似病例和确诊病例。对符合疑似病例或确诊病例标准的病例，应按相关要求进行传染病报告。

1. 疑似病例 出现上述临床表现者，同时具备以下流行病史中的任一项：

（1）发病前21天内有境外猴痘病例报告地区旅居史；

（2）发病前21天内与猴痘病例有密切接触；

（3）发病前21天内接触过猴痘病毒感染动物的血液、体液或分泌物。

2. 确诊病例 疑似病例且猴痘病毒核酸检测阳性或培养分离出猴痘病毒。

（二）WHO及美国CDC制定的相关的诊断依据

将病例也分为疑似病例和确诊病例。

1. 疑似病例的诊断依据包括

（1）出现与猴痘相符的皮疹或其他症状（如直肠炎）。

（2）存在感染的流行病学危险因素，如与猴痘疑似或确诊患者或出现猴痘所涉及社交网络或社区的人群有过密切或亲密的身体接触；近期有中非、西非或其他报告猴痘大暴发的地区的旅行史（表10-1）。如果疑诊为猴痘，应实施感染预防和控制措施，以降低传播风险，包括标准和飞沫防护措施。

2. 猴痘确诊需要实验室的证据支持，如检出病毒核酸或产生IgM抗体（表10-4）

（1）病毒学检测：可对皮损样本进行针对正痘病毒DNA的PCR检测。采集样本时应用力擦拭皮损，以收集皮损处脱落的皮肤细胞。猴痘皮损内可能充满固体物质，因此很难用拭子揭开皮损顶部。但由于存在经皮肤侵入而感染的风险，不应使用锐器采集检测样本。如果有多处皮损，应用不同拭子对每一处皮损进行取样。推荐每个样本用2根拭子取样。PCR检测偶尔可因检出少量病毒DNA而呈阳性结果；此时若患者有非典型临床表现或低风险暴露，则应复检。咽拭子病毒检测也可用于流行病学调查，但一般不用于临床确诊。

（2）血清学检查：猴痘病毒的血清学检查可用于支持猴痘的诊断（表10-4），在无法进行病毒学检测时尤其有帮助。猴痘患者通常在出疹之后4～6天可在血液中检出抗正痘病毒IgM抗体。美国疾病预防控制中心开发了可证实近期猴痘病毒感染的 IgM 捕获和 IgG 的 ELISA 试剂盒。分别在出疹后 5 天和 8 天可检出血清 IgM 和 IgG 抗体。

表 10-4 美国疾病预防控制中心猴痘病例分类及诊断依据

病例分类	诊断依据
疑似病例	患者有新发典型皮疹 或者符合流行病学标准之一,临床高度怀疑猴痘(或临床表现与猴痘类似的疾病,如二期梅毒、单纯疱疹和水痘)
可能病例	在不怀疑最近接触过其他正痘病毒(例如,ACAM2000 疫苗接种中的牛痘病毒)和通过对临床标本的聚合酶链反应试验,检测正痘病毒 DNA; 或者采用免疫组化或电子显微镜检测方法对正痘病毒进行检测; 或者患者在皮疹发作后的 4 ～ 56 天内可检测到抗正痘病毒 IgM 抗体水平
确诊病例	通过聚合酶链反应检测或临床标本的二代测序检测出猴痘病毒 DNA,或是从临床标本的培养物中分离出来猴痘病毒
典型皮损	新发皮损(以下任一种)[1] 斑疹 丘疹 水疱 脓疱 泛发或局限性分布 离散性或者向心性分布 与猴痘病变相关的特征性皮损较为坚实,边界清楚,通常中央伴有脐凹。皮损会经过特定的发展阶段:斑疹、丘疹、水疱、脓疱和结痂
流行病学标准	发病后 21 天内(以下任一项) 曾接触过有类似皮损或确诊或疑诊的患者 与社交网络中经历猴痘的患者有密切或亲密的面对面接触[2-3] 曾前往已确诊猴痘病例的国家或猴痘病毒流行的国家 接触过病死或带病的野生动物或非洲特有物种的宠物,或者使用了这些动物的制品(如肉制品、面霜、乳液、粉末)[4]
实验室标准	以下关于实验室的检测结果可作为确诊病例的依据 通过聚合酶链反应法检测临床标本中的正痘病毒 DNA; 通过免疫组化或电镜检测方法检测正痘病毒;

续表

病例分类	诊断依据
实验室标准	通过聚合酶链反应或者二代测序检测临床标本中猴痘病毒 DNA; 从临床标本中分离出猴痘病毒 在皮疹出现后 4 ～ 556 天可检测到抗正痘病毒 IgM 抗体水平
排除标准	如符合以下任何一项标准,可排除疑似、可能或确诊猴痘病例 另一种诊断方法可完全解释病情 出现与猴痘病例相一致的症状(如发热、寒战等),但在发病 5 天内不出现皮疹; 高质量临床标本未检测到正痘病毒或猴痘病毒,或者患者未产生正痘病毒的抗体

注:1. 与猴痘相关的皮疹可能与其他更常见的感染(例如二期梅毒、单纯疱疹病毒、类病毒和水痘带状疱疹病毒)相混淆。有报道称,患者可同时感染猴痘病毒和其他感染病原体(如水痘带状疱疹病毒、梅毒螺旋体)。

2. 这包括与通过在线网站、数字应用程序或在社交活动与伴侣见面的男性发生性关系的男性。

3. 尽管迄今为止,2022 年的疫情主要发生在与男性发生性关系的男性中,但任何与猴痘患者有密切接触的人都面临风险。

4. 其他类型的动物接触也有报道。2003 年,美国暴发的一种鼠痘与从非洲啮齿动物那里获得该病毒的草原土拨鼠有关。

(三)其他相关检查

猴痘患者外周血白细胞正常或升高,血小板正常或减少。部分患者可出现转氨酶水平升高、血尿素氮水平降低、低蛋白血症等。

猴痘皮损的组织病理学与其他正痘病毒感染表现类似。水疱期皮损组织病理表现包括大疱边缘未受累处表皮棘层肥厚和海绵形成,伴淋巴细胞和中性粒细胞浸润。在病灶中心,角质形成细胞呈气球样变性和细胞间液积聚,形成累及整个表皮层的水疱。在水疱基底的表皮真皮交界处存在混合性炎性浸润,包括淋巴细胞、嗜酸性粒细胞和中性粒细胞。真皮乳头水肿,毛囊上皮亦可存在角化不良的角质形成细胞及炎细胞浸润。真皮血管内皮肿胀,周围伴淋巴细胞为主的浸润。脓疱期皮损病理学检查可见角质形成细胞明显气球样变,伴有表皮坏死及海绵水肿,表皮和真皮浅层可见中度中性粒细胞及淋巴细胞炎性浸润。部分角质形成细胞表现出病毒感染细胞病变，角质形成细胞可表现成多核（3 ～ 8 个核），细胞核清晰，染色质边缘化，偶见嗜酸性病毒包涵体。脓疱期皮损可出现“罕见角质形成细胞”，表现为角质形成细胞核中央区域嗜酸性“磨玻璃样”外观，细胞核被推至边缘形成嗜碱性的晕。

在电镜下，猴痘皮损的角质形成细胞中可观察到处于不同组装阶段的病毒体，成熟病毒体的横截面含有痘病毒特有的哑铃形核心。

二、鉴别诊断

几乎所有猴痘病例均有皮肤表现，准确识别皮损可有助于早发现、早隔离和早诊断猴痘，但仍需注意询问流行病学史。猴痘表现复杂多样，依据流行病学史和临床表现不能确诊猴痘。如高度怀疑或不能排除时，仍需要应积极开展实验室等辅助检查验检查，及时与其他疾病鉴别，明确诊断。诊断猴痘重点要与天花、水痘带状疱疹病毒感染及手足口病鉴别。2022 年疫情中还需要与梅毒、软下疳等其他性传播感染鉴别。Thornhill 等发现 29% 的猴痘同时伴有其他性传播疾病，所以需要进一步进行病原学方面的检查鉴别或发现混合感染可能。除感染性皮肤病外，临床仍需要与炎症性疾病（如多形红斑、血管炎、皮肤型红斑狼疮等）及组织细胞性疾病（肥大细胞增生症、朗格汉斯细胞组织细胞增生症等）鉴别，尤其是病史在 2 周之内时，病理及相应实验室检查可辅助鉴别。

（一）痘病毒感染

1. 天花　天花（smallpox）是由天花病毒（variola virus）引起。猴痘病毒与天花病毒同属于正痘病毒家族，两者的临床症状相似，但猴痘的病情、疾病的传播及死亡率均低于天花。天花的皮损同猴痘相似，呈离心性分布，掌跖受累常见，皮损同步经历斑疹 - 丘疹 - 水疱 - 脓疱 - 结痂 - 瘢痕等阶段，水疱相对猴痘更为深在。前驱症状无淋巴结肿大，可与猴痘鉴别。1980 年，WHO 宣布全球根除天花，因此，非特殊情况下（生物恐怖主义或者实验室泄漏），无须疑诊天花。

2. Orf 病毒感染　Orf 病毒是一种痘病毒科副痘病毒属，人可通过直接接触患病山羊或绵羊的皮损而致病。人 Orf 病毒感染通常发生在暴露位置，常见于手和手指的背侧、前臂及面部，腋下、头皮、臀部、生殖器、肛周、眼结膜等少见位置亦有报道。潜伏期 3 ～ 7 天，皮损经历 6 个阶段：斑疹丘疹期 - 靶形损害期 - 急性渗出期 - 再生期 - 乳头瘤期 - 消退期，每个时期大约 6 天，可伴有瘙痒或者疼痛，消退后常不留瘢痕，整个过程平均 6 ～ 8 周。皮损直径大约 1 ～ 3cm，免疫功能低下者可更大。系统症状相对少见，但可有发热、乏力和淋巴结肿大等。

3. 挤奶人结节　又称副牛痘或假牛痘，是由痘病毒科副病毒属的副牛痘病毒所致，发生于接触感染的牛乳头及乳房部位，多见于奶牛场或屠宰场的工作人员及兽医等，临床表现与 Orf 病毒感染十分相似。

4. 塔纳痘病毒感染　塔纳痘病毒是一种非洲痘病毒，可引起发热等前驱症状和皮疹，数周内消退，无后遗症。文献报道 1 例美国大学生在刚果民主共和国工作了 8 周，工作期间照顾黑猩猩，此后出现皮损，对其皮损活检样本进行电镜检查和 DNA 分析（PCR 检测）后，诊断为塔纳痘感染；与其一起工作的其他人员均未生感染。

5. 传染性软疣　是一种皮肤局部感染，常见于儿童，但也可见于成人。与猴痘类似，该病由痘病毒引起，通过皮肤直接接触或污染物传播。生殖器传染性软疣可通过性行为传播。这种感染最常表现为单个或多个、较小、肤色丘疹，中央有脐凹（图 10-1）。免疫功能受损者发生较大皮损和更广泛疾病的风险增加（图 10-2）。诊断依据通常是皮损的临床外观，但必要时活检可确诊。

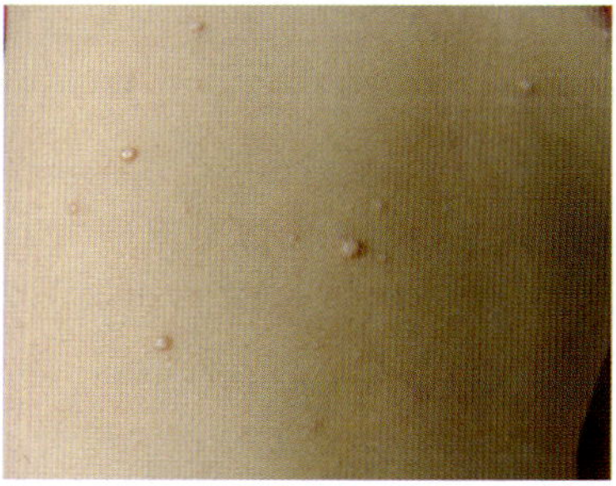

图 10-1　传染性软疣

男，5 岁，后背部数个米粒至绿豆大小半球形丘疹，灰白色，有蜡样光泽，中央有脐凹。

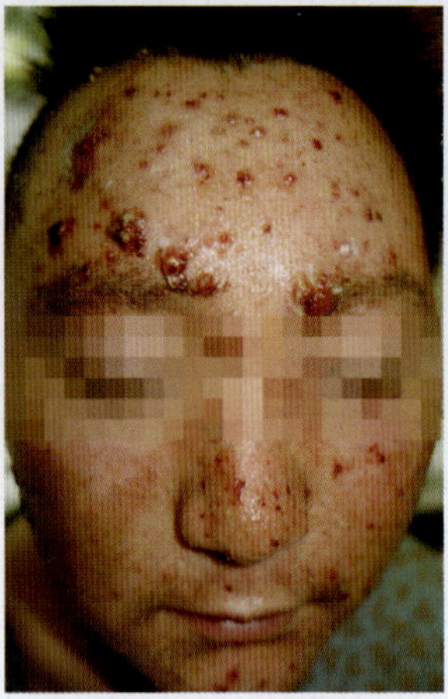

图 10-2　传染性软疣

男，16 岁，面部皮损半年，既往非霍奇金淋巴瘤 2 年。面部可见散在红色绿豆大至黄豆大丘疹结节；部分皮损中心破溃结痂。病理活检符合传染性软疣表现。

6. 其他　在相关流行病区时，还需要考虑其他新型正痘病毒感染，包括阿拉斯加痘病毒、骆驼痘、牛痘、Abatino 正痘病毒和艾赫米塔病毒。

（二）疱疹病毒

1. 水痘 - 带状疱疹病毒感染　水痘 - 带状疱疹病毒可引起水痘和带状疱疹两种不同临床表现的疾病。水痘的临床表现与猴痘的表现相似，两者均可通过密切接触、飞沫、接触皮损及近期污染的物品传播，临床鉴别诊断具有挑战性。水痘的潜伏期期多为 14 ～ 16 天，与猴痘比较，水痘的前驱症状较轻，甚至可无，少见淋巴结肿大，这些可帮助鉴别两者。大约 1 ～ 2 天后陆续出现斑疹、丘疱疹、水疱（继发感染时可有脓疱）和结痂，同一部位可出现“四世同堂”表现，即同一部位各型皮损表现同时存在（多形性）。皮损边界常不规则，水疱相对猴痘而言相对表浅，分布上常呈向心性分布，掌跖受累少见（图 10-3）。新生儿、免疫力低下或使用免疫抑制剂的患者可出现重症表现，皮损泛发且可形成大疱，甚至出现血疱及溃疡，并发症包括皮肤继发感染、肺炎、脑炎及心肌炎等（图 10-4）。典型带状疱疹（图 10-5）与猴痘易于鉴别，但临床中也会遇到移植后或使用免疫抑制剂的患者发生带状疱疹播散的病例（图 10-6），需要引起临床注意。与猴痘感染相比，猴痘 / 水痘感染者临床上发生口腔溃疡、腋窝淋巴结肿大、咳嗽、咽痛和卧床的比例低于单纯猴痘感染者；与水痘感染相比，猴痘 / 水痘感染者发生疲倦、结膜炎和卧床的比例明显更高。建议临床中对于疑诊病例采集多个病变样本，从而有助于检测猴痘或水痘感染。

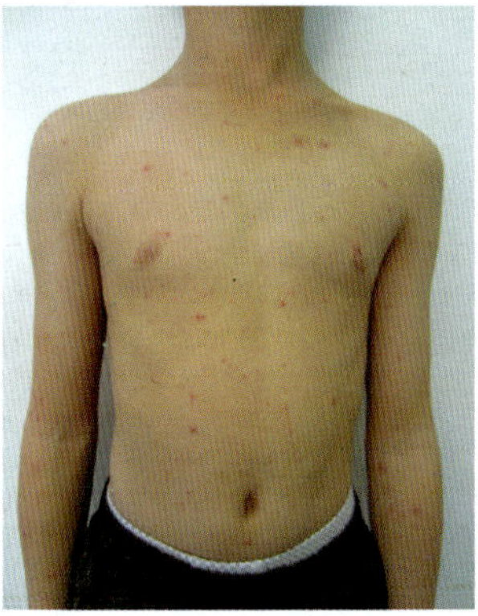

图 10-3 水痘

男，13 岁，面部、躯干、四肢散在分布米粒至绿豆大小丘疹、丘疱疹，部分结痂，皮疹呈多形性损害。

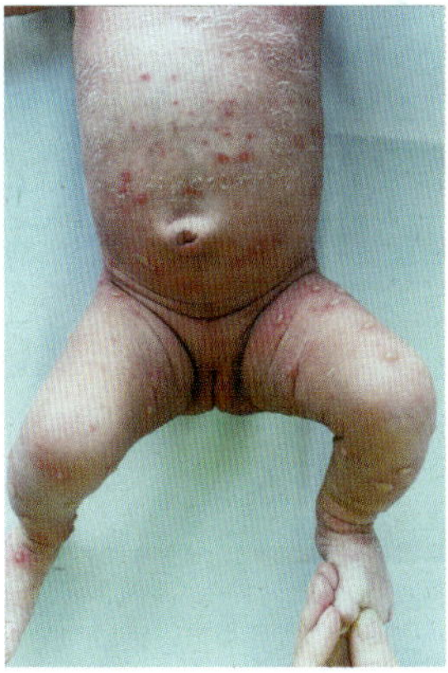

图 10-4 新生儿水痘

患儿一般情况差，生后 2 天发现水疱，迅速增多。全身泛发绿豆大小水疱和脓疱，周围绕以红晕。

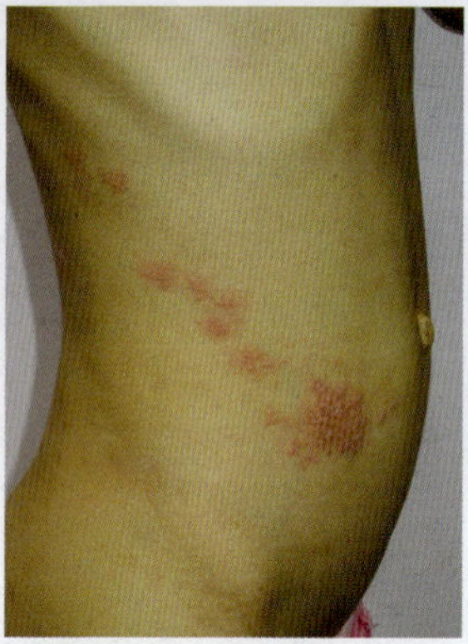

图 10-5　带状疱疹

男，6 岁，右侧腰肋部沿带状分布的暗红斑，其上可见簇集分布的米粒至绿豆大小水疱，局部水疱融合。

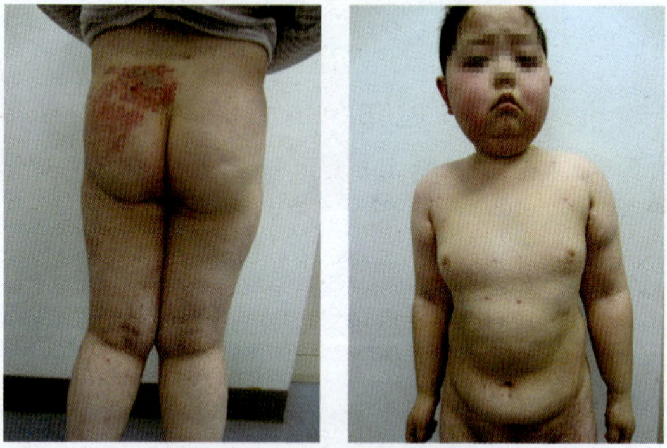

图 10-6　泛发性带状疱疹

男，4 岁，幼年类风湿关节炎 6 年，现口服波尼松和沙利度胺等免疫抑制剂治疗。近 5 天出现皮疹，此次皮损最先出现在左侧臀部、左下肢，2 天后全身泛发水痘样皮疹，表现为右下肢沿神经分布的红斑基础上水疱，部分结痂。患儿实验室检查水痘带状疱疹病毒 IgM 为阳性。

2. 单纯疱疹病毒感染　单纯疱疹病毒（herpes simplex virus，HSV）感染是由人类单纯疱疹病毒感染所致。根据抗原性质不同分为 HSV-Ⅰ型和 HSV-Ⅱ型。HSV-Ⅰ型感染大多发生于面部口周等，HSV-Ⅱ型感染常见于成人生殖器部位及新生儿。单纯疱疹病毒具有很强的传染性，主要通过接触感染者的疱液、口腔黏膜、眼黏膜、生殖器黏膜而被感染。原发感染消退后，病毒可长期潜伏在局部感觉神经节中，此时病毒仍具有传染性，某些诱因如发热、受凉、暴晒、情绪激动、消化不良或机械刺激等可导致机体细胞免疫功能暂时低下，病毒被再次激活而使疾病复发。单纯疱疹病毒感染可同时出现口腔（图 10-7）和生殖器皮疹，类似于猴痘。虽然原发性单纯疱疹病毒感染者，例如新生儿或免疫低下者可能表现为播散性皮损（图 10-8），并有全身症状，如发热和肌痛，但典型皮损表现为簇集性水疱或脓疱，可与猴痘相鉴别。确诊单纯疱疹病毒感染的最佳方法是对皮损进行 PCR 检测。

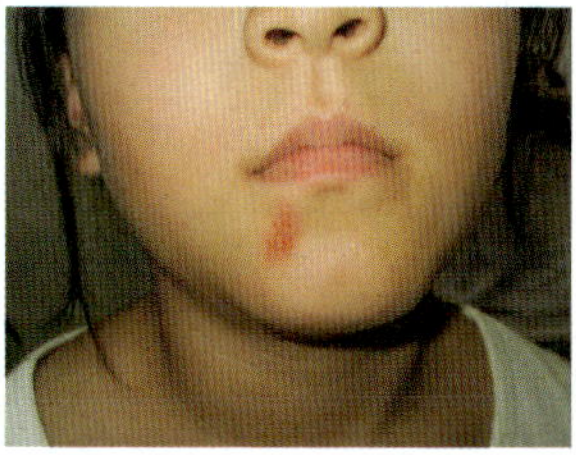

图 10-7 单纯疱疹

女，10 岁，患儿右侧下颌部位可见水肿性红斑基础上米粒大小成簇水疱和脓疱，伴明显疼痛。

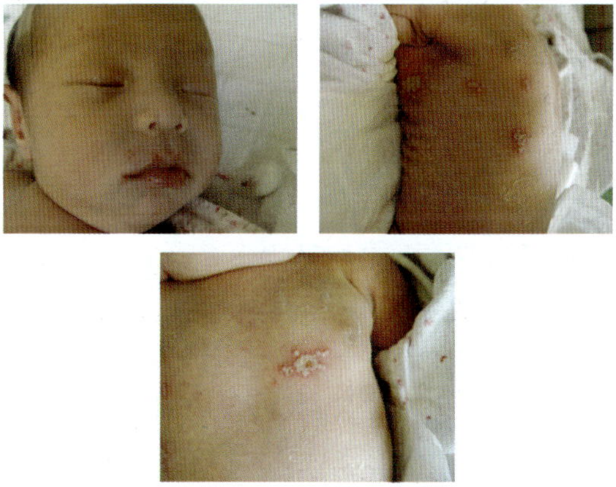

图 10-8 新生儿单纯疱疹病毒感染

女，15 天，母生产时外阴有单纯疱疹，患儿出生时全身散在分布米粒大小成簇水疱。

3. 卡波西水痘样疹　卡波西水痘样疹是在特应性皮炎或其他皮肤病(脂溢性皮炎、脓疱疮、疥疮等)基础上感染单纯疱疹病毒所致。表现为原皮损区及其周围皮肤突然出现多发的有脐凹的水疱性皮疹(图 10-9),并可伴有发热、局部淋巴结肿大等全身症状。但皮损多局限于原发皮损处或者周边,极少全身播散。对皮损进行 PCR 检测疱疹病毒检测,即可将猴痘与之鉴别。

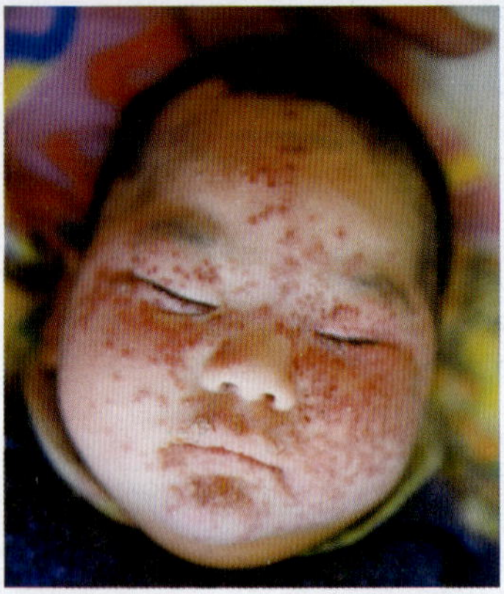

图 10-9　Kaposi 水痘样疹

男,5 月龄,湿疹病史 3 个月。水痘样皮疹发生于原湿疹皮损上,使得原湿疹渗出增多,出现大片糜烂和结痂,部分皮损处可见脐凹样损害。

(三) 手足口病

2008 年我国将手足口病(hand-foot-mouth disease,HFMD)纳入乙类传染病管理并建立国家监测系统。该病通常发生于 5 岁以下儿童。主要是由肠道病毒 71 型(EV71)和柯萨奇病毒 A16(CV-A6)所致,其他类型的肠道病毒包括 CV-A2、CV-A4、CV-A5、CV-A6、CV-A10 和 CV-A12,也可能导致手足口病。其中 CV-A6 与许多国家越来越多的手足口病散发病例和暴发有关。经典的手足口病表现为前驱症状(发热等)后 1 ～ 2 天口腔出现局限性水疱或溃疡,随后在掌跖及肘、臀、膝等位置出现灰白色沿皮纹分布的椭圆形水疱,周围有红晕(图 10-10),重者可出现脑炎、神经源性肺水肿和心肌炎、心力衰竭等。不典型手足口病常由 CV-A6 所致,不典型之处在于免疫功能正常的成人发生,皮损广泛且可累及任何部位(包括生殖器部位)、病情相对轻,故从皮损表现上尤其需要注意与猴痘相鉴别。另外,临床中手足口病患者也可能出现较大的水疱,甚至呈靶形损害,也需要考虑到猴痘的可能性。当临床疑诊猴痘时应进一步考虑同时进行手足口病相关的病原学检查,尤其是CV-A6。

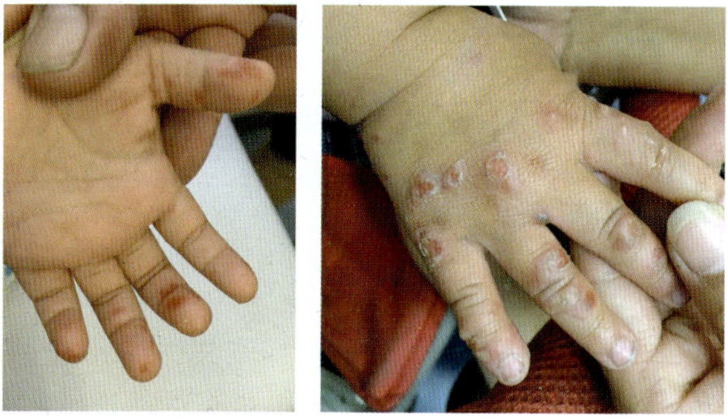

图 10-10 手足口病

男,3岁,病史2天,双手背可见对称、散在分布的水疱,大小如米粒,水疱周围可见炎性红晕。部分水疱破溃后形成浅表糜烂面。手掌亦受累,可见淡红色米粒大小丘疹、丘疱疹和水疱。

(四)性传播疾病

生殖器疱疹皮损表现与猴痘相似,疱疹性直肠炎常见于同性恋人群,也可表现为肛周水疱、溃疡、里急后重、出血等。对于出现阴茎、阴道或肛周溃疡性病变的患者,鉴别诊断应考虑一期梅毒、性病性淋巴肉芽肿。对于存在直肠炎的患者,鉴别诊断还应考虑性病性淋巴肉芽肿、衣原体感染、淋病和梅毒。

(五)其他感染性疾病

1. 脓疱疮 是一种传染性浅表细菌感染,通常累及面部和四肢,病变从丘疹发展为小疱、脓疱和结痂。不太常见的表现包括大疱性脓疱疮和深脓疱疮。深脓疱疮是一种溃疡型脓疱疮,病变从表皮延伸至真皮深部。病损包括“穿凿样”溃疡,其上覆有黄色痂皮,并被隆起的紫红色边缘围绕(图10-11),形态与猴痘相类似。金黄色葡萄球菌是本病最常见的致病菌。少数病例的病原体为乙型溶血性链球菌(以A组为主,偶可为其他血清组,如C组和G组),伴或不伴金黄色葡萄球菌。对创面进行细菌培养出致病菌即可与猴痘鉴别。

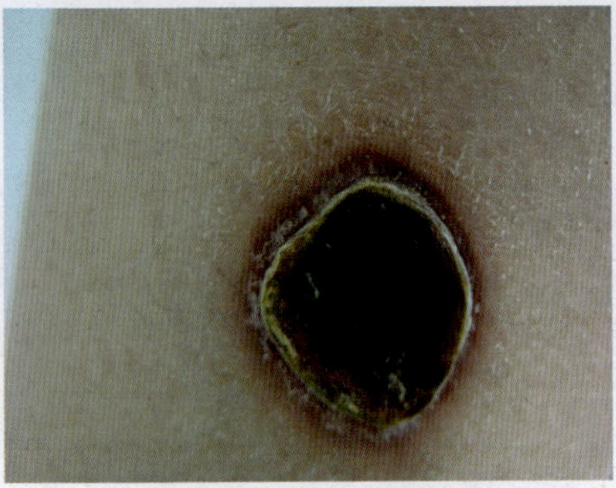

图 10-11　深脓疱疮

胫前可见核桃大小的蛎壳样脓痂，周围有明显炎性红晕。压迫痂皮可有脓汁溢出。

2. 疥疮　本病的特征性临床表现是剧烈瘙痒和时常被抓破的多发性红色小丘疹。患者可能存在肉眼可见的隧道，即 2 ～ 15mm 的弯曲细线。皮损常位于手指、腕部、肘部、腋窝、乳晕、脐周皮肤、腰部、男性生殖器、膝部、臀部和足部。一般只有幼儿会出现头部受累。幼儿常见手掌、足底及手指严重受累。较大的丘疹（结节型疥疮）（图 10-12）不太常见。病史和体格检查可能会高度提示疥疮。确诊标准为显微镜检查（疥疮刮片镜检）发现疥螨、虫卵或其排泄物，皮肤镜可辅助诊断。

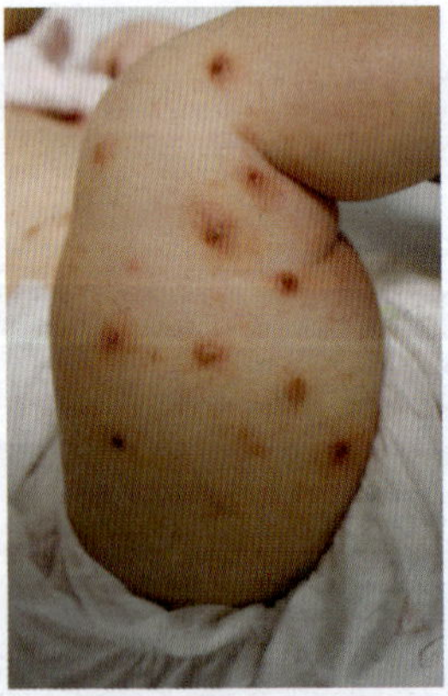

图 10-12　结节型疥疮

男，29 天，躯干、右下肢可见散发丘疹，丘疱疹，结节，结痂。

3. 隐球菌病　多达 15% 的播散性感染者有隐球菌皮肤病变，表现为丘疹、斑块、紫癜、溃疡、蜂窝织炎、浅表性斑块（图 10-13）、脓肿和窦道。晚期 HIV 感染者或免疫缺陷患者可能出现类似传染性软疣的脐凹形丘疹，而移植患者可能在无感染播散证据的情况下发生蜂窝织炎。虽然大多数隐球菌皮肤病变源自播散性感染，但也可出现病原体直接侵染所致的原发性隐球菌皮肤感染。

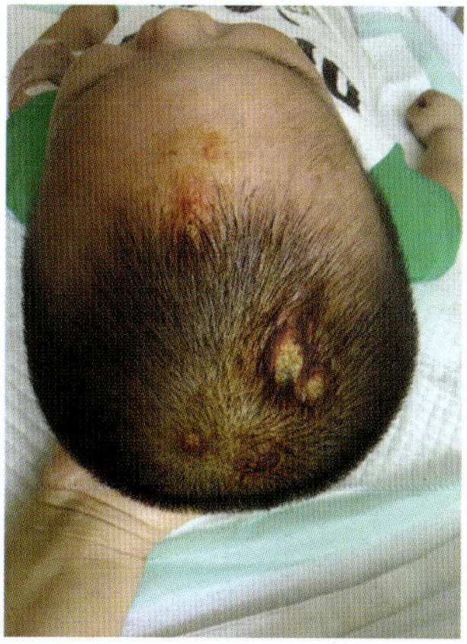

图 10-13　隐球菌病

男，2 岁，因"发热 45 天，伴头皮皮疹 39 天"入院，头皮多处红褐色丘疹，斑块，表面结痂，额部散在脐凹状丘疹。

（六）炎症性疾病

1. 丘疹性荨麻疹　是一种超敏反应疾病，表现为昆虫（多为跳蚤、蚊子或臭虫）叮咬导致暴露区（如手臂、小腿、上背、头皮）出现反复、有时呈慢性的瘙痒性丘疹，皮损直径 0.5 ～ 1cm，刚开始可能呈荨麻疹性，但皮损可持续存在，并逐渐呈丘疹状和 / 或结节状（图 10-14）。本病主要见于幼儿（一般为 2 ～ 10 岁），尿布 / 内裤遮盖区、生殖器区域、肛周区域和腋下常不受累。丘疹性荨麻疹通常是临床诊断，不过昆虫叮咬与皮损出现之间可能有延迟，或根本未注意到叮咬。患者偶尔可出现新发皮损，由此所致瘙痒感的再度出现，可能会激活陈旧皮损，从而引起持续数月至数年的慢性和周期性疾病。

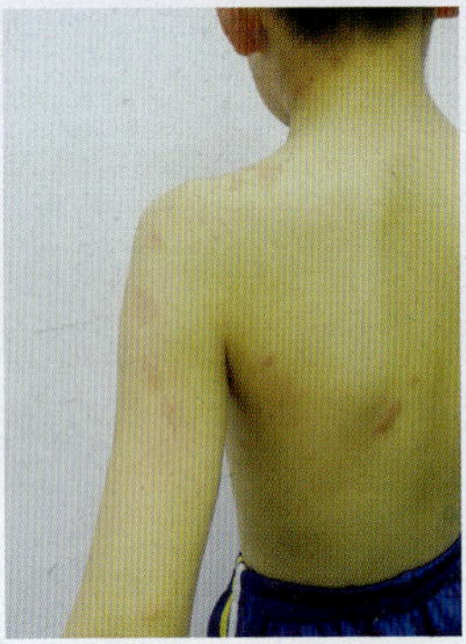

图 10-14　丘疹性荨麻疹

男，8 岁，左上肢及背部可见成串分布的梭形红色风团样皮损，瘙痒剧烈。

2. 多形红斑　是一种少见的免疫介导性疾病，表现为皮肤和/或黏膜的病变。该病最常见于年轻人，但任何年龄均可能发病。多形红斑可由多种因素引起，最常见的病因是感染，以单纯疱疹病毒最常见，不到 10% 的多形红斑病例与药物相关。靶形皮损是多形红斑的特征性表现，但并非所有患者都存在靶形皮损。靶形皮损由 3 个不同颜色的同心区域组成：中央暗色或水疱区域，由苍白水肿包绕的深红色炎症区域，以及周围的红色晕环（图 10-15）。皮肤病变通常开始于肢端的伸侧面，逐渐向心性蔓延至其他部位。病变通常无症状，但有些患者可能存在瘙痒或烧灼感。多形红斑也可累及黏膜表面，表现为痛性红色斑块、糜烂或大疱。多形红斑通常在 2 周内消退。部分多形红斑患者可能会频繁复发。

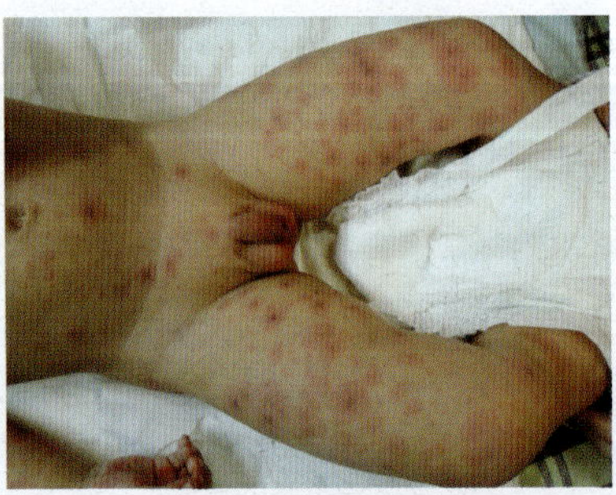

图 10-15　多形红斑

男，2 岁，下肢见靶形红斑，阴茎轻度红肿。

3. 皮肤型红斑狼疮　皮肤型红斑狼疮(cutaneous lupus erythematosus, CLE)可以是独立的疾病,也可以伴随系统性红斑狼疮发生。皮肤型红斑狼疮包括 3 种红斑狼疮特异性皮肤病:急性皮肤型红斑狼疮、亚急性皮肤型红斑狼疮及慢性皮肤型红斑狼疮。急性皮肤型红斑狼疮可表现为局限性皮疹、泛发性皮疹(图 10-16)或中毒性表皮坏死松解样皮疹。最常见的表现是局限性面部皮疹(面颊疹或蝴蝶斑),其特征是面颊和鼻梁出现红斑。疾病可持续数小时、数日或数周,且经常复发。亚急性皮肤型红斑狼疮可能为一种特发性皮疹,也可能与系统性红斑狼疮有关,或者为一种药物性疾病。该类型典型的表现为肩部、前臂、颈部或上部躯干出现银屑病样或环形红色丘疹。亚急性皮肤型红斑狼疮与 Ro/SSA 自身抗体之间存在较强的关联。应始终考虑药物性亚急性皮肤型红斑狼疮的可能性,特别是皮损较广泛或较严重时。盘状红斑狼疮是最常见的慢性皮肤型红斑狼疮类型。盘状红斑狼疮患者可出现红色的硬化性斑块,斑块可以有毛囊角栓、黏附性鳞屑,愈合后可能会遗留瘢痕。相关的色素减退和色素沉着过度较常见。本病常累及面部、颈部、头皮和耳部。泛发型还可累及躯干或四肢。肥厚型的特点是出现角化过度的疣状斑块。肿胀性红斑狼疮、深部红斑狼疮、冻疮样红斑狼疮,以及苔藓样皮肤型红斑狼疮 - 扁平苔藓重叠综合征也是慢性皮肤型红斑狼疮的亚型。皮肤型红斑狼疮基本上为临床诊断,典型的临床特征可支持诊断,例如,既往已有系统性红斑狼疮。当诊断不明确时,需要进行确认性组织病理学检查。

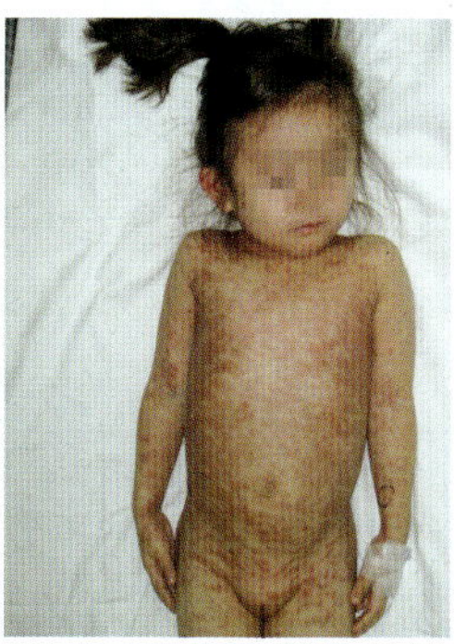

图 10-16　急性皮肤型红斑狼疮

女,4 岁 5 个月,全身弥漫分布红色至暗红色浸润性斑片,呈多形红斑样。

4. 皮肤血管炎　皮肤血管炎是不伴系统性血管炎和肾小球肾炎、局限于皮肤的单器官白细胞破碎性血管炎。很多药物可以引发皮肤血管炎，包括青霉素类、头孢类、磺胺类、苯妥英钠和别嘌呤醇。有些感染也可能引起皮肤血管炎，如乙型或丙型肝炎、慢性菌血症（如感染性心内膜炎），以及 HIV 和其他病毒感染。本病的临床表现包括压之不褪色的可触及紫癜（直径为 0.3 ～ 1cm）和 / 或瘀点（直径小于 3mm 的紫癜性皮损）(图 10-17)。根据典型的临床表现及诱发药物史或感染史可提示皮肤血管炎的诊断，需要获取全面的病史及详细的体格检查，用以确定病变是否确实仅局限于皮肤，是否合并其他器官的血管炎或疾病，并对可疑的皮损进行活检。

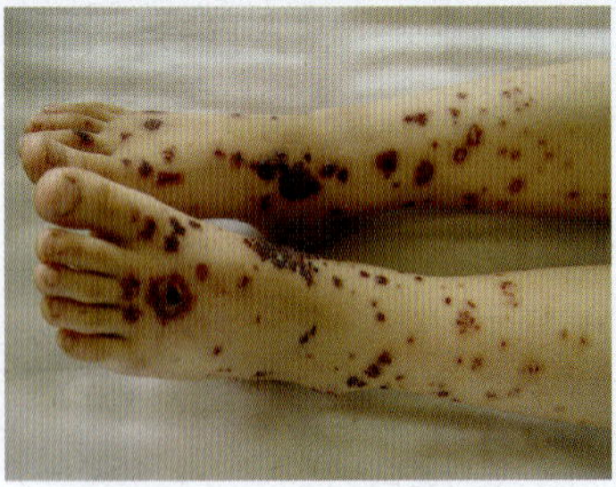

图 10-17　皮肤血管炎

男，8 岁，足背及小腿可见许多紫癜样斑丘疹、瘀斑及血疱。

5. 急性痘疮样苔藓样糠疹　是一种不常见的皮肤病，其特征为急性发作的炎症性丘疹和丘疱疹，可伴有皮肤出血性或坏死性结痂。本病可发生在任何年龄，但儿童和年轻人最常受累。本病的皮肤病变往往发生在躯干、四肢近端和皮肤皱褶处。单个皮损常在数周内消退，但会成批出现新发皮疹，患者可同时存在不同发展阶段的皮损。本病是一种良性的自限性疾病，然而，症状可能会持续数周、数月或数年。发热性溃疡坏死性 Mucha-Habermann 病是本病的一种罕见、严重的类型，其特征为全身性疾病表现、发热和大面积溃疡性皮损（图 10-18）。受累患者出现坏死性丘疹，并迅速发展形成直径可达数厘米的坏死性斑块和溃疡，也可能发生出血性大疱，以及口腔、生殖器和结膜的黏膜溃疡。皮损通常消退形成萎缩性瘢痕。除皮肤表现外，本病还可伴有持续高热和乏力，累及其他器官，表现为心肌病、中枢神经系统血管炎、关节炎、间质性肺炎、血液系统异常、腹痛、腹泻、脓毒症或其他疾病。本病可致命,特别是在成人中。通过对患者的临床表现和组织病理学的评估可进行诊断。

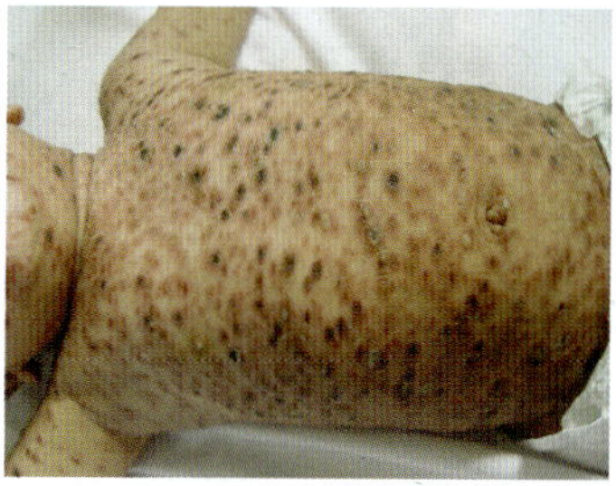

图 10-18 发热性溃疡坏死性 Mucha-Habermann 病

男,1 岁,病史 1 个月,前胸腹部可见大量红斑、丘疹、丘疱疹、水疱、脓疱,部分丘疹出现坏死及结痂。

(七)组织细胞增生性疾病

1. 肥大细胞增生症 是指肥大细胞在组织中病理性蓄积的一组罕见疾病。这些病变可局限于皮肤,即皮肤型肥大细胞增生症,也可累及皮肤外组织,即系统型肥大细胞增生症。本病的皮肤表现通常为色素性荨麻疹,具体表现为多发的单形态红棕色斑疹。病变通常在数年内增加,新形成的皮损呈现红色,逐渐变为棕色(图 10-19)。皮损在摩擦或者热水淋浴时会出现荨麻疹改变。

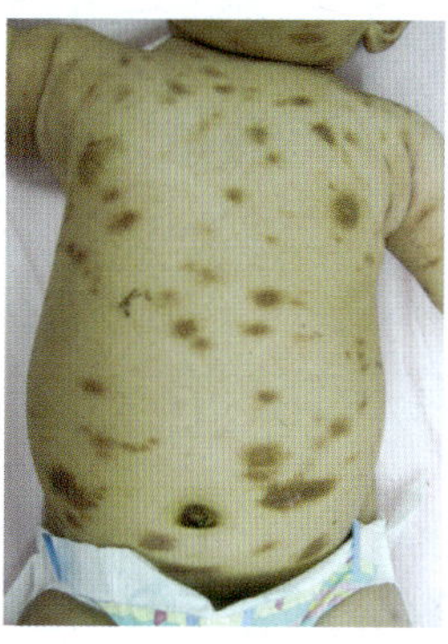

图 10-19 肥大细胞增生症

男,3 月龄,面、躯干散在分布大小不等的褐色斑疹、斑片、斑丘疹。

2. 朗格汉斯细胞组织细胞增生症（Langerhans cell histiocytosis，LCH） 是髓系来源的恶性组织细胞疾病，患者多为1～3岁的儿童，但所有年龄的人群均可患病。症状、受累器官系统和病程差异很大。本病可表现为同一个器官系统的单个部位或多个部位病变，也可同时或逐渐累及多个器官系统。最常见的皮肤表现是湿疹样或棕色至紫色丘疹，其他皮肤病变为脓疱性、紫癜性、瘀点状（图10-20）、水疱性或丘疹结节性，骨破坏以溶骨性病变为主。其他系统改变还有呼吸困难或呼吸急促、烦渴/多尿、淋巴结肿大、体重减轻、发热、牙龈肥大、共济失调和记忆问题。临床表现和影像学特征提示朗格汉斯细胞组织细胞增生症时，需要病理学证据来明确诊断。有时确诊需要多次活检。

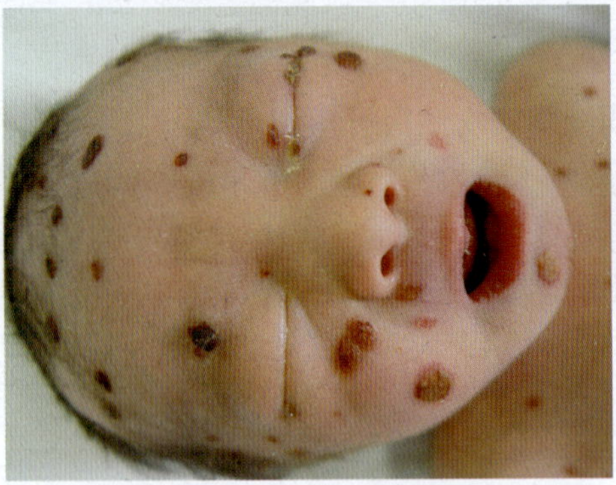

图10-20 朗格汉斯细胞组织细胞增生症

男，3天，出生即有全身血疱。头面、躯干、四肢散在绿豆至蚕豆大小血疱，大部已干燥结痂，部分破溃，可见糜烂形成。

第五节 治 疗

对于猴痘疑似病例需及时开展流行病学调查，并转运至专业传染病治疗机构进行严格隔离观察、确诊和治疗；确诊的猴痘患者应立即隔离，待全部皮疹结痂消退方可解除隔离。猴痘的治疗以对症支持治疗为主，包括缓解症状、治疗并发症、预防远期后遗症等，免疫功能正常的轻症患者无须医疗干预即可康复。

一、临床管理要求

包括对患者的管理要求,以及对医护劳动保护的要求。

(一) 患者的管理要求

1. *患者隔离* 在医院内,对所有猴痘患者和疑似患者都应采取标准防护措施。对于疑似或确诊的患者,应立即隔离。如果怀疑普通病房的患者感染猴痘,应尽快将其转移到隔离病房。在转移之前,同住的患者都应戴口罩,拉上病床之间的幕帘,且每名患者都应配备便桶,禁止共用浴室。如果患者最终确诊为猴痘,应评估同病房的患者,以确定暴露风险。任何能够使口腔分泌物产生气溶胶的操作均应在负压病房实施。如果没有负压病房,在保证安全的条件下,应将患者安置在标准单人病房,房门应保持关闭。任何人进入其病房或患者需要离开病房时,患者都应戴上口罩。

2. *患者转运* 当诊治患者无法在病房内完成操作或干预措施时,需要将患者转运出其病房。如需转运,患者应在转运过程中全程佩戴医用口罩,任何暴露的皮损都应盖上干净的铺巾。在转运过程中,必须有医护人员陪同,协助患者开门并按下电梯按钮,尽量避免患者直接接触门把手或电梯开关等公共设施,并提前通知接收科室采取相应的防护措施。

3. *环境保护* 对于患者接触的个人用品、衣物及床上用品需要遵守标准清洁和消毒程序。处理脏衣物(如床上用品、毛巾、个人衣物)时,应避免接触衣物上可能存在的皮损物质。此外,应轻柔地将脏衣物放入合适的洗衣袋中,不得抖动衣物或处理不当而导致传染性物质播散。应避免干擦、清扫或吸尘等活动。最好采用湿式清洁方法,以免病毒颗粒播散。

4. *废物管理* 患者的体液(如尿液、大便、血液)、锐利物、用过的个人防护用品和诊治过程中产生的其他废物都应严格按医疗垃圾处置。

(二) 医护人员的保护措施

依据美国疾病预防控制中心和WHO的指南,所有暴露于疑似或确诊猴痘患者或患者周围环境的医护人员,都需要使用个人防护装备(personal protection equipment,PPE),包括防护服、手套、眼睛保护装备(护目镜或面罩),以及N95过滤口罩。虽然迄今尚无流行病学证据表明猴痘病毒能通过空气传播,但美国疾病预防控制中心推荐采取呼吸防护措施。注意按照正确的防护穿脱顺序,以降低自身和交叉污染的风险,脱下PPE后必须立即洗手。

对于明确暴露于猴痘的所有医护人员,都应持续监测至末次暴露后21天。监测方法(主动或被动)及是否需要采取暴露后预防(post-exposure prophylaxis,PEP)取决于暴露类型,以及使用PPE的情况。

(三)居家防护

大多数猴痘患者为轻症,可自行居家隔离。非必要不出门,就医时应避免乘坐公共交通工具。患者仍有传染性时,家中其他未暴露者不得探访患者。

猴痘患者应单独隔离,与其他家庭成员和宠物分开,特别是具有广泛皮损和呼吸系统症状的患者。如果周围有其他人,应遮盖皮损(如穿长袖、长裤),以降低他人接触皮损的风险。患者应避免与他人共用私人衣物、毛巾、食物、餐具或口罩,也不能让宠物接触这些物品。患者即使没有呼吸系统症状,也应佩戴合适的口罩,其他家庭成员在患者面前最好也要戴口罩。

护理猴痘患者的家庭成员直接接触皮损时应戴一次性手套。手套使用后应丢弃,然后用含酒精的手消毒剂揉搓双手,如果有明显污渍,应用肥皂和流动水洗手,污染废物(如敷料和绷带)应该妥善转移至医疗机构按照医疗垃圾处理。

感染者和家庭接触者也应经常进行手卫生。处理脏衣物时应小心,避免直接接触受污染的物品,不要抖动脏衣物,避免处理不当而导致传染性颗粒播散。

(四)解除隔离及康复后的防护措施

1. 解除隔离的时间　确诊的猴痘患者均应隔离至皮疹全部结痂消退,猴痘患者的所有皮损结痂、脱落并再生修复的时间通常需要2～4周。

2. 康复后的防护措施　WHO建议,在康复后的12周内,发生所有性行为时都要坚持使用避孕套。有报道发现在精液和阴道液中发现猴痘病毒,性行为是否为猴痘病毒的传播途径尚未确定。

二、对症治疗

(一)皮肤黏膜的护理

用肥皂和流动水清洗皮肤,保持皮肤、口腔、眼及鼻部清洁,不要与他人共用毛巾、浴巾或衣物。避免抓挠皮损部位,防止继发细菌感染,应尽可能遮盖所有皮疹(例如,穿长袖和长裤)。不建议常规预防性应用抗菌药物,如皮肤疱疹破溃,酌情予以硼酸溶液或0.5%呋喃西林溶液湿敷;皮肤瘙痒明显者,可外用炉甘石洗剂或使用抗胺药;如伴有口腔黏膜病变,建议每天使用淡盐水或生理盐水漱口,酌情使用氯己定漱口液,1岁以下患儿可采用棉签蘸淡盐水或生理盐水擦拭;伴有生殖器或直肠肛门病变者,建议使用温水坐浴缓解症状。

在病变消退后的几个月里,应强调防晒(广谱防晒系数为30或更高),以避免病变或瘢痕色素沉积。

(二)解热镇痛治疗

积极控制高热,腋温超过38.5℃伴有明显不适者应用退热药物治疗,常用退热药物有布洛芬和对乙酰氨基酚。对于6月龄以内的婴儿可采用物理降温。发生高热惊厥的患儿需及时给予止惊治疗。

如因头痛、皮损或淋巴结肿大导致疼痛明显时,可酌情使用镇痛药物。轻中度疼痛者使用对乙酰氨基酚(每次10～15mg/kg,每4～6小时口服1次)、布洛芬(每次10mg/kg,每6～8小时口服1次)等非甾体抗炎药。重度疼痛者使用曲马多或阿片类药物,如吗啡。曲马多仅限于>6个月的患者使用,剂量为每次1～2 mg/kg,每4～6小时口服或静脉注射1次,每天最大剂量400mg;吗啡口服每次0.2～0.4mg/kg,每4小时1次;或静脉滴注每次0.05～0.10mg/kg,每4～6小时1次。处方止痛药,特别是阿片类药物的使用,应全面平衡利弊,同时注意合并用药的相关风险。

直肠疼痛是猴痘的常见并发症,直肠炎患者应考虑使用大便软化剂,以减轻排便引起的疼痛。口服对乙酰氨基酚或非甾体抗炎药可缓解症状,局部麻醉剂(如局部利多卡因)或神经性止痛药(如加巴喷丁)的辅助止痛可以缓解直肠炎症状。此外,热坐浴(由水和小苏打或泻盐组成的热浴)也可以缓解症状。

三、抗病毒治疗

特考韦瑞(tecovirimat)、布林西多福韦(brincedofovir)、西多福韦(cedofovir)这几种抗病毒药物可能对猴痘患者有效。根据动物模型、在健康人群中开展的剂量和安全性研究,以及少量研究表明,猴痘病毒对上述获批药物敏感。如果猴痘病变累及眼部或眼附属器(如眼睑),则可在特考韦瑞的基础上加用曲氟尿苷(或阿糖腺苷)滴眼液或眼膏。

(一) 抗病毒治疗的适应证

目前尚无经临床试验证实可用于猴痘的特异性抗病毒药物,但研究发现用于治疗天花的抗病毒药物可能对治疗猴痘有益。抗病毒药物治疗的适应证如下:

1. 重症患者(如出血性疾病、融合性病灶、脑炎或其他需要住院治疗的情况)。

2. 有重症风险的患者,例如有特应性皮炎病史或现存特应性皮炎,有其他活动性剥脱性皮肤病,有继发性细菌感染、脱水或支气管肺炎等并发症,免疫功能受损者。根据美国疾病预防控制中心的信息,免疫功能受损者一般是指存在以下疾病或情况:晚期 HIV-1 感染(如 CD4 计数 $< 350/\mu l$)、白血病、淋巴瘤、全身性恶性肿瘤、实体器官移植、烷化剂治疗、抗代谢药治疗、放疗、TNF 抑制剂治疗、大剂量皮质类固醇治疗、接受造血干细胞移植不足 24 个月或已 ≥ 24 个月但有移植物抗宿主病或疾病复发,或临床出现免疫缺陷的自身免疫性疾病。

3. 对 8 岁以下儿童、妊娠期或哺乳期妇女也应考虑抗病毒治疗,因为过去发现这些人群发生重症的风险更高。

4. 患者的猴痘病毒感染部位,如口腔、咽部、肛门生殖器区域等通常有重度疼痛,或可能引起瘢痕或狭窄等后遗症;眼部或眼附属器(如眼睑)感染的患者,除特考韦瑞外,还可使用曲氟尿苷(或阿糖腺苷)滴眼液或眼膏。

5. 感染猴痘病毒的妊娠期和哺乳期女性可接受特考韦瑞抗病毒治疗。

虽然目前对治疗时机尚无明确的推荐意见,但病程早期开始治疗可能最有效，尤其是对免疫功能受损的患者。抗病毒药物的治疗不适用于免疫功能正常的轻症患者。治疗过程中，医生要评估特考韦瑞与免疫抑制药物间的相互作用。例如，特考韦瑞可降低他克莫司和西罗莫司的血清浓度，因此应该监测这些药物的血药浓度。

（二）方案选择

鉴于特考韦瑞治疗正痘病毒感染动物模型的有效性、安全性良好，且治疗人类猴痘的数据也越来越多，患者耐受良好，目前将其作为猴痘患者抗病毒治疗的首选药物。此外，美国食品药品监督管理局初始批准该药的一项安全性试验，发现其不良反应发生率与安慰剂相似，最常报道的副作用包括头痛、恶心和腹痛。如果无法使用特考韦瑞，须根据具体情况决定是否使用其他药物，如西多福韦或布林西多福韦，因为使用这些药物的并发症风险更高，如肾衰竭、肝功能异常等。对免疫功能严重受损的患者，应考虑联合治疗，例如，在特考韦瑞基础上加用西多福韦或布林西多福韦。决定联合治疗时，必须权衡利弊，降低风险。三种药物的推荐用法见表 10-5。

表 10-5 猴痘抗病毒治疗的药物推荐用法

药物	口服	静脉	疗程	不良反应
特考韦瑞	13 ～ 25kg：200mg/ 次； ＞ 25 ～ 40kg：400mg/ 次； ＞ 40kg：600mg/ 次	3 ～ 35kg：6mg/（kg・次）； ＞ 35 ～ 210kg：200mg/ 次； ＞ 120kg：300mg/ 次	每 12 小时 1 次，疗程 14 天	头痛、眩晕、恶心、呕吐、腹泻、腹痛等
布林西多福韦	＜ 10kg：6mg/（kg・次）； 10 ～ 48kg：4mg/（kg・次）； ＞ 48kg：200mg/（kg・次）	每周 2 次，第 1 天和第 8 天		转氨酶升高、腹泻、恶心、呕吐和腹痛等
西多福韦		5mg/（kg・次）	每周 1 次 ×2 周，然后隔周 1 次	肾毒性、电解质异常、中性粒细胞减少、眼压降低、葡萄膜炎 / 虹膜炎、恶心、发热、乏力

1. 特考韦瑞　猴痘病毒需要正痘病毒蛋白，才能形成感染性病毒颗粒，继而在宿主体内播散，特考韦瑞是该蛋白的强效抑制剂，美国于2018年7月批准特考韦瑞用于治疗天花。该药现有口服和静脉制剂，具体剂量见表10-1。静脉剂型可用于不能摄入高脂肪餐的患者，但不用于重度肾功能不全患者(肌酐清除率＜30ml/min)。此外，静脉剂型慎用于中度或轻度肾病患者，以及2岁以下患者，因为其中的羟丙基-β-环糊精成分会在其体内蓄积。对于使用静脉制剂的患者，病情稳定后尽快改为口服治疗。疗程通常为14天，但免疫功能受损患者可能需要更长的疗程。

对于合并HIV感染的猴痘患者，如果患者免疫功能受损、有重症风险(如CD4计数＜200/μl)，应考虑给予抗猴痘病毒治疗。特考韦瑞和某些抗逆转录病毒药物(如多拉韦林、利匹韦林、马拉韦罗)可发生相互作用，治疗过程中注意密切监测，最新指南提出无须调整抗病毒治疗的剂量。但在特考韦瑞治疗期间或治疗完成后的2周内，都不应该启用卡替拉韦-利匹韦林。

2. 西多福韦或布林西多福韦　西多福韦在体外具有抗猴痘病毒活性的作用，且动物模型显示能有效对抗致命的猴痘病毒攻击。然而，尚无西多福韦用于人类猴痘疗效的临床研究，而且该药可能引起肾毒性等严重不良事件。美国于2021年6月批准布林西多福韦用于治疗天花；给予西多福韦治疗时，应给予丙磺舒以减轻肾毒性。布林西多福韦是西多福韦的前药，可口服给药。仅有少量关于布林西多福韦治疗猴痘的报道，因为在猴痘暴发高峰时，布林西多福韦尚未广泛应用。动物模型显示，该药可有效治疗正痘病毒感染。但在另一项研究中报道，3例猴痘患者接受布林西多福韦治疗(1次200mg，1周1次口服)时，均发生转氨酶升高而停止治疗。因此，要全面评估病情后在选择用药。

3. 曲氟尿苷(或阿糖腺苷)滴眼液或眼膏　如果猴痘病变累及眼部或眼附属器(如眼睑)，则可在特考韦瑞的基础上加用曲氟尿苷(或阿糖腺苷)滴眼液或眼膏。滴眼液或眼膏应每4小时使用1次，持续7～10天。局部用曲氟尿苷或阿糖腺苷已用于治疗角膜和结膜痘苗病毒感染，也可用于预防眼睑病变累及角膜和结膜。

四、并发症的治疗

（一）继发细菌感染

如果患者发现皮损周围红肿、皮温或脓液增加，可能提示继发细菌感染。可外用 0.5% 新霉素软膏或 2% 莫匹罗星软膏；或酌情使用 3% 硼酸溶液或 1∶5 000 的呋喃西林溶液湿敷，或初始口服抗菌药物，注意抗菌谱应覆盖金黄色葡萄球菌和链球菌，并及时留取培养，根据病原菌培养的分离鉴定和药敏结果及时调整合适的药物。必要时请外科医师进行清创、切开及引流。

（二）呼吸道症状

如发生肺炎，除抗病毒治疗外，应尽快完善呼吸道病原学检测，若明确是否合并有其他病原体感染，患者还应接受相应的抗微生物药物，注意监测血氧饱和度，必要时及时氧疗或机械通气治疗。

（三）消化道症状

如患者出现呕吐、腹泻、食欲缺乏等消化道表现，要动态监测电解质，及时补充水分，依据病情口服或静脉补液，维持内环境的稳定。

（四）神经系统症状

如果出现神经系统表现，如脑炎、水肿或脱髓鞘等病变的患者可考虑使用类固醇激素，及时给予镇静、降颅压等对症措施。同时根据病情积极抗感染治疗。

（五）其他

如果患者出现脓毒症或感染性休克，需要积极给予液体复苏疗法，及时应用血管活性药物，积极抗感染治疗。

有眼部表现的患者，注意请眼科会诊协助治疗，对于发生角膜炎的患者，应考虑给予曲氟尿苷。

有尿道口梗阻的龟头炎或包皮龟头炎的治疗，最重要的干预措施是注意生殖器卫生，上翻包皮并彻底清洁生殖器具有预防和治疗作用。患者可用生理盐水浸浴患处，一天 2 次，避免清洁过度或不足。需要衣着宽松，以减少摩擦刺激。

第六节 预　防

猴痘的预防一般采取以管理传染源为主的综合性措施,包括有效管理感染源,及时切断感染途径,密切监测、隔离、追踪接触者等措施是疫情防控的最主要手段,最终减缓疫情的传播扩散。监测和快速发现病例对于遏制疫情至关重要。此外,在疫情暴发的特殊时期针对高危人群可使用疫苗进行疾病预防。

一、一般性预防措施

(一)控制感染源

识别、追踪、管理密接者是预防和控制猴痘病毒人际传播的关键措施。对于疑似或确诊猴痘患者,应立即妥善隔离,及时上报相关部门,并做好追踪管理。医疗卫生机构日常接诊发热伴出疹患者时,应注意询问其流行病学史,同时进行病原学筛查,及时发现可疑患者。一旦发现疑似病例,应立即启动密接者的识别和追踪工作,从最后一次接触病例或其污染物品之日起 21 天,监测密接者是否出现任何相关症状或体征。

(二)切断感染途径

注意从源头上预防猴痘病毒感染,建议限制或禁止疫情地方性流行地区的啮齿类和灵长类动物进口贸易,加强入境管理,对携带和寄递动物(尤其是进口啮齿类和灵长类动物)加强检疫。对任何可能与感染猴痘病毒动物有接触的动物,应进行隔离检疫,根据标准预防措施处理,观察症状 21 天。入境隔离点应主动对入境人员进行猴痘病毒排查,特别是入境前 21 天内有猴痘疫情报道国旅居史的人员,应密切监测其出疹情况。

二、疫苗预防

目前,不建议开展大规模疫苗接种来预防猴痘。推荐从事相关职业暴露高风险人群(包括实验室人员、临床医护人员及疫情应对人员等),以及其他高风险人群,特别是伴有免疫缺陷疾病的患者接种天花疫苗进行暴露前预防，并且要由医护人员和接种者共同评估风险后决定。

（一）疫苗类型

目前有两种疫苗能降低猴痘的患病风险，分别为改良型痘苗病毒安卡拉株（modified vaccinia Ankara，MVA）疫苗和ACAM2000疫苗。

1. MVA疫苗　由高度减毒的非复制型痘苗病毒制成，即使在免疫功能受损人群和皮肤病患者中也具有良好的安全性。MVA疫苗分2次接种，间隔4周，标准剂量为每次皮下注射0.5ml，替代方案的剂量为每次皮内注射0.1ml。接种疫苗的局部副作用包括红斑、疼痛、水肿、瘙痒、色素沉着、接种部位硬化等；全身副作用有乏力、头疼、肌痛、恶心、呕吐、发冷、发热等。与皮下给药相比，皮内给药的局部副作用更严重，副作用可能在接种后不久出现，局部的色素沉着会持续数周或数月。疫苗接种的副作用因人而异，进行接种疫苗前，应告知每位接种者。

2. ACAM2000疫苗　是一种复制型天花疫苗，与MVA疫苗相比，接种后有引发感染的可能，包括自身接种心包炎、心肌炎及血栓栓塞等疾病，甚至会导致死亡等严重不良反应。需要经医疗机构充分评估利弊后，用于高暴露风险成人（包括获得性免疫缺陷综合征或特应性皮炎患者等特殊人群）主动免疫接种。ACAM2000疫苗在16岁以下人群中预防猴痘的安全性和有效性仍不确切。

（二）疫苗预防的适应证

1. 暴露前预防　特殊职业或行为的高风险人群，应给予非复制型MVA活疫苗作为暴露前预防（pre-exposure prophylaxis，PrEP）。

建议存在猴痘暴露行为危险因素的以下人群接种MVA疫苗作为暴露前预防：

（1）男同性恋者、双性恋者或其他男男性行为者，或者跨性别者和性别多样化者，且在过去6个月存在以下情况：新诊断1种或多种全国报告的性传播疾病，即急性HIV、软下疳、衣原体感染、淋病或梅毒；有多个性伴侣。

（2）过去6个月内存在以下任一情况：在特定性场所发生性行为；性行为与正发生猴痘病毒传播的地理区域的大型公共事件

相关。

(3)性伴侣存在或预计有上述风险者。

(4)性行为发生场所(如澡堂、桑拿房、性俱乐部)的工作人员或性工作者(无论场所如何),可考虑暴露前疫苗接种。

(5)自我认定适合 PrEP、但未明确指出适应证的人群,只要确定其充分理解接种疫苗的潜在利弊,也可根据具体情况考虑接种疫苗。

2021 年,美国免疫接种实践咨询委员会(Advisory Committee on Immunization Practices,ACIP)推荐有暴露高风险的特殊工作者接种 MVA 疫苗,包括:

(1)猴痘病毒实验室研究人员,以及从事病毒检测的实验室人员。

(2)从事猴痘病毒相关职业高暴露风险的特定成员。

(3)从事 ACAM2000 疫苗接种的医务人员,以及相关的医疗服务人员。

2. *暴露后预防* 对于暴露后的预防接种通常取决于患者暴露的风险水平和患者个体罹患严重疾病的风险,需要医护人员评估决定。对于高危儿童或青少年也不能忽略预防措施,大于 6 月龄儿童在高风险暴露后应考虑接种 MVA 疫苗,尽管 MVA 疫苗未获批用于 18 岁以下人群,但尚无明确的禁忌证。如果没有条件接种 MVA 疫苗,则必须视具体情况决定是否对 12 月龄以上健康儿童接种复制型天花疫苗(ACAM2000),因为这种疫苗可能引起更严重的不良反应和并发症。对于小于 6 月龄婴儿,暴露后接种疫苗可能无效,可以根据具体情况考虑采取其他预防措施,如使用牛痘免疫球蛋白(vaccinia immunoglobulin,VIG)和抗病毒药物。由于猴痘传播给医务人员的风险低,不推荐一般医务人员常规进行暴露前疫苗接种。免疫力减弱时注意加强预防。对所有高危暴露后医务人员,均应在暴露后接种 MVA 疫苗。无条件接种 MVA 疫苗时可考虑使用复制型天花疫苗(ACAM2000),但由于该疫苗的不良反应风险增加,只能用于特定人群。

如果决定进行暴露后的预防接种,建议在末次暴露后 4 天内(无症状情况下最多 14 天内)接种。注意在接种疫苗期间需持续监测是否出现猴痘相关体征和症状。

三、其他

对于有暴露史的严重免疫功能受损者,可以考虑静脉给予牛痘免疫球蛋白。此类人群禁用复制型痘苗病毒疫苗进行免疫接种,接种 MVA 疫苗者可能不会产生适当的免疫应答。

尽管接种疫苗是暴露后预防的首选方法,但有时 MVA 疫苗和 / 或牛痘免疫球蛋白没有条件使用或有其禁忌证。在这些情况下,可以使用特考韦瑞进行抗病毒预防性治疗。然而,这种方法并无数据支持,因此,必须先评估暴露风险和发生重度疾病的风险,再根据具体情况决定是否给予预防性治疗。

参考文献

[1] LETAFATI A, SAKHAVARZ T. Monkeypox virus: A review. Microb Pathog, 2023, 176: 106027.

[2] ISIDRO J, BORGES V, PINTO M, et al. Addendum: Phylogenomic characterization and signs of microevolution in the 2022 multi-country outbreak of monkeypox virus. Nat Med, 2022, 28(8): 1569-1572.

[3] ADLER H, GOULD S, HINE P, et al. Clinical features and management of human monkeypox: a retrospective observational study in the UK. Lancet Infect Dis, 2022, 22(7): 177.

[4] MOSS B. Poxvirus cell entry: how many proteins does it take? Viruses, 2012, 4(5): 688-707.

[5] GOULD S, ATKINSON B, ONIANWA O, et al. Air and surface sampling for monkeypox virus in a UK hospital: an observational study. Lancet Microbe, 2022, 3: 904.

[6] RAMNARAYAN P, MITTING R, WHITTAKER E, et al. Neonatal monkeypox virus infection. N Engl J Med, 2022, 387: 1618.

[7] ZACHARY KC, SHENOY ES. Monkeypox transmission following exposure in healthcare facilities in nonendemic settings: Low risk but limited literature.

Infect Control Hosp Epidemiol,2022,43:920.
[8] THORNHILL JP,ANTINORI A,ORKIN CM. Monkeypox virus infection across 16 countries - April-June 2022. Reply. N Engl J Med,2022,387(25):69.
[9] ADLER H,GOULD S,HINE P,et al. Clinical features and management of human monkeypox:a retrospective observational study in the UK. Lancet Infect Dis,2022,22(7):177.
[10] BADENOCH JB,CONTI I,RENGASAMY ER,et al. Neurological and psychiatric presentations associated with human monkeypox virus infection:A systematic review and meta-analysis. EClinicalMedicine,2022,52:101644.
[11] DE BAETSELIER I,VAN DIJCK C,KENYON C,et al. Retrospective detection of asymptomatic monkeypox virus infections among male sexual health clinic attendees in Belgium. Nat Med,2022,28:2288-2292.
[12] PATEL A,BILINSKA J,TAM JCH,et al. Clinical features and novel presentations of human monkeypox in a central London centre during the 2022 outbreak:descriptive case series. BMJ,2022,378:072410.
[13] CARRUBBA S,GEEVARGHESE A,SOLLI E,et al. Novel severe oculocutaneous manifestations of human monkeypox virus infection and their historical analogues. Lancet Infect Dis,2023,23:190-197.
[14] AGUILERA-ALONSO D,ALONSO-CADENAS JA,ROGUERA-SOPENA M,et al. Monkeypox virus infections in children in Spain during the first months of the 2022 outbreak. Lancet Child Adolesc Health,2022,6(11):22-23.
[15] 蒋荣猛,郑跃杰,周蕾,等 . 儿童猴痘诊疗和预防专家共识 . 中华实用儿科临床杂志,2022,37(13):964-973.
[16] 姚开虎 . 知往鉴今:人感染猴痘史及其非同寻常的 2022 年多国暴发疫情 . 中国当代儿科杂志,2022,24(7):717-727.
[17] 李婷婷,李柏松,唐文革,等 . 中国大陆首例猴痘确诊病例流行病学调查和处置国际病毒学杂志,2022,29(5):391-394.
[18] 卢清华,郑跃杰,杨永弘 . 猴痘疫情卷土重来 . 中华实用儿科临床杂志,2024,39(10):721-722.
[19] 马香,郑跃杰,杨永弘,等 . 从天花到猴痘,如何应对猴痘挑战?中华实用儿科临床杂志,2022,37(13):961-963.

第十一章 羊口疮

羊口疮（Orf）是一种由 Orf 病毒（Orf virus，ORFV，亦称羊口疮病毒）引起的具有高度传染性的人畜共患性疾病。该病主要累及绵羊和山羊，人类多因职业或生活接触而感染。临床上，羊口疮通常表现为发生于手指、手部或前臂的红斑、丘疹或结节性皮损，部分病例可进展为无症状或轻度疼痛的溃疡性病变，因此又被称为传染性脓疱。该病具有明显的自限性，病程多在数周内自行缓解。人类感染多发生于破损皮肤直接接触感染羊口疮病毒的病羊，或暴露于被病毒污染的环境、器具和分泌物中，因而对从事畜牧养殖、兽医、屠宰及相关行业的人群构成潜在健康威胁。羊口疮是临床上较为常见但易被误诊的人畜共患病之一。

本章将从羊口疮的病因学、流行病学、临床表现、诊断、预防与治疗策略，以及近年来的研究进展等方面进行系统阐述，以期为深入理解 ORFV 感染的致病机制及其防控提供理论依据和实践参考。

第一节　病毒学

ORFV 属于痘病毒科副痘病毒属。副痘病毒的病毒粒子具有独特的卵圆形结构，长轴约 260nm，短轴约 160nm。ORFV 属病毒基因组为双链 DNA 病毒，基因组两端存在末端重复序列。

对副痘病毒的遗传学研究始于 20 世纪 80 年代末 90 年代初。它的长度约为 138kb。与其他痘病毒相比，副痘病毒富含 G+C（其含量约为 63%）。它在末端（交联末端）共价闭合，每个末端形成一个倒置的末端重复序列。它包含 132 个预测的开放阅读框，其中 88 个在其他脊索病毒中是保守的。ORFV 基因组中开放阅读框的排列与痘苗病毒基因组中的开放阅读框的排列相似，这意味着共同的进化起源。ORFV 和传染性软疣病毒的基因组之间存在着更大的相似性，因为它们都具有较高的 G+C 含量。尽管在痘病毒家族中具有最小的基因组之一，但是副痘病毒与最强毒力的病毒共享超过 70% 的基因。虽然 DNA/DNA 杂交揭示了中心核心区域之间强烈的种间同源性，但末端片段之间缺乏交叉杂交表明副痘病毒在这个区域之间存在显著差异。

Orf 病毒在宿主细胞质中复制，因此编码自己的 DNA 转录和复制机制。基因组由一个中心核心组成，其中基因在编码转录和复制机制时高度保守。核心区外的两端都是位于生长不必要的基因。其中一些基因是属特异性的，编码与毒力、免疫调节、发病机制及宿主范围相关的因子。不同的 ORFV 菌株表现出不同的限制性片段特征和高度的种间遗传变异。Orf 病毒至少有两种传染性颗粒，使其能够从一个细胞传播到另一个细胞：成熟病毒粒子，其具有来自内质网的外膜，以及细胞外病毒粒子，其由包裹病毒粒子形式产生。

羊口疮病毒具有多种毒力因子，主要位于病毒基因组的末端区，并包含与宿主特异性和致病性有关的基因，在种内表现出显著的高变异性，在 ORFV 的复制、传播及致病过程中发挥重要作用。这些毒力因子中有几种主要具有抗炎功能的蛋白，包括病毒性血管内皮生长因子、ORFV 白细胞介素 -10、羊干扰素抗性蛋白、粒细胞 / 巨噬细胞集落刺激因子抑制因子和趋化因子结合蛋白。

Orf 这个词的起源还不清楚，但是一些来源（牛津英语词典，Webster's）解释其来源于 Old norse hrūfa（“伤口上的痂，痂”）。另一个来源（Stedman's）来自古英语 orfcwealm（“murrain，任何牲畜的传染病”），来自 orf（“牛”）+cwealm（“破坏”）。矛盾的是，尽管“orf”可以追溯到一个单词的意思是“牛”，但 ORFV 不会自然感染牛。

第二节　流行病学

ORFV 主要在绵羊和山羊中引起感染，它可以传染给人，动物身上的 ORFV 感染通常被称为口疮、结痂或传染性脓疱，感染 ORFV

的动物通常会在嘴唇、口鼻和口腔周围产生痂样损害(病变),受感染的人通常会在手上出现溃疡性病变或结节,ORFV感染可发生在世界各地。ORFV通过接触可在禽类群体中快速传播,高达90%的羊可能受到感染,主要影响幼年的绵羊和山羊,成年羊也可能受到感染,但死亡率很低。根据报道,在一次羊口疮病毒暴发中,幼年绵羊的死亡率为10%,而幼年山羊的死亡率达到了93%。幼龄动物的死亡主要是因为感染引起的口腔病变影响哺乳,以及继发细菌感染、真菌感染或蛆虫感染。羊口疮病毒除了感染绵羊和山羊,还可以感染其他动物,例如骆驼、日本猪、麝牛和驯鹿。羊口疮多发生在职业环境中,多见于牧羊人、兽医、屠宰场工人、农民等。在英国,约30%的羊工曾感染过羊口疮病毒。羊口疮多发生在春季和夏季,当接触了病羊、动物尸体后,病毒可通过破损皮肤直接接种从而感染羊口疮病毒。羊口疮病毒生命力顽强,可以在干燥、寒冷的环境中存活数月至数年,因此接触受污染的饲料槽、设备等也可能被感染。除了职业接触,其他途径例如被携带病毒的流浪猫抓伤也可能感染羊口疮病毒。

Orf感染也可能发生在非职业环境中。农民的孩子、家庭主妇、动物园工作人员、爱好农业的人,以及为传统仪式宰杀羊羔的人也面临着风险。已有报道显示:一名53岁女性因被流浪猫抓伤感染ORFV。在土耳其、约旦、伊朗、法国、比利时、美国等国,每年都会因为祭祀节(宰牲节)的屠宰增加了而暴发一次。在非专业环境中,安全措施很难实施,因此,处理动物皮肤上的伤口可能会促进或接种病毒。专业人员很少寻求医疗救助,因为他们知道感染几周内就会自行消失。

第三节　临床表现

羊口疮的皮损多发生于手指、手部、前臂、面部等易接触部位,也可发生于头面部、腋窝、生殖器等,但较为少见,也可能出现多发病变。潜伏期约为5～7天,病程约6～8周,分为6个临床阶段,每个阶段约持续1周:

第一阶段为斑丘疹期,出现单发的红斑丘疹;

第二阶段为靶期,中心坏死呈特征性的灰白色晕,其外再绕以红晕；

第三阶段为急性结节性泪状期，丘疹或结节有液体渗出；

第四阶段为再生结节性干性期，丘疹或结节质地变坚硬，中心结痂，可有脐凹；

第五阶段为乳头瘤样期，皮损呈乳头瘤样结节，外皮干燥可脱落；

第六阶段为退行期，皮损逐渐缩小变平，皮肤恢复正常外观，通常不遗留瘢痕。

患者皮损局部常伴有轻微淋巴管炎、淋巴结炎，一般不伴有全身症状，发热、不适和淋巴结肿大。免疫低下或免疫抑制的患者，如伴有遗传性或获得性 T 细胞功能障碍、淋巴瘤、淋巴细胞性白血病的患者，可能会出现肿瘤样或化脓性肉芽肿样皮损，引起非典型持续性的巨大蘑菇样口疮，但在免疫正常的个体中罕见。目前尚未有感染 HIV 病毒的患者发生巨大口疮的报道。少部分患者在发病之后两周内出现一过性多形性红斑样皮疹，或中毒性红斑，也有少部分病例由于病毒经血行播散，可导致全身广泛性丘疱疹，皮损一般在数周内消退。

在免疫功能低下的 T 细胞功能障碍患者中，临床表现发生改变。无论是遗传还是获得性 T 细胞功能障碍均会导致非典型持续性巨大多发性骨髓瘤的生长。目前，在移植患者中鲜有报道，并且没有报道艾滋病病毒感染的病例。自体接种和人传人是罕见的。2012 年在土耳其的一个烧伤病房发生了医院内 ORFV 感染的暴发事件，在此次事件中，共报道了 3 例 ORFV 感染发生于特应性皮炎患者，其皮损表现为多发性、弥漫性分布，且累及非典型解剖部位。值得注意的是，这些患者在未接受特异性抗病毒治疗的情况下，病变最终自行好转，提示 ORFV 感染在免疫功能相对受损人群中亦可能呈自限性过程。

羊口疮的临床鉴别诊断很广泛，包括挤奶结节和非典型分枝杆菌感染，如海洋分枝杆菌、巨大传染性软疣、甲沟炎、皮肤利什曼病、疱疹性指头炎、炭疽、兔热病、角膜棘皮瘤和血管病变，如化脓性肉芽肿。羊口疮病主要依赖临床诊断。根据病变的临床表现以及与感染动物的接触史可以得出诊断。尽管美国公共卫生当局建议获得实验室确认的副痘病毒种类的诊断和测定，但多数临床场景中只有在诊断有疑问时才进行进一步的实验室检查。

第四节　诊断与鉴别诊断

羊口疮主要依靠临床诊断，根据病变部位出现扁平水疱、脓疱，中心结痂伴有脐凹和外周特殊灰白或紫色晕的临床表现，以及与受感染动物的接触史足以作出诊断。羊口疮病毒感染的组织病理学根据临床分期而变化。组织学特征包括：角化不全、角化过度、表皮增生、表皮内水疱、角质形成细胞膨胀和变性、真皮血管分布增加和细胞质核空泡形成，以及由淋巴细胞、组织细胞、中性粒细胞和嗜酸性粒细胞组成的致密混合炎症浸润。确诊可对痂和病损组织利用电子显微镜做病毒检查，或取疱液应用 PCR 法进行羊口疮病毒检测。

实验室检测也较为成熟，实时 PCR 和标准 PCR 现已可用作羊口疮的实验室诊断。研究表明，TaqMan real PCR 的灵敏度可达 100%，特异性约为 93%。其他方法包括细胞培养分离、酶联免疫吸附测定、蛋白质印迹、限制性片段长度多态性和电子显微镜检查；然而，使用这些方法并不像 PCR 那样广泛应用。在兽医领域，正在进行广泛的研究以改善诊断方法。环介导的等温扩增（在等温条件下扩增 DNA 序列）开发并且与其他核酸检测方法相比简单、快速、便宜。

在印度，用于同时检测的多重 PCR 以及单管中绵羊痘、山羊痘和 ORFV 的分化反应已发展较为成熟。ORFV 和羊痘病毒可导致成人高发病率以及羔羊和儿童高死亡率并且导致严重的后果，因此，这种快速检测和区分非常重要。以 RNA 聚合酶基因等高度保守序列作为检测靶点，使用数字液滴 PCR 检测 ORFV、假牛痘病毒和牛丘疹性口炎病毒的方法现已被开发。

本病的鉴别诊断可通过病史、临床表现、组织病理学特征和病毒学检测结果综合判断，与牛痘、猴痘、挤奶人结节、化脓性肉芽肿、鳞癌等相鉴别。

第五节　治疗与预防

大多数羊口疮为自限性，不合并其他基础疾病的免疫功能正常的患者病变通常在 6 ～ 8 周消退，临床上本病主要通过对症治疗。有继发感染时可局部或全身应用抗生素控制感染；免疫功能低下的患者可能出现巨大持续性皮损，较大皮损可进行手术切除和冷冻治疗，切除范围较大者可进行植皮，但此类患者容易复发。据报道局部注射干扰素或外用咪喹莫特、西多福韦有成功治疗的例子。目前还没有评估治疗效果的随机试验。

本病罕见人传人现象，一经发现本病不必恐慌，在职业接触和日常生活中均应做好防护，佩戴橡胶或乳胶材质的无孔手套可有效预防感染；与受感染的动物接触后，应用温水和肥皂洗手至少 20 秒，保持良好的卫生习惯。

第六节　毒力因子与致病性

毒力因子是使病原体通过破坏或逃避宿主防御而在宿主体内复制和传播的分子。ORFV 编码多种这样的蛋白质。毒力基因主要位于末端区域，这些基因表现出显著的种内变异性，其中一些基因是已知哺乳动物基因的直系同源物。在毒力因子中，ORFV 有几种蛋白质具有主要抗炎作用，包括病毒血管内皮生长因子（vascular endothelial growth factor，VEGF）、ORFV 白细胞介素 -10（vIL-10）、羊干扰素抵抗蛋白（OVIFNR）、粒细胞 / 巨噬细胞集落刺激因子（GM-CSF）、抑制因子（GIF）和趋化因子结合蛋白（CBP）。

病毒性血管内皮生长因子，被称为 VEGF-E，是第一个被描述为在 ORFV 发病机制中具有关键作用的毒力因子。通过与 VEGF 受体 -2 的独特相互作用，VEGF-E 诱导表皮和内皮细胞增殖，增加血管通透性和真皮血管生成。这导致由宿主的伤口愈合反应驱动的新分裂的表皮细胞中的病毒生长和复制增加，VEGF-E 通过直接促进表皮再生来维持这种再生反应，表皮再生为病毒复制提供细胞底物，并间接提供必要的营养素。VEGF-E 还有助于病毒颗粒中结痂的形成，从而使病毒形成在环境中的存活增加长达 1 年。由于 VEGF-E 不与 VEGFR-1 结合，因此可以忽略组织炎症和血管渗漏。血管内皮生长拥有属性因子 -E 还具有抑制树突状细胞发育和成熟的能力。缺乏功能性 VEGF 的重组病毒显示出显著降低的临床严重程度。VEGF-E 还调节角质形成细胞功能，增强表皮再生，并增加基质金属蛋白酶 2 和基质金属蛋白酶 9 的表达。这表明 VEGF-E 可能潜在地促进非愈合伤口（如糖尿病患者的伤口）的再上皮化。

哺乳动物 IL-10 具有多种功能，包括抑制炎症、抗病毒应答、辅助性 1 型效应功能、巨噬细胞上的主要组织相容性复合体Ⅱ类抗原和共刺激分子，以及增强 B 细胞的存活和增殖。IL-10 还能阻断活化 B 细胞核因子 κ- 轻链增强子（NF-κB）活性，并参与 JAK-STAT 信号通路的调节。在痘病毒中，IL-10 样基因仅在包括 ORFV、BPSV 及 PCPV 在内的副痘病毒中发现。Orf 病毒 vIL-10 与绵羊（80%）、牛（75%）、人（67%）及小鼠（64%）起源的 IL-10 显示出相当大的同源性，并且已被证明在功能上与哺乳动物 IL-10 无法区分。在小鼠模型中，已经证明 vIL-10 通过抑制巨噬细胞合成细胞因子在免疫抑制中发挥重要作用。它还抑制抗原呈递细胞（APC）的成熟和功能，其依次抑制 Th1 细胞细胞因子，即 IL-2、IL-3、IFN-γ 及 GM-CSF 的表达。ORFV 和绵羊 IL-10 都抑制活化淋巴细胞产生的 IFN-γ，以及巨噬细胞和角质形成细胞产生的 TNF-α 及 IL-8。缺乏 IL-10 基因的 Orf 病毒在绵羊实验中被减毒。Orf 病毒 IL-10 减轻炎症和瘢痕组织形成，可能用于介导组织修复。

在感染后的早期，ORFV 表达了编码宿主细胞产生的干扰素 OVIFNR 的基因。这个 ORFV 基因是痘苗抗性干扰素基因 E3L 的同源物。作为抗病毒保护机制的一部分，IFN 激活蛋白激酶 R（PKR）和 RNA 酶 L。RNA 激活的 PKR 自身磷酸化，而延伸起始因子（eIF2）的 α 亚基转而抑制 mRNA 翻译。活化的 RNA 酶 L 降解细胞和病毒 RNA。OVIFNR 蛋白与病毒 dsRNA 结合。抑制 PKR 激酶和 2-5 腺苷酸合成酶的 dsRNA 激活。蛋白激酶 R 抑制阻止病毒 mRNA 翻译的下调，2-5 腺苷酸合成酶抑制阻止 RNA 酶 L 的活化。因此，OVIFNR 允许 ORFV 使用宿主细胞蛋白质合成机制。

ORFV 还产生 CBP，其作用是抑制抗病毒药物趋化因子结合蛋白的结构在功能上与其他痘病毒的 CBP-Ⅱ蛋白相似。这些以高亲和力结合并抑制许多 CC 趋化因子，如单核细胞趋化蛋白 -1（MCP-1）、巨噬细胞炎症蛋白 -1a（MIP-1a），在激活后受到调节，正常 T 细胞表达和分泌，协调单核细胞、巨噬细胞和T细胞募集到感染部位。趋化因子结合蛋白结合淋巴凝集素，这是一种C趋化因子，通过XCR1受体61 ORFV将CBP分泌到皮肤上皮中，竞争性抑制趋化因子与同源受体的相互作用，从而抑制趋化性和白细胞募集。这进一步表明，选择ORFV是为了逃避特定的以及非特异性的免疫反应。

ORFV还被证实可编码多种有利于病毒存活并操纵宿主细胞功能的蛋白质，包括ORFV编码的dUTPase、NF-κB调节因子、锚蛋白重复蛋白（ARPs）及ORFV基因125编码蛋白质。作为核苷酸代谢中的重要酶，dUTPase抑制过量dUTP掺入DNA，从而降低突变频率并保持遗传稳定性。疱疹病毒和D型逆转录病毒也表达这种酶。系统发育学分析表明，ORFV表达的dUTPase更多与哺乳动物的dUTPase相似，而不是与其他痘病毒的dUTPases相似。这表明该基因可能存在水平转移。过程是从天然宿主中获取宿主基因使痘病毒进化，帮助病毒适应宿主系统，尽管是主动免疫反应。

转录因子NF-κB家族调节对病毒感染的早期免疫反应。ORFV进化出3种基因产物ORFV002、ORFV024及ORFV121，通过靶向途径的独特部分来调节NF-κB活性，两者ORFV024在细胞质和细胞核水平上发挥作用细胞质。它抑制IκB激酶IKKα和IKKβ通过靶向IKK复合物上游的步骤。ORFV121的功能位点位于IκB下游的细胞质信号通路中。它结合并抑制NF-κB p65的磷酸化和核转位。ORFV002在细胞核中起作用，结合并抑制p300介导的NF-κB p65乙酰化，可能是通过干扰p300和NF-κB p65.66，67突变开放阅读框与缺失的相关性ORFV121显著减少了患者的疾病表现，表明ORFV121是一种真正的毒力因子。鉴于NF-κB通路非常复杂，涉及多种导致广泛细胞反应的过程，脊索病毒亚科的病毒具有进化到靶向该途径的不同元素。通过抑制不同宿主NF-κB信号转导途径中的过程，ORFV成功地避开了宿主细胞的免疫反应。

与其他痘病毒相比，大多数成员脊索病毒亚科编码多种ARP。蛋白质家族和ARP在病毒中并不常见。锚蛋白重复蛋白在各种生物过程中发挥作用（细胞信号转导、细胞骨架完整性、蛋白质运输及炎症响应）。ORFV基因组末端包含5个编码ARP ORFV008

ORFV123、126、128 和 129。ARP 包含 F 盒泛素连接酶复合物识别的类似结构域允许它们靶向宿主细胞的蛋白质组。68 通过使用泛素介导多种细胞蛋白的降解 ARPs，可以调节对病毒感染的各种细胞反应。最后，ORFV 基因 125 编码一种具有抗凋亡作用的蛋白质。它作为 bcl-2 的抑制剂，可防止病毒的凋亡从而感染细胞。这是副痘病毒逃避免疫的新机制，在其他病毒中尚未发现直系同源物。

第七节　免疫逃逸

ORFV 与宿主免疫系统的相互作用一直是一个研究热点，尽管细胞介导和体液介导免疫应答在绵羊和人类中已经证明了免疫反应，但目前普遍认为细胞介导性免疫对 ORFV 起着主要作用。免疫逃避可以被定义为病原微生物用来逃避宿主的免疫反应，以最大限度地增加它们被传播到新鲜宿主的机会的策略。ORFV 的一个显著特点是，尽管如上所述具有显著的炎症宿主免疫应答，但它可以反复感染先前暴露的宿主。然而，每次发作病变的大小和严重程度通常会减少。到目前为止，ORFV 免疫逃逸的机制尚未被阐明。现已提出的免疫逃避机制包括通过 vIL-10 抑制炎症和适应性反应，通过 OVIFNR 抑制干扰素，抑制 NF-κB 信号传导途径（ORFV002，ORFV024 和 ORFV121），通过 CBP 抑制免疫细胞运输，通过 GIF 抑制 GM-CSF 和 IL-2，以及通过 VEGF-E 增加病毒复制的细胞底物。此外，ORFV 可能直接干扰抗原呈现过程和 APC（病毒的一种结构蛋白诱导 CD95 的表达），导致抗原呈递单核细胞和巨噬细胞的 CD95 介导的凋亡，从而减少原发性 T 细胞免疫应答。

第八节　免疫调节

免疫调节是指通过激活或抑制免疫系统功能的药物来改变免疫系统或免疫应答。用非免疫生物产品的参数诱导剂进行参数化，用于诱导最佳的短期，立即有效，调节、激活抗原非特异性防御或

"参数化"。ORFV 参数诱导剂可从纯化的减毒 ORFV 中产生,减毒 ORFV 通过辐射或化学手段失活,其主要包含来源于病毒包膜的结构成分。减毒(通过细胞培养物中的几百次传代)和痘病毒失活导致其免疫性能降低,而其参数化活性增加。失活 ORFV 的免疫调节活性可能与病毒颗粒有关,但目前尚不完全清楚。

事实上,灭活的 ORFV 在急性和慢性病毒感染的不同动物模型中均可诱导抗病毒活性,并且灭活的 ORFV 的治疗潜力已经在多种相关的人类疾病,如慢性病毒性疾病、肝纤维化或各种形式的癌症中被认识到。在临床前模型中,灭活的 ORFV 表现出抗纤维化活性并抑制人乙型肝炎病毒和丙型肝炎病毒的复制。ORFV 具有抗肿瘤特性:用腹膜内注射灭活的 ORFV 处理的异基因小鼠 B16-F10 黑色素瘤模型中可导致 72% 的肿瘤生长抑制。本已失活的 ORFV 强烈影响小鼠和人免疫细胞的细胞因子分泌。失活的 ORFV 可产生自身调节性细胞因子应答模式,最初始于 Th1 细胞因子如 IFN-γ、IL-12、IL-18,炎性细胞因子 TNF-α、IL-8 及 IL-6,以及抗炎细胞因子如 IL-10 和 IL-1RA,随后诱导 Th2 相关细胞因子减弱免疫应答。Th2 反应限制了炎症反应,防止组织破坏,并有助于达到生理平衡。IFN-γ 是观察到的抗病毒作用的关键介质,应用 IFN-γ 的中和抗体消除了这种抗病毒活性。

第九节 疫 苗

在人类中,目前没有有效的疫苗以预防 ORFV。接种天花疫苗的个体并不能得到有效预防。在绵羊和山羊中,目前还没有获得普遍许可的 ORFV 疫苗。现有的 ORFV 疫苗是基于病毒在体内(从结痂材料)或培养物中繁殖的基础上生产的。虽然疫苗可以限制疾病的严重程度和持续时间,但它们不能产生持久的免疫力(约 4 ~ 6 个月),因此接种疫苗的动物可能发生反复感染。ORFV 还有潜在的用途即作为重组疫苗载体,在允许和非允许宿主中表达外来基因。ORFV 作为载体有几个优点:病变仅限于皮肤,无系统性传播。此外,频繁的免疫接种不会产生有效的抗 ORFV 的中和抗体。

第十节 临床研究进展

研究报道，一位58岁的男性患者，因右前臂无症状皮肤损害持续1个月而到皮肤科门诊就诊。自述家养的羊在6周前出现了口周皮肤病变。医生检查发现他右前臂有一个直径约1.2cm的红斑性溃疡病变（图11-1），聚合酶链式反应测试结果呈阳性，诊断为ORFV感染。医生嘱其注意保持病灶清洁，随访显示2个月后病灶消失，没有新的病灶出现。

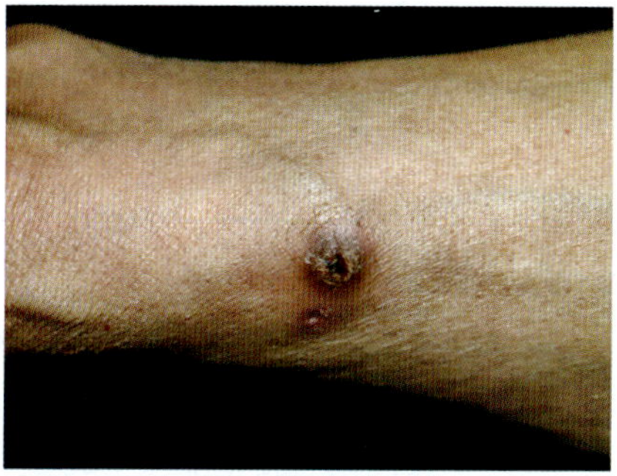

图11-1 羊口疮

男，58岁，右前臂一个孤立的红斑，为溃疡的结节性病变，直径约1.2cm，中间有一个凹陷，旁边较小的病变是由抓伤引起的。

另有多项研究临床鉴定ORFV感染，其中一项研究发现一例51岁健康男性，主诉右手背出现无症状的皮肤损害，持续1周。无全身症状，如发热、淋巴结肿大、咽痛、头痛、肌痛和乏力等全身症状。病人自述在3周内接触过绵羊，局部使用氯化钠溶液后皮肤损伤没有改善，皮损演变为红斑—丘疹—血疱—结痂。检查显示红色结节和水疱样病变，伴有中央溃疡渗出，外周性水肿侵犯右手背（图11-2A）。皮肤镜检查显示病变的细节（图11-2B）。皮肤病变活检显示表皮水肿，部分坏死，表皮内起疱，真皮内有致密的炎性细胞浸润，表皮内可见细胞质嗜酸性包涵体（图11-2C和D）。来自皮肤损伤区域的皮肤拭子样品进行宏基因组二代测序检测鉴定出ORFV的存在，其读数为 39 742，相对丰度为 96.73%，从分子水平证实 ORFV 感染。临床表现、组织学和病原学证据支持诊断为 ORFV 感染。随后显示皮损在 1 个月内自行消退。

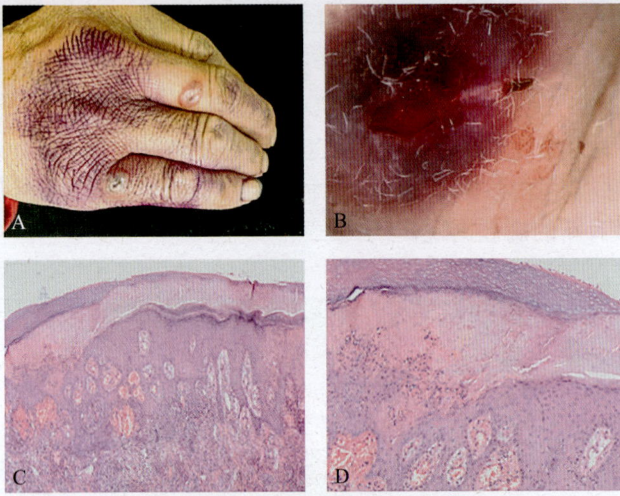

图 11-2　临床表现、皮肤镜和组织学检查结果

A. 皮肤科检查显示红色结节及水疱样病变，伴有中央溃疡及渗出物，外周性水肿侵犯右手背；B. 原始放大倍数 ×50 成像的皮肤镜检查显示病变的细节；C、D. 皮肤病变活检显示表皮水肿，部分坏死，表皮内水疱，真皮内致密炎性细胞浸润，表皮内可见嗜酸性包涵体（HE 染色，×200，×400）。

多项研究在猴痘流行期间提供了 ORFV 羊 - 人之间传播的证据（图 11-3，图 11-4）。其中一项研究报道，一位来自中国北方的 60 岁牧羊人，左桡腕关节上出现了一个孤立的皮损，皮损持续了一个星期。皮损演变为丘疹—血疱—破溃—结痂。无任何全身症状，否认如发热、淋巴结肿大及慢性全身性疾病的病史。发病约 3 周前，他的羊口周围出现了结痂样的皮损。体格检查显示，中央溃疡和出血的孤立性皮损累及左桡腕关节直径约 1.2cm × 0.8cm（图 11-3A）。患者在其饲养的绵羊（绵羊 3，4）发病约两周后开始出现皮损，否认有皮肤外伤史（图 11-3B、C）。病人的皮肤活检标本被送去做进一步的组织学分析。组织学检查结果显示表皮部分坏死，细胞内和细胞间水肿和表皮内水疱，真皮内弥漫性水肿，伴有由嗜中性粒细胞、淋巴细胞及组织细胞组成的致密炎性细胞浸润。此外，在表皮内亦可见嗜酸性包涵体（图 11-3D、E）。根据临床表现和组织学发现，考虑为 ORFV 感染，并从皮肤损伤区域采集皮肤拭子样品，并通过宏基因组测序（mNGS）进行分析。ORFV 序列的丰度高达 97.66%。此外，透射电镜分析在较高的放大倍数下显示出典型的包膜病毒粒子的存在（图 11-3F）。因此，临床病理、分子、组织学和 TEM 表现与 ORFV 感染的诊断是一致的。

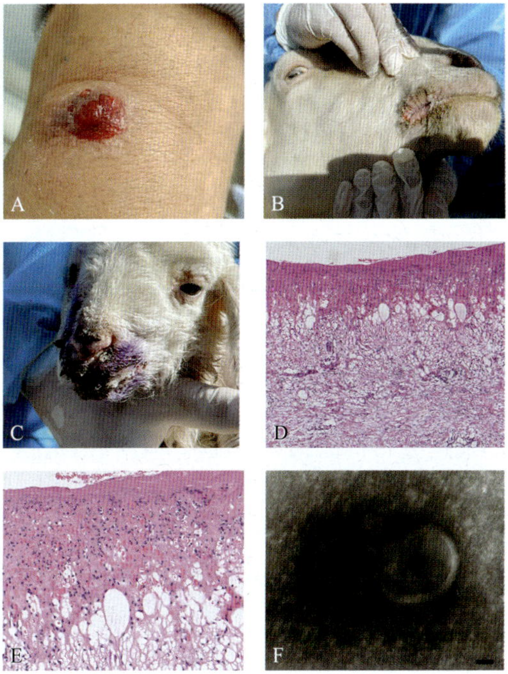

图 11-3　ORFV 羊 - 人之间传播的证据关系链

A. 显示中央溃疡和出血的孤立性皮肤病变，累及左桡腕关节，直径约 1.2cm × 0.8cm，伴有周围红斑。B、C. 在进一步追踪中，发现邻居饲养的感染 ORFV 病毒的绵羊口部周围有典型的结痂样皮损。D、E. 组织学检查显示表皮局部坏死，细胞内和细胞间水肿，表皮内水疱，真皮弥漫性水肿，真皮内有密集的炎性细胞浸润，包括嗜中性粒细胞、淋巴细胞和组织细胞浸润到真皮，表皮内还发现嗜酸性包涵体（HE 染色，× 100，× 400）。F. 透射电镜高倍镜下病毒检测显示典型的包膜病毒体（比例尺显示 50nm）。

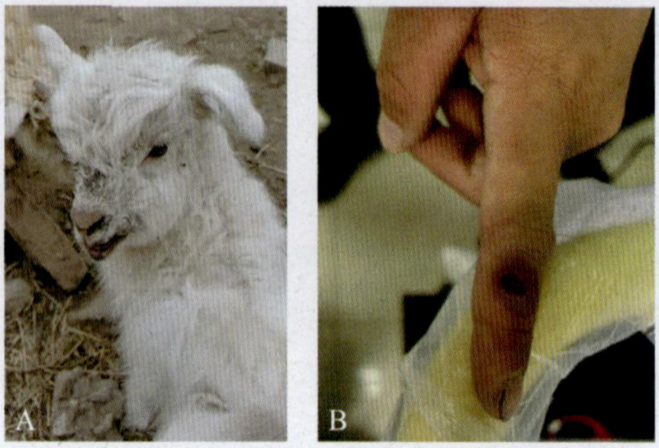

图 11-4　绵羊和人的皮肤病变

A. 绵羊口唇周围结痂和溃疡性皮肤病变；B. 体格检查显示孤立性肿胀和红斑性皮肤损害伴中央溃疡累及左手示指。

痘病毒的再次出现对人类健康构成严重威胁，引起全球关注。致病性痘病毒，除了已知的人类正痘病毒如天花病毒以及猴痘病毒外，痘病毒科不同属的其他成员也对人类具有致病性。除了近期暴发的猴痘感染外，还应强调其他痘病毒对人类的潜在致病力。人畜共患痘病毒感染可能长期威胁人类健康，在猴痘感染暴发期间不应忽视其他致病性痘病毒感染事件，应通过病原学证据及时作出必要的鉴别诊断。ORFV 感染引起的皮肤损害与天花相似，但 ORFV 具有相对明显的地理分布特征，如在牧区。但由于 ORFV 感染的自限性和人际传播的罕见性，因此应避免公众恐慌。

ORFV 是威胁绵羊、山羊和人类的重要人畜共患病原，其具有顽强的特性，可以在环境中存活几个月，甚至几年，因此，任何绵羊或山羊之间的直接接触，或间接接触 Orf 病毒污染的牧场等建筑物，都可能导致绵羊或山羊之间的传播。传染给人类的途径通常涉及受损皮肤与受感染动物的病毒之间的接触，以及接触受污染的设备，动物和人类都有接触的风险。典型的羊口疮皮损主要局限于嘴唇和口周围，通常在感染的绵羊或山羊中可观察到，而手上的溃疡性病变或结节通常在 ORFV 感染的人中发现。目前还没有标准化的治疗策略，主要表现为自限性过程。预防性疫苗接种策略和手套等保护设备是预防 ORFV 感染的重要途径，因为感染不会在两种宿主中产生持久的免疫力。然而，由于其自限性的疾病过程，这种在动物或人类中的感染几十年来一直被忽视。

参考文献

[1] WANG RX, WANG Y, LIU F, et al. Orf virus: A promising new therapeutic agent. Rev Med Virol, 2019, 29(1): 2013.

[2] BERGQVIST C, KURBAN M, ABBAS O. Orf virus infection. Rev Med Virol, 2017, 27(4).

[3] HOSAMANI M, SCAGLIARINI A, BHANUPRAKASH V, et al. Orf: an update on current research and future perspectives. Expert Rev Anti Infect Ther, 2009, 7(7): 879-893.

[4] LIU Y, LI X, YAN HX, et al. A case of orf virus infection in the human: Other zoonotic poxvirus infection events should not beignored during the mpox epidemic. Travel Medicine and Infectious Disease, 2023: 102588.

[5] ZHAO H, WILKINS K, DAMON IK, et al. Specific qPCR assays for the detection of orf virus, pseudocowpox virus and bovine papular stomatitis virus. J Virol Methods, 2013, 194: 229-234.

[6] 赵辨 . 中国临床皮肤病学 . 2 版 . 南京: 江苏凤凰科学技术出版社, 2017.

[7] LI YF, LI X, WU S, et al. Rapid evolving cutaneous lesions on the hand: A diagnostic challenge. Travel Medicine and Infectious Disease, 2023: 102572.

[8] WU S, LI X, MA L. Zoonotic orf virus infection during the mpox global outbreak. QJM, 2023, 116(8): 714-715.

[9] HOSAMANI M, SCAGLIARINI A, BHANUPRAKASH V, et al. Orf: an update on current research and future perspectives. Expert Rev Anti Infect Ther, 2009, 7: 879-893.

[10] HAIG DM, MCINNES CJ. Immunity and counter-immunity during infection with the parapoxvirus orf virus. Virus Res, 2002, 88: 3-1.

[11] WISE LM, INDER MK, REAL NC, et al. The vascular endothelial growth factor (VEGF)-E encoded by orf virus regulates keratinocyte proliferation and migration and promotes epidermal regeneration. Cell Microbiol, 2012, 14: 1376-1390.

[12] WISE LM, STUART GS, REAL NC, et al. Orf virus IL-10 accelerates wound

healing while limiting inflammation and scarring. Wound Repair Regen, 2014,22:356-367.

[13] WEBER O,MERCER AA,FRIEBE A,et al. Therapeutic immunomodulation using a virus-the potential of inactivated orf virus. Eur J Clin Microbiol Infect Dis,2013,32:451-460.

[14] HARVEY R,MCCAUGHAN C,WISE LM,et al. Orf virus inhibits interferon stimulated gene expression and modulates the JAK/STAT signalling pathway. Virus Res,2015,208:180-188.

[15] JIA XJ,YAN HX, MU QR. An ulcerated nodule on the forearm of a shepherd. CMAJ,2023,195(8):304.

[16] YU D,YAO KH,DENG DY,et al. A transmission chain from sheep to sheep and human of zoonotic orf virus during the mpox epidemic. Emerg Microbes Infect,2023,12(2):2233636.

第十二章 传染性软疣

第一节 病毒学

传染性软疣是由传染性软疣病毒（molluscum contagiosum virus，MCV）感染引起的一种传染性皮肤病。传染性软疣病毒隶属于痘病毒科（*Poxviridae*）软疣痘病毒属（*Molluscipoxvirus*）。该病毒与马传染性软疣样病毒（equine molluscum contagiosum-like virus，EMCLV）同属于软疣痘病毒属。既往根据酶切位点的不同，将传染性软疣病毒分为4型，即MCV1、MCV2、MCV3、MCV14型。但基于全基因组测序，目前将传染性软疣病毒分为MCV1型和MCV2型，2023年有研究报道了一种新的传染性软疣病毒类型，即MCV3型。临床中儿童以MCV1型常见，MCV2型则更常见于成人和HIV感染者。

一、结构

与痘病毒科其他病毒相似，传染性软疣病毒由核衣壳、核心包膜、侧体及胞外包膜组成，是一种双链DNA病毒，其复制发生在细胞质而非细胞核。传染性软疣病毒为椭圆体，尺寸约为320nm×250nm×200nm。该病毒存在两种感染性颗粒，即成熟病毒体和包膜病毒体，两者的区别在于后者含有第二个细胞外膜。在病毒粒子释放到细胞质之前，侧体通过相互作用与病毒粒子核心结合。一旦病毒体释放到细胞质中，病毒体核心壁会膨胀，导致侧体解离。侧体的功能是运输基因组复制或表达所需的一种或多种关键病毒体蛋白。

二、基因组

传染性软疣病毒基因组由长度约为 190kb 的线性双链 DNA 分子组成，其鸟嘌呤 - 胞嘧啶含量为 63%，在痘病毒中相对较高，其他痘病毒如天花病毒只有 30%。传染性软疣病毒的基因组具有约 4.2kbp 的末端倒置重复序列，这是痘病毒科的一个特点。早期基因组研究显示，传染性软疣病毒具有 164 个蛋白编码基因。目前研究显示，传染性软疣病毒的基因组包含了 182 个基因，其中 154 个极有可能是蛋白编码基因，并且在其他痘病毒中存在同源基因的数量为 105 个。剩余的蛋白编码基因是传染性软疣病毒特有的，可能涉及抑制宿主对感染的反应、核苷酸的生物合成和细胞增殖。

三、生活史

病毒核最初出现在表皮的基底层，该层的角质形成细胞显示出细胞活化标志，过度表达表皮生长因子受体，并呈现出细胞增殖。在基底细胞层的 3 ～ 4 层以上可见 Henderson-Paterson 小体，即病毒包涵体。随着它们向颗粒细胞层进展得越来越大，同时组装位点的增长导致包括细胞核在内的细胞器被推到一侧。传染性软疣病毒的成熟需要 5 天时间。最终，随着包涵体的增大，角质层最终解体，释放出大量的传染性病毒颗粒。传染性软疣病毒通过皮损中心凹陷状的中央凹口破裂和排出，类似于全脂分泌，这是一种与其他痘病毒不同的排出过程。

第二节　流行病学

传染性软疣主要通过与感染皮肤的直接接触传播，这种接触可以是性接触、非性接触或自我接种。此外，它还可以通过污染的日常用品，如沐浴球或毛巾传播。虽然并不常见，但传染性软疣也可以通过产道传播给新生儿，在婴儿的头皮上形成环形皮损。尽管传染性软疣在各个年龄段均可发病，但在儿童中最为常见，特别是 1 ～ 4 岁的儿童。年龄较大的孩子更容易出现泛发皮损。

一、发病率

关于传染性软疣的发病率研究大多来自常规收集的数据。一项荷兰的研究显示，传染性软疣在人群中的发病率为 2.4‰，在 15 岁以下的人群累积发病率最高为 17%。另一项英国的研究显示，传染性软疣在男女中的发病率相差不大，分别为 2.43‰ 和 2.31‰，且 90% 的患者为 14 岁以下的儿童。美国印第安人的研究显示该病的发病率为 2.015‰，4 岁以下儿童患病率最高。本病在成人中的发病率较低，但也有研究显示其在成人中的发病率有上升趋势，可能与成人性传播途径有关。本病在我国的流行病学数据缺乏，国内两家儿童医院的研究均显示传染性软疣是儿童皮肤科门诊的第八大常见疾病，占门诊量的 1.9% ~ 2.8%。

二、危险因素

患病前期游泳史是儿童传染性软疣的最常见危险因素。游泳者中传染性软疣的风险几乎是非游泳者的两倍，相对危险度（relative risk，RR）为 2.3，置信区间（confidence interval，CI）为 1.65 ~ 3.21。同样，频繁游泳者的风险大约是低频率游泳者的两倍（*RR* 2.0，*CI* 1.25 ~ 3.20）。一项来自澳大利亚布里斯班的研究，对从初级和次级医疗中心被诊断为传染性软疣的人进行了皮肤科评估以及关于游泳池使用情况的访谈（*n*=210，年龄 0 ~ 47 岁），研究显示患有更严重的传染性软疣患者（> 26 个病变）与游泳池相关活动有关，如使用学校游泳池（*RR* 1.86，*CI* 1.79 ~ 3.37）、与患有传染性软疣的人共用沐浴球（*RR* 2.79，*CI* 1.69 ~ 5.43）或浴巾（*RR* 1.57，*CI* 1.33 ~ 3.67）。

关于特应性皮炎是否为传染性软疣的危险因素目前存在争议。希腊的一项病例对照研究纳入了 110 名患有传染性软疣的儿童，并将该组的特应性皮炎患病率与以前的全国性横断面研究中传染性软疣的患病率进行对比，发现在传染性软疣队列中，18.2% 的患儿患有特应性皮炎，而全国调查中仅有 5% 的儿童患有特应性皮炎。另外一个来自美国的研究发现，患有传染性软疣的儿童特应性皮炎的患病率为 24%。而在法国进行的一项类似研究中，患有传染性软疣的儿童特应性皮炎的患病率为43%。但也有研究显示传染性软疣与特应性皮炎之间无相关性。

免疫缺陷病如DOCK8免疫缺陷综合征、获得性免疫缺陷综合征（acquired immunodeficiency syndrome，AIDS）等也是传染性软疣的危险因素，此类患者往往皮损更多，治疗难度更大。

一般认为用力搓澡可以造成皮肤屏障的机械性损伤，使皮肤的角质层受到破坏，导致对病毒的抵抗能力下降，增加了传染性软疣的发生风险，但目前缺乏大规模的对照研究。

三、生活质量

由于传染性软疣长期存在、新发和多发皮损的普遍存在，缺乏持续有效的治疗方法，频繁使用可能引起疼痛、瘢痕和/或色素异常的破坏性治疗模式，以及对其传播给他人的担忧，传染性软疣可能会在患者和/或患者的监护人中造成明显的心理社会困扰，并对患者的生活质量产生不良影响。此外，患者可能会经历不适的身体症状，如瘙痒或疼痛；暴露部位的病变可能会引起尴尬、困扰或焦虑。患有传染性软疣的成年人也可能因外观不佳、对涉及肛门生殖器区域的病变感到尴尬、担心传染给性伴侣，以及疼痛和瘙痒的不良影响而降低生活质量。一项小型研究调查了传染性软疣对患儿及其父母生活质量的影响，研究发现家长对传染性软疣的担忧显著高于患儿，有82%的家长表示“他们对传染性软疣担忧中等或极大”，但只有43%的患儿表示如此，这些差异可能与患儿多数年龄较小、对该病的认识不足有关。

第三节　临床表现

传染性软疣典型皮损为直径3～5mm大小的半球形丘疹，呈灰色或珍珠色，表面有蜡样光泽，有时呈半透明状，似水疱，故有“水瘊子”之称，中央有脐凹，内含乳白色干酪样物质即软疣小体（图12-1）。大多数患者无主观症状，但部分患者皮损处可伴有瘙痒或疼痛。

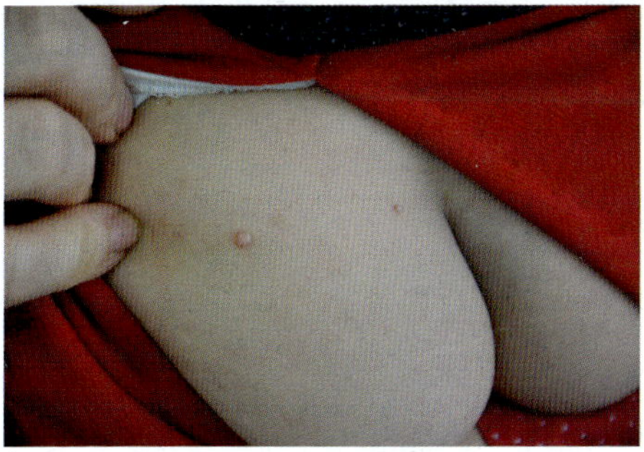

图 12-1　传染性软疣

左侧臀部可见数个米粒至黄豆大小的肤色丘疹，表面可见蜡样光泽，边界清楚。

一、发病部位

传染性软疣可发生于任何体表部位，在儿童，主要受累部位是暴露部位，如躯干、四肢、皮肤摩擦区域、生殖器和面部。在成人，皮损最常见的部位是下腹部、大腿、生殖器及肛周区。传染性软疣在儿童和成人发病部位的差异也反映了其不同的传播途径。在儿童中，外阴皮损主要是由于自我接种所致，不可作为性虐待的证据。

本病如发生在眼睑部位，则可引起结膜炎，去除疣体后结膜炎症状也会随之消退。口腔黏膜受累十分罕见，易被误诊。

二、特殊表现

在免疫缺陷患者，皮损可以发展到很大，直径超过 1cm，称为巨大传染性软疣。有时可在传染性软疣皮损周围出现湿疹样斑片，称为软疣皮炎，发生率为 9% ～ 47%。传染性软疣也可出现单个皮损的红肿表现，称为炎症性传染性软疣，是预后较好的标志，此特征需引起临床医师注意，勿当成继发细菌感染而给予抗生素治疗。

第四节　诊断与鉴别诊断

传染性软疣一般依据典型临床表现即可确诊，通常不需要其他辅助检查手段，但也有症状不典型者需结合以下检查用以协助诊断。

一、诊断

（一）皮肤镜检查

传染性软疣的皮肤镜特征为黄白色结构，包含两种形态：①皮损中心为黄白色结构（图 12-2）；②整个传染性软疣皮损为均质圆形或类圆形结构，而中央结构欠明显。黄白色结构根据其生长方式不同分为四类：圆形、多叶型、四叶草型和非定形型。

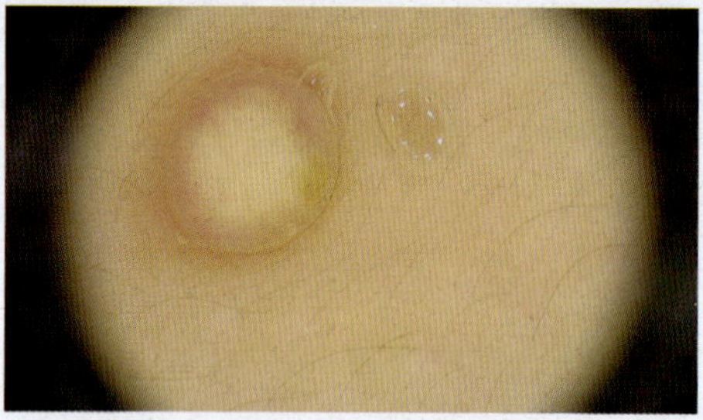

图 12-2　传染性软疣皮肤镜表现

皮损中央可见圆形黄白色结构。

（二）共聚焦显微镜检查

传染性软疣的共聚焦显微镜图像也具有其独特的特征，可观察到形态较大的圆形或椭圆形软疣小体，周围环绕着增生的角质形成细胞。低倍镜下增生的表皮细胞排列成圆梯状，呈现出中央火山口状的凹陷，与组织病理学特征一致。在共聚焦显微镜下观察到的软疣小体呈现出形态较大的圆形或椭圆形，与透射电镜下的观察结果相符。随着扫描深度的变化，软疣小体的折射率也不同，在纵向扫描中呈现出逐渐增高的亮度变化，这与软疣小体的发育过程相关。在早期，软疣小体富含角蛋白，在共聚焦显微镜图像中呈现为灰白色；而成熟以后，角蛋白含量减少，折射率降低，在共聚焦显微镜下呈现为暗黑色小体。

（三）直接镜检

临床上也可以刺破皮损挤出疣体，直接置于显微镜下观察，见到软疣小体的结构即可确诊，此方法比组织病理学检查简便，不需要经过固定、特殊染色、封片等步骤，直接使用 10% ～ 20% 的氢氧化钾溶解角蛋白观察即可。

（四）组织病理学检查

皮肤组织病理学检查为有创性检查，不是传染性软疣的常规诊断方法，一般仅用于临床不典型病例的确诊。典型病理特征如下：表皮增生呈梨状，伸入真皮，致表皮表面呈火山口样外观，增生的表皮内可见较多软疣小体，软疣小体为棘细胞内红染嗜酸性的小体（图 12-3）。电子显微镜下可在感染细胞的胞质内看到大量成熟的砖状形态病毒。

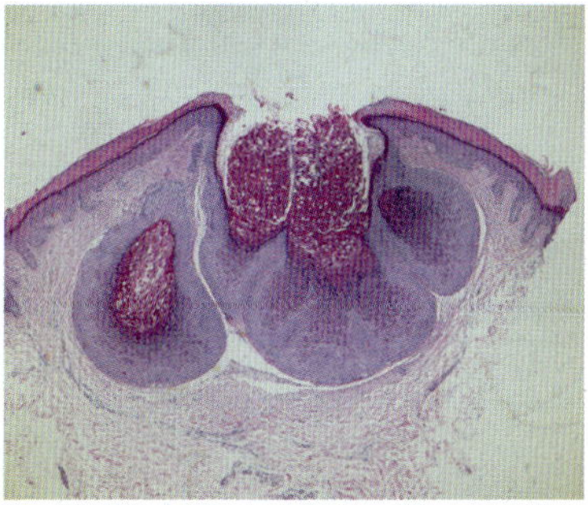

图 12-3　传染性软疣病理表现

表皮增生呈梨状，升入真皮，致表皮表面呈火山口样外观，增生的表皮内可见较多红染嗜酸性的小体。

二、鉴别诊断

单发较大的传染性软疣皮损需要与一些皮肤肿瘤，如基底细胞上皮瘤、角化棘皮瘤、化脓性肉芽肿等鉴别。泛发的传染性软疣，特别是在艾滋病患者需要与皮肤隐球菌病、马尔尼菲篮状菌病等机会性真菌感染鉴别。

第五节　治　　疗

传染性软疣的治疗目前存在较多问题，缺乏统一的治疗方案。

鉴于本病的自限性,传染性软疣是否需要治疗仍然存在争议。但本病自愈所需的时间比较长,平均自愈时间约 13 个月,30% 的病例超过 18 个月仍未愈,11% 的病例超过 2 年仍未愈,而且超过 40% 的病例可传染给家庭中的其他儿童。对于皮损较多、影响容貌或出现并发症的患者建议积极治疗。也有患者或监护人出于缓解瘙痒等不适、降低自我接种和传播风险等因素选择治疗。虽然本病的治疗手段很多,但是目前并无最佳治疗方案。

一、物理治疗

刮除术是临床上比较常用的治疗方法,原理是利用工具(刮匙、钻孔器等)等刺破传染性软疣皮损,将其内的软疣小体刮除。刮除术治疗成功率较高,一项以色列的研究显示,70% 的患儿仅需一次刮除术即可痊愈,另有 26% 的患儿需要两次刮除术方可痊愈。另一项加拿大的研究显示,多达 80.3% 的患儿仅需一次刮除术即可痊愈,且随访 6 个月无复发。刮除术在临床上的应用受限于患儿的配合度,尤其是年龄较小的患儿。

液氮冷冻治疗也是一种比较有效的物理治疗方式。一项科威特的研究显示,每周一次的液氮冷冻治疗,在 3 周的治愈率为 70.7%,在 16 周的治愈率为 100%。另一项来自巴基斯坦的研究显示,每周一次的液氮冷冻治疗,在 6 周的治愈率为 83.3%。液氮冷冻治疗由于疼痛的问题,患儿治疗配合度也不高。

此外,脉冲染料激光也可用于传染性软疣的治疗,安全性和有效性较高,但由于其花费较大,在临床实践中并不常用。

二、化学品治疗

化学品治疗主要通过产生炎症反应来破坏皮损。斑蝥素乳膏是一种磷酸二酯酶抑制剂,可以产生表皮内水疱,随后皮损受到破坏,愈合后不留瘢痕。但斑蝥素乳膏素治疗该病的治愈率报道不一,不同研究显示其治愈率在 15.4% ～ 100%,主要的不良反应是疼痛、水疱、色素沉着或减退。

氢氧化钾是一种碱性化合物,可溶解角蛋白,在临床上主要用于真菌镜检,但也有研究用其治疗传染性软疣。一项随机对照试验显示 10% 和 15% 的氢氧化钾治疗传染性软疣的治愈率分别为 58.8% 及 64.3%，且安全性好，无明显不良反应。

一项分脸治疗的比较性研究评估了冷冻治疗（面部左侧）与三氯乙酸（面部右侧）在艾滋病患者的面部播散性传染性软疣的疗效，总共进行了 2 次治疗，间隔 4 周，在第 8 周，三氯乙酸治疗侧皮损数量平均减少 90%，而冷冻治疗侧皮损数量平均减少 55%。

一项多中心、双盲、安慰剂对照研究显示 0.3% 和 0.5% 的鬼臼毒素治疗传染性软疣的治愈率分别为 52% 及 92%。另一项随机前瞻性对照试验显示，水杨酸凝胶治疗传染性软疣的治愈率为 87.5%。

三、免疫调节治疗

免疫调节治疗是通过刺激患者对感染的免疫反应，最终达到清除皮损的目的。咪喹莫特是一种免疫刺激剂，是 Toll 样受体 7 的激动剂，能够激活先天免疫和获得性免疫应答，临床上主要用于尖锐湿疣的治疗。一项前瞻性、随机试验比较了冷冻疗法和 5% 咪喹莫特乳膏在治疗传染性软疣种疗效，在 16 周时冷冻疗法治愈率为 100%，而 5% 咪喹莫特乳膏为 92%（差异无统计学意义），但皮肤不良反应在冷冻疗法组中更高。然而，一项系统综述表明，在短期改善（3 个月）或长期治愈（6 个月以上）方面，咪喹莫特与安慰剂比较无显著差异，并且可能会在局部产生不良反应，如疼痛、起疱、瘢痕和 / 或色素改变。咪喹莫特在传染性软疣中的治疗效果仍然存在争议。

西咪替丁是一种 H_2 受体拮抗剂，能够刺激迟发型超敏反应，小规模的病例研究发现口服西咪替丁对泛发性的传染性软疣效果不错，但缺乏大规模的随机对照实验。

干扰素 α 是一种促炎细胞因子，也用于治疗免疫抑制患者中严重或难治性的传染性软疣，皮下或皮损内注射均可，但目前只有个案报道或小规模病例研究。

念珠菌素是一种提取自白念珠菌的抗原，可刺激机体免疫反应，一项病例研究评估了皮损内注射念珠菌素在传染性软疣治疗中的效果，结果显示治愈率为 55%，部分缓解率为 37.9%。

二苯卡巴肼是一种普遍的接触致敏剂，可诱导延迟型超敏反应，一项病例研究评估了外用二苯卡巴肼在传染性软疣治疗中的效果，结果显示治愈率为 63.6%，部分缓解率为 13.6%。

四、抗病毒药物治疗

对于免疫抑制人群大范围的感染或反复感染的病例，可以考虑抗病毒药物西多福韦治疗。西多福韦最初用于治疗艾滋病患者的巨细胞病毒视网膜炎，但研究发现其治疗难治性传染性软疣效果不错，可外用 1% 或 3% 的乳膏，也可使用静脉制剂，但静脉输注治疗需注意肾毒性。

2024 年美国食品药品监督管理局批准了 10.3% 的 Berdazimer 凝胶用于 1 岁以上儿童及成人传染性软疣的治疗，成为美国首个且目前唯一用于家庭治疗传染性软疣的处方药。Berdazimer 钠是一种具有聚合结构的药物，其分子由聚硅氧烷骨架（Si-O-Si 键）构成，同时包含全程共价结合的 N- 重氮二氧化氮供体。在暴露于质子供体（例如水）的环境下，会促使聚合物中的 N- 重氮二氧化氮发生分解，进而释放出 NO 这一具有抗病毒作用的活性分子。一项荟萃分析纳入了多个 Berdazimer 凝胶治疗传染性软疣的随机对照试验，结果显示虽然 Berdazimer 凝胶的疗效优于对照组，但 8 周治愈率仅有 17%，而 12 周治愈率也只有 30%。目前该药物并未在中国上市，其在中国患者的疗效有待进一步研究。

第六节　预　　防

虽然传染性软疣十分常见，但目前并无用于预防传染性软疣的疫苗。本病并非我国法定传染病且危险性较小，患者不需要特殊隔离，特别是学龄期儿童，可正常上学。本病的预防措施主要在于卫生干预措施。患者应注意遮盖皮损以减少传染给他人的风险，避免与他人一起洗澡及共享浴巾等可以接触到皮损的生活用品。对于成人生殖器部位的传染性软疣患者，应该尽量避免与他人发生性关系，避孕套在传染性软疣中的保护效果一般，因为传染性软疣病毒可以通过皮肤接触传播，并不需要体液交换。

参考文献

[1] EHMANN R, BRANDES K, ANTWERPEN M, et al. Molecular and genomic characterization of a novel equine molluscum contagiosum-like virus. J Gen Virol, 2021, 102(3): 001357.

[2] ZOREC TM, ALM E, KARLBERG ML, et al. Comprehensive analysis of 66 complete molluscum contagiosum virus (MOCV) genomes: characterization and functional annotation of 47 novel complete MOCV genomes, including the first genome of MOCV genotype 3, and a proposal for harmonized MOCV genotyping indexing. mBio, 2023, 14(6): e0222423.

[3] MEZA-ROMERO R, NAVARRETE-DECHENT C, DOWNEY C. Molluscum contagiosum: an update and review of new perspectives in etiology, diagnosis, and treatment. Clin, Cosmet Investig Dermatol, 2019, 12: 373-381.

[4] 郑荣华. 常用搓澡巾易破坏皮肤保护层. 保健与生活, 2021, (16): 61.

[5] SCHAFFER JV, BERGER EM. Molluscum Contagiosum. JAMA Dermatol, 2016, 152(9): 1072.

[6] ACHDIAT PA, ADRIYANI KM, POSPOS AG, et al. Two Cases of Giant Molluscum Contagiosum on the Eyelids of HIV Patients Successfully Treated with Adjuvant Self-Applied Topical 20% Potassium Hydroxide Solution. HIV/AIDS (Auckl), 2021, 13: 993-997.

[7] SIL A, BHANJA DB, CHANDRA A, et al. BOTE sign in molluscum contagiosum. BMJ Case Rep, 2020, 13(9): 239142.

[8] 张芳, 梁森. 传染性软疣皮肤镜和共聚焦显微镜的图像特征. 中国麻风皮肤病杂志, 2018, 34(9): 543-545.

[9] LACARRUBBA F, MICALI G, TRECARICHI AC, et al. New Developing Treatments for Molluscum Contagiosum. Dermatol Ther (Heidelb), 2022, 12(12): 2669-2678.

[10] VAKHARIA PP, CHOPRA R, SILVERBERG NB, et al. Efficacy and Safety of Topical Cantharidin Treatment for Molluscum Contagiosum and Warts: A Systematic Review. Am J Clin Dermatol, 2018, 19(6): 791-803.

[11] TEIXIDÓ C, DÍEZ O, MARSAL JR, et al. Efficacy and safety of topical application of 15% and 10% potassium hydroxide for the treatment of Molluscum contagiosum. Pediatr Dermatol, 2018, 35(3): 336-342.

[12] WOUDEN JCVD, SANDE RVD, KRUITHOF EJ, et al. Interventions for cutaneous molluscum contagiosum. The Cochrane Database Syst Rev, 2017, 5(5): CD004767.

[13] MELCHERS RC, WILLEMZE R, JANSEN PM, et al. Generalized Molluscum Contagiosum Successfully Treated with Interferon-Alpha in a Patient with Folliculotropic Mycosis Fungoides. Case Rep Dermatol, 2019, 11(1): 52-56.

[14] KEAM SJ. Berdazimer Topical Gel, 10.3%: First Approval. Drugs, 2024, 84(3): 363-368.

[15] CALVI IP, MARQUES IR, CRUZ SA, et al. Safety and efficacy of topical nitric oxide-releasing berdazimer gel for molluscum contagiosum clearance: A systematic review and meta-analysis of randomized controlled trials. Pediatr Dermatol, 2023, 40(6): 1060-1063.

[16] SILVERBERG NB. Pediatric molluscum: an update. Cutis, 2019, 104(5): 301-305.

第十三章 其他痘病毒感染

迄今为止，我们对大多数脊椎动物宿主的痘病毒感染为何表现出严格的物种特异性，以及当痘病毒偶尔跃入新的宿主物种时如何导致人畜共患感染的机制仍知之甚少。脊椎动物痘病毒科中的正痘病毒属、副痘病毒属和亚塔痘病毒属中的部分病毒可跨种传播，引发人类感染。在本章中，除了前面章节重点介绍的几类痘病毒之外，我们将探讨已被报道感染人类的其他痘病毒，并就这些病毒的潜在传播途径及可能的影响进行深入讨论。我们将对痘病毒的宿主跃迁现象进行更广泛地审视，探究其在疾病传播和人畜共患感染中的角色，为预防和控制相关病毒感染提供更深入的理解及指导。

第一节 正痘病毒属

正痘病毒属中可致人类感染的病毒有骆驼痘病毒（camelpox virus，CMLV）、牛痘病毒、猴痘病毒及痘苗病毒，前面章节已对后三种痘病毒有详细介绍，本部分不再赘述。

骆驼痘病毒，最早由 Leese 于 1909 年在印度发现并描述。这是一种主要影响骆驼的病毒，在大量饲养骆驼的地区尤为常见，特别是在中东、东非和北非地区，该病毒常在夏秋季节出现暴发。骆驼痘是由骆驼痘病毒引起的传染病。骆驼痘病毒属于痘病毒科的正痘病毒属，是一种大型 DNA 病毒，具有复杂的病毒结构，能够在骆驼体内引发强烈的免疫反应。骆驼痘在几乎所有饲养骆驼的地区都有流行，除了澳大利亚。骆驼痘病毒主要通过受污染的环境、皮肤擦伤和气溶胶传播，也存在机械传播的可能性。临床表现从局部轻微损伤到严重的全身感染。病毒的潜伏期通常为 4 ～ 5 天，感染后，痘疹最先出现于骆驼的唇和鼻部，随后向其他部位的皮肤扩展。此外，病驼还可能发生角膜炎，导致角膜混浊。到目前为止，使用基于骆驼痘病毒的疫苗可以实现对骆驼痘的保护，但这在实践中并不常见，而且只有 6 个月以上的幼崽可受到保护。

从生物学特性和完整病毒基因组序列的系统发育分析来看，与其他正痘病毒相比，骆驼痘病毒最接近天花病毒。人们普遍认为，骆驼痘病毒的宿主范围仅限于骆驼这一种动物物种。然而，由于病毒具有跨物种传播的能力，2009 年在印度发现 3 名骆驼驯养员和看护员的手指及手背出现丘疹、水疱、溃疡，直至结痂等临床表现，且通过特异性抗原和抗体实验及核酸检测诊断其感染了骆驼痘病毒。然而，病毒仅从骆驼上成功分离出，进化树分析发现其与天花病毒近源。2014 年在苏丹发现 3 名骆驼牧民的皮肤上出现包括红斑、水疱和脓疱等病变，累及手臂、手、腿、背部和腹部，并在不到 2 个月内消退，无人际传播。通过核酸检测鉴定为骆驼痘病毒，并且从其中一个患者病变处分离出病毒。因此，当前的证据表明，在某些情况下，骆驼痘病毒在人类中可能具有轻微的致病性。人类感染骆驼痘病毒后可能出现类似天花的症状，但通常较为轻微，且病死率较低，对人类健康构成一定威胁。

第二节　副痘病毒属

副痘病毒属中有记录感染人的有羊口疮病毒（Orf virus，ORFV）、牛流行性口炎病毒（bovine papular stomatitis virus，BPSV）、伪牛痘病毒（pseudocowpox virus，PCPV）、海豹痘病毒（sealpox virus）和驯鹿副痘病毒（parapoxvirus of reindeer）。羊口疮病毒在第十一章已介绍，本部分不再赘述。该病毒包含 134 ～ 140kb 长度的双链 DNA，编码约 132 个基因，功能上分为两个部分，中心区主要编码与病毒 DNA 复制和转录所需的因子，ORFV 中心区含有 88 kb 长度的序列，负责编码与毒力、宿主范围、诱导炎症反应和免疫逃逸相关因子。

几个世纪以来，由于密切接触受感染的羊、山羊及牛，而引发的高度传染性脓疱性皮肤病，一直是牧羊人、牧场主和奶农所面临的严重问题。近年来，我们已认识到这些增生性脓疱性病变很可能是由一类被归类为副痘病毒的动物源性病毒所引起。除了感染上述有蹄类动物外，副痘病毒还可从海豹、骆驼、红鹿和驯鹿中分离出，且大多数副痘病毒能够感染人类（表 13-1）。

表 13-1　副痘病毒属及其感染人的方式、临床表现

病毒种 / 株	自然宿主 / 流行范围	其他宿主	感染人的传播方式	临床症状
羊口疮病毒（ORFV）	羊、山羊 / 全球	反刍动物、人	接触染病动物	传染性深脓疱疮；健康成人 3 ～ 6 周自愈；人传人少见
牛丘疹性口炎病毒（BPSV）	牛 / 全球	人	接触染病动物	局部脓疱疮；人传人少见
伪牛痘病毒（PCPV）	奶牛 / 全球	人	接触染病动物	局部脓疱疮；人传人少见
新西兰马鹿副痘病毒（PVNZ）	鹿 / 新西兰	无	无	无
海豹痘病毒	海豹 / 全球	人	染病动物撕咬、接触带毒动物	局部脓疱疮；人传人少见
驯鹿副痘病毒（可能来源于羊）	羊、鹿	人	接触染病动物	局部脓疱疮；人传人少见
Ausdyk 病毒	骆驼 / 非洲、亚洲	无	无	无
羚羊传染性深脓肿病毒	羚羊 / 全球	无	无	无

一、牛丘疹性口炎病毒

牛丘疹性口炎病毒（bovine papular stomatitis virus，BPSV）是一

种副痘病毒，与牛的鼻子、唇部和口腔黏膜上的丘疹及糜烂性病变相关。奶牛的乳头偶尔也会受到感染，且常传播给人类。该疾病最早于1884年在比利时被描述，并被命名为“la stomatite papillaire ou papillomateuse”(乳头状或乳头状口炎)。关于牛丘疹性口炎的确切特征由Plowright和Ferris以及Griesemer和Cole进行了描述，他们报道了采用细胞培养分离病毒并在小牛中再现疾病。第一份关于牛丘疹性口炎病毒传播给人类的报道由Carson和Kerr提出。研究者报道了巴西中西部地区的一起BPSV感染暴发，该疾病发生在附近的小型手工挤奶农场中，影响了20头奶牛，累及人类。临床症状表现为奶牛乳头上的疼痛性红色丘疹、溃疡及痂皮性增生病变，临床过程为7～12天。另有研究分析了2009—2014年格鲁吉亚人类感染痘病毒的地理分布和遗传特征，描述了BPSV患者感染的病原学等特征。

二、伪牛痘病毒

伪牛痘病毒(pseudocowpox virus)，又称副牛痘病毒，属于痘病毒科、副痘病毒属。这种病毒主要感染母牛的乳房和乳头，导致一种名为“伪牛痘”的疾病，本病又称为假牛痘、挤奶工疣和挤奶工结节，在世界各地的奶牛中都很常见。尽管我们现在所知的伪牛痘病早在20世纪30年代之前就存在于牛群中，但很难将本病与牛痘相区别。在对早期文献的回顾中，Bonnevie等人认识到一些名为“疫苗红斑”的天花疫苗接种形成的病变与真正的牛痘引起的病变不同，并且这些病变的疫苗材料无法预防牛痘及天花。Lipschutz等人将这种疾病称为副疫苗症，可以通过保尔斯测试(Pauls test)来区分引起挤奶工结节与牛痘的病原体，该测试通过将传染性物质接种到兔子的角膜上实现。1963年，人们从牛乳头的病变和挤奶工结节处的细胞中培养分离出了伪牛痘病毒，电镜显示其病毒颗粒类似于ORFV和BPSV。伪牛痘病毒粒子呈两端呈圆形的纺锤形，病毒大小约为190nm×296nm，其基因组为DNA，对乙醚敏感，且在氯仿中10分钟内可被灭活。

挤奶工结节的临床表现为结节性病变，呈紫红色，圆形，中心有凹陷。2005年，在巴西首次报道了一名19岁男性发生伪牛痘病毒和痘苗病毒共感染。他因反复接触患病动物，手指出现了结节性肿胀，逐渐变成丘疹，后演变成溃疡性脓疱，周边伴有大量炎性组织，通过PCR检测被证实同时感染了伪牛痘病毒和痘苗病毒。

伪牛痘病毒主要影响牛群健康，虽然对人类并不构成直接威胁，与病牛有密切接触的人群，如牧场工人、兽医等，仍需采取适当的防护措施，以避免任何潜在的跨物种传播风险。

三、海豹痘病毒

海豹痘是一种影响鳍足动物（海豹和海狮）和人的人畜共患病，可在囚禁和康复中的动物中发生。海豹痘病毒（sealpox virus）已在北大西洋、南大西洋和太平洋自由活动的鳍足动物中得到确认，并且在南极洲梅德女王地海域发现了感染情况。虽然，海狮痘病毒在分类学和遗传学上与太平洋鳍足动物中发现的其他海豹痘病毒有明显差异，但是为了方便起见，仍将海狮痘病毒归类为海豹痘病毒。

研究调查了北美2007—2009年间11家海洋哺乳动物中心的每一名工作人员，并对其中31名海洋哺乳动物工作者进行访谈，以了解他们对海豹痘病毒的认识和诊治经验，并确定海豹痘病毒在海洋康复中心引起暴发的相关因素，发现工作人员曾患有海豹痘。加强工作场所的管理有助于减少人类感染的风险。

另外，有研究描述一名30岁海洋哺乳动物技术员被海豹咬伤手部，在右手上出现与ORFV感染非常相似的病变。他的手背最先出现一个质韧结节，逐渐演变成一个暗灰色的水疱性病变，呈现出同心环样灰/白色图案。通过对病变处进行聚合酶链反应扩增病毒DNA序列分析表明，其起源于海豹痘病毒。患者负责的海豹在口周有类似痘病的病变。

四、驯鹿副痘病毒

驯鹿副痘病毒（parapoxvirus of reindeer）是一种属于副痘病毒属的病毒，主要感染驯鹿，并可引发一系列的临床症状。驯鹿副痘病毒的病毒粒子通常较大，具有复杂的结构，包括核心、侧体和包膜。其核心含有与蛋白结合的病毒DNA。该病毒具有线型双链DNA基因组，这是痘病毒的一个典型特征。在驯鹿体内，该病毒可引起局部或全身的皮肤损害，包括脓疱和溃疡等。此外，病毒还可能影响驯鹿的免疫系统和整体健康状况。

有研究报道描述了5例感染人类的病例，其皮肤病变表现与ORFV感染相似。其中4例患者中，副痘病毒感染可能源自驯鹿，第5例涉及麝牛。其中2例涉及驯鹿的病例尤其引人关注，因为感染是间接发生的。对在疾病暴发期间从驯鹿幼崽采集的活检组织以及麝牛尸体后续样本制备的负染色悬液进行电子显微镜检查，结果发现具有特征性的副痘病毒颗粒。其中一名患者，感染伴随发热、淋巴结肿大和恶心，经过数日的盐酸多西环素治疗后症状消失。

尚无确凿证据表明驯鹿副痘病毒能直接感染人类。驯鹿副痘病毒主要感染驯鹿，通常被认为是一种动物病原体，不具有明确的人畜共患性。然而，如果人类接触到感染驯鹿的动物组织或分泌物，可能会导致间接传播和感染。因此，尽管尚未发现直接感染的证据，但是，与感染病毒的驯鹿密切接触的人群，特别是养殖人员、研究人员和兽医等，应采取适当的防护措施以降低潜在风险。

第三节　亚塔痘病毒属

亚塔痘病毒（Yatapox virus）能在细胞质中复制，编码许多用于转录和复制的酶，具有大于134 kb的双链DNA基因组。亚塔痘病毒属于痘病毒科（*Poxviridae*）的脊索病毒亚科（*Chordopoxvirinae*）。这个属中有三种病毒：亚巴猴肿瘤病毒（Yaba monkey tumour virus，YMTV）、塔纳痘病毒（Tanapox virus，TANV）及类似猴瘤病毒（Yaba-like disease virus，YLDV）。其中，亚巴猴肿瘤病毒和塔纳痘病毒最为常见，因此得名亚塔痘病毒Yatapox。塔纳痘病毒和亚巴猴肿瘤病毒主要感染赤道非洲的灵长类动物，可能通过叮咬昆虫传播给人类。亚塔痘病毒具有生长缓慢的特点，并且亚巴猴肿瘤病毒能够诱导灵长类动物产生肿瘤。这三种病毒的来源都可追溯到灵长类动物，且在赤道非洲的灵长类动物中感染频繁。然而，目前尚不清楚灵长类动物是否是这些病毒的自然宿主，或者仅仅是它们的中间宿主。亚塔痘病毒可引起人畜共患病感染，在肯尼亚的塔纳河流域和扎伊尔的扎伊尔河附近经常发生。

一、亚巴猴肿瘤病毒

1957 年，Bearcroft 和 Jamieson 在尼日利亚拉各斯的亚巴（Yaba）工作时，在一只恒河猴身上发现了皮肤肿瘤，随后又在同一动物群落中发现了其他进口恒河猴有类似的肿瘤。肿瘤的聚集发生提示着一种传染性因子的存在，随后 Andrewes 及其同事确定致病因子为一种痘病毒。这种病毒因其起源地和在灵长类动物中诱导肿瘤的能力而被称为亚巴猴肿瘤病毒（Yaba monkey tumour virus，YMTV）。之前感染过牛痘病毒或猴痘病毒的动物仍然对亚巴猴肿瘤病毒感染具有易感性。同样地，虽然亚巴猴肿瘤病毒感染动物的血清能识别被亚巴猴肿瘤病毒感染的细胞，但这些血清不能识别被牛痘病毒或猴痘病毒感染的细胞，而被牛痘病毒或猴痘病毒感染的动物的血清也不能识别被亚巴猴肿瘤病毒感染的细胞。对于那些接种过天花疫苗的人类而言，亚巴猴肿瘤病毒会导致皮肤病变，表明亚巴猴肿瘤病毒可感染人类，而这种感染不受天花疫苗的预防。

二、类似猴瘤病毒（Yaba-like disease virus，YLDV）

1966 年，美国发生了三起痘病毒感染的暴发事件，分别发生在得克萨斯州的布鲁克斯空军基地、俄勒冈州地区灵长类动物中心及加利福尼亚州戴维斯的国家灵长类动物生物学中心。值得注意的是，每起感染都起源于同一进口商养的灵长类动物的共同居住地。在得克萨斯州的暴发事件期间，从一只感染了的恒河猴的皮肤病变中分离出了一种病毒，对该病毒的结构和抗原性质进行分析，证实其是一种痘病毒，并与亚巴猴肿瘤病毒相关。然而，它与亚巴猴肿瘤病毒有两个方面不同：首先，受过亚巴猴肿瘤病毒感染动物的血清比新病毒更有效地中和了亚巴猴肿瘤病毒；其次，虽然这两种病毒在细胞培养中都缓慢地诱导细胞病理变化，但新病毒不会诱导出亚巴猴肿瘤病毒特有的小肿瘤。因此，这似乎代表了一种新的病毒物种。在其他灵长类动物中心，如俄勒冈州地区灵长类动物中心和加利福尼亚州戴维斯的国家灵长类动物生物学中心，也分离出了与之无法区分的病毒。俄勒冈州的病毒被称为1211病原体，得克萨斯州的病毒被称为与亚巴病毒相关（Y-R）病毒，而加利福尼亚州的病毒被称为类似猴瘤病毒。这些很可能代表了同一物种。

三、塔纳痘病毒

人类最初感染塔纳痘病毒（Tanapox virus，TANY）事件发生在1957年和1962年的肯尼亚塔纳河谷。这两次疾病的流行都与大规模洪水泛滥相关。在这一时期，蚊子数量众多，据估计人群中平均每小时有多达600次被蚊虫叮咬。因此，人们认为本病是通过昆虫叮咬将疾病从患病动物传播给人类。本病通常为发热性自限性疾病，患者出现发热以及一个或两个类似痘疮但无脓疱的水疱性病变。本病的病原体根据其被分离的地理位置被命名为塔纳痘病毒，属于痘病毒科亚塔痘病毒属。随后，人们在进口到美国研究实验室的灵长类动物中发现了塔纳痘病毒感染的情况，于是开展了对肯尼亚、埃塞俄比亚、喀麦隆、科特迪瓦、利比里亚及塞内加尔等国家在内的12种非人灵长类动物血清学的调查；在这些国家所调查的全部物种中，都检测到了血清阳性结果。因此，目前认为赤道非洲各地的非人灵长类动物是塔纳痘病毒的自然宿主，而人类是偶发宿主。基于人类塔纳痘病毒感染的病例与非人灵长类动物的地理分布范围的重叠性，生态位模型预测塔纳痘病毒可能会从索马里一直传播到塞内加尔。

塔纳痘病毒在特定地理区域内的人类感染也很常见。一项对1971年塔纳河流域人群进行的血清学调查结果显示，16.3%的人群具有塔纳痘病毒抗体。在1962年最后一次塔纳痘病毒暴发后的记录中，显示同年出生的儿童体内也可检测到病毒抗体。有人认为蚊虫叮咬可能是本病的传播途径，因为同一血清中对塔纳痘病毒和西尼罗病毒（一种由蚊子叮咬传播的黄病毒）抗体的检测率和分布显示了非常相似的模式。另一项研究显示，1976年9.2%在塔纳河沿岸居住的人群具有对塔纳痘病毒的中和抗体。在扎伊尔进行的一项类似研究报告显示，1979—1983年间有264例经实验室确认的塔纳痘病毒感染病例，其中50%的患者年龄＜15岁。曾有报道显示前往非洲的旅行者被感染了塔纳痘病毒。近年，一名61岁的女性在南非克鲁格国家公园担任志愿者期间被发现感染塔纳痘病毒。塔纳痘病毒感染可通过 PCR 进行诊断。表 13-2 总结了自 1957 年至 2022 年已报道的坦纳痘病毒感染事件。

表 13-2　人和灵长类动物感染塔纳痘病毒情况（1957—2022 年）

年份	疫源地	流行情况
1957 年	肯尼亚塔纳河谷	数个瓦帕科莫学校孩童被诊断感染塔纳痘病毒
1962 年	肯尼亚塔纳河谷加里萨地区	约 50 名瓦帕科莫部落村民感染
1965—1966 年	美国，灵长动物托寄点	感染的猕猴被发往俄勒冈、加州、德州动物实验中心
1966—1968 年	美国，实验室感染	数个俄勒冈、加州实验中心的工作人员操作染病猕猴后感染
1971 年	攻毒实验	志愿者被给予塔纳痘病毒，监测临床症状及疾病进展
1979—1983 年	刚果蒙加拉	357 例报道，264 例实验室确诊
1999 年	坦桑尼亚巴加莫约	德国游客回国后确诊
2002 年	塞拉利昂	到达塞拉利昂后 2 周感染，被送往纽约医院治疗
2004 年	刚果	职业暴露于染病猩猩，已发病，返回美国后确诊
2022 年	南非克鲁格国家公园	61 岁女性可能因蚊、蜱、蜘蛛等叮咬

第四节　其他新发现的痘病毒

目前有多项研究报道指出，新型痘病毒存在于动物群体中，其中包括一些未知的病毒株。尽管这些病毒主要在野生动物中发现，但它们对人类的潜在危害尚不明确。由于这些病毒的传播途径和宿主范围尚未完全了解。因此，我们亟须对其演变和影响进行更深入的研究。随着人类与野生动物接触的增加，特别是在野生动物贸易和栖息地被破坏不断加剧的情况下，病毒传播给人类的风险可能会进一步提高。我们迫切需要加强监测和研究工作，以全面了解这些病毒的行为和潜在威胁，并制定相应的预防和控制策略，以保障人类和动物的健康。

一、感染人类的新型痘病毒

感染人类的新型痘病毒是指近年来发现或变异的，能够感染人类并引起疾病的痘病毒种类。这些病毒可能源自动物痘病毒，经过某种形式的变异或适应，获得了感染人类的能力。研究报道了一位接受肾移植的45岁男性患者出现了之前未知的痘病毒皮疹疾病。患者起初被误诊为蜂窝组织炎，多次手术后，组织病理学发现密集的炎症浸润。鉴别诊断排除了单纯疱疹病毒和水痘带状疱疹病毒感染。在接受糖皮质激素冲击治疗后，患者出现了更多的病变，并怀疑为水痘带状疱疹病毒感染。最后通过组织培养和电镜观察确定了病毒的存在，但未能明确其分类。患者既往无外出旅行史，但曾接触过一只背部伴有脓肿的猫。

研究报道了两名感染新型痘病毒的患者。患者1为17岁女性，来自美国田纳西州东部，于2012年出现右面部红斑，病变逐渐发展为疼痛性褐色结节，并伴有局部淋巴结肿大，病理学评估结果显示为痘病毒感染。她曾于2007年接受了同种异体心脏移植手术，并长期服用免疫抑制药物。患者应用局部和口服抗病毒药物治疗。患者既往照料马匹并长期暴露于马厩环境，可能由此导致了副痘病毒感染。患者否认与其他可能感染源的接触。患者2为28岁女性，既往免疫功能正常，来自美国密苏里州西部，2013年右手示指和拇指之间虎口处出现了一个蚕豆大小的结节，伴右腋下淋巴结肿大，无发热。患者在驯服一匹驴时右手擦伤，在擦伤处逐渐出现小丘疹并发展成结节。组织病理学显示有嗜酸性包涵体，提示痘病毒感染。

两名患者的皮肤活检均显示为典型的痘病毒感染，表现为表皮棘细胞增生，角质形成细胞气球样变和坏死，伴有大量的胞质包涵物，真皮水肿，毛细血管增生和淋巴细胞等混合性炎症细胞浸润，同时表皮角质层有细菌定植。透射电镜观察显示样本中存在形态上与痘病毒一致的椭圆形病毒颗粒（200～300）nm×（100～150）nm。

高 GC 碱基 PCR 检测确认了痘病毒感染，而其他 PCR 检测未显示出副痘病毒的存在。系统发育分析发现患者皮损分离物中存在一种新型高 GC 痘病毒。这些患者提示了免疫受损和免疫正常个体在病变表现上的差异，免疫正常患者的病变通常为自限性，而免疫受损患者则在非典型部位出现较大且快速生长的外生性病变。

对来自两名患者皮损分离物的扩增序列进行系统发育分析表明存在一种新型高 GC 痘病毒。该扩增子序列与副痘病毒属病毒具有 88% 的相似性，并与软疣病毒属的软疣病毒具有 78% 的相似性。值得注意的是，已知的人畜共患副痘病毒（口蹄疫病毒、假牛痘病毒和牛流行性口炎病毒）与从两名患者皮损分离物中测序的相同扩增子上具有 92% 的相似性。

2013 年，来自格鲁吉亚的两名男子在接触病牛后出现皮肤损伤。两人从未接种过天花疫苗。利用实时聚合酶链反应对病变材料进行非天花病毒正痘病毒定量检测，结果呈阳性，DNA 序列分析显示一种新的正痘病毒物种。在随后的流行病学调查中，没有发现新的患者。然而，在病牛和捕获的啮齿动物及鼩中发现其暴露于正痘病毒的血清学证据。2010 年发生的人类感染病例是在对存档标本进行回顾性检测时诊断的，该患者最初诊断为炭疽。在与动物接触后出现皮肤损伤的人群中，应考虑直接接触病毒感染所致。

2015 年，一名来自美国阿拉斯加内陆的女性患者出现与痘病毒感染一致的皮肤损伤。从病变中分离出一种病毒，后经实验室检测证实是一种正痘病毒。在确定的 4 名密切接触者中，没有发现活动性感染迹象或近期感染证据。患者的感染源没有确定。可能的接触途径包括通过接触患者的同居伴侣或患者住所内或周围的野生小型哺乳动物。系统发育分析表明，该病毒代表一个以前未被描述的正痘病毒遗传谱系。调查结果显示，患者在费尔班克斯或其附近接触病毒后受到感染。这一结论提出了关于正痘病毒属的地理起源的问题。

2015 年，从美国阿拉斯加州的一位居民身上分离出一种新型痘病毒，序列分析表明，该病毒属于正痘病毒属，但远不同于目前已知其他病毒。该病毒具有 210 797bp 基因组序列，包含 206 个预测的开放阅读框。对基因组保守中心区域的系统发育分析表明，阿拉斯加分离株与旧大陆正痘病毒属具有共同的祖先，并且与新大陆正痘病毒属不同。我们提出该分离株作为新的正痘病毒属物种阿拉斯加痘病毒（Alaskapox virus，AKPV）。2024 年 2 月，美国阿拉斯加公共卫生部报道了最近发现的与天花和猴痘属于同一属的病毒的首例死亡病例。

二、其他需要警惕的新型痘病毒

龟鳖科痘病毒是指感染龟鳖科动物的一类痘病毒。这类病毒具有特定的宿主范围，主要影响龟、鳖等爬行动物。龟鳖科痘病毒具有典型的痘病毒结构，包括核心、衣壳和包膜，其基因组为双链 DNA，相对较大且复杂。尽管已有大量海龟中病毒的描述，但关于龟鳖科动物中痘病毒的信息仍然很少，到目前为止还没有分子序列数据。近期的研究首次对一种新型痘病毒进行了表征，暂命名为龟鳖科痘病毒 1（cheloniid poxvirus 1，ChePV-1）。澳大利亚昆士兰中部海岸捕获的绿海龟皮肤组织经组织学检查、透射电子显微镜、DNA 提取和基因组测序，发现新型 ChePV-1 与其他已知痘病毒显著不同，且与禽痘病毒（shearwater poxvirus 2，SWPV2）的序列相似性最高（89.3%），表明新型 ChePV-1 可能起源于与禽痘病毒类似的祖先分化出来。研究证明海龟物种中存在痘病毒感染的证据，也是鸟类宿主界限被跨越的罕见证据。这一发现需要进一步进行近距离物种之间的痘病毒感染，以及病原学和疾病的体内外研究。

参考文献

[1] DURAFFOUR S，MEYER H，ANDREI G，et al. Camelpox virus. Antiviral Res，2011，92（2）：167-186.

[2] BERA BC，SHANMUGASUNDARAM K，BARUA S，et al. Zoonotic cases of camelpox infection in India. Vet Microbiol，2011，152（1-2）：29-38.

[3] KHALAFALLA AI，ABDELAZIM F. Human and Dromedary Camel Infection with Camelpox Virus in Eastern Sudan. Vector Borne Zoonotic Dis，2017，17（4）：281-284.

[4] CARAVAGLIO JV, KHACHEMOUNE A. Orf Virus Infection in Humans: A Review With a Focus on Advances in Diagnosis and Treatment. J Drugs Dermatol, 2017, 16(7): 684-689.

[5] GASPARI V, DENTALE N, CESINARO AM, et al. Are Parapoxvirus zoonotic diseases doomed to remain neglected? New Microbiol, 2022, 45(4): 358-362.

[6] ABRAHÃO JS, SILVA-FERNANDES AT, ASSIS FL, et al. Human Vaccinia virus and Pseudocowpox virus co-infection: clinical description and phylogenetic characterization. J Clin Virol, 2010, 48(1): 69-72.

[7] CLARK C, MCINTYRE PG, EVANS A, et al. Human sealpox resulting from a seal bite: confirmation that sealpox virus is zoonotic. Br J Dermatol, 2005, 152(4): 791-793.

[8] DE SANT'ANA FJ, RABELO RE, VULCANI VA, et al. Bovine papular stomatitis affecting dairy cows and milkers in midwestern Brazil. J Vet Diagn Invest, 2012, 24(2): 442-445.

[9] KHMALADZE E, MAULDIN MR, TSAGURIA D, et al. Geographic distribution and genetic characterization of poxviruses from human infections in Georgia, 2009-2014. Arch Virol, 2021, 166(6): 1729-1733.

[10] ROESS AA, LEVINE RS, BARTH L, et al. Sealpox virus in marine mammal rehabilitation facilities, North America, 2007-2009. Emerg Infect Dis, 2011, 17(12): 2203-2208.

[11] MONROE BP, NAKAZAWA YJ, REYNOLDS MG, et al. Estimating the geographic distribution of human Tanapox and potential reservoirs using ecological niche modeling. Int J Health Geogr, 2014, 13: 34.

[12] DHAR AD, WERCHNIAK AE, LI Y, et al. Tanapox infection in a college student. N Engl J Med, 2004, 350(4): 361-366.

[13] BIRKHEAD M, GRAYSON W, GROBBELAAR A, et al. Tanapox, South Africa, 2022. Emerg Infect Dis, 2023, 29(6): 1206-129.

[14] ZIMMERMANN P, THORDSEN I, FRANGOULIDIS D, et al. Real-time PCR assay for the detection of tanapox virus and yaba-like disease virus. J Virol Methods, 2005, 130(1-2): 149-153.

[15] LAKIS NS, LI Y, ABRAHAM JL, et al. Novel Poxvirus Infection in an

Immune Suppressed Patient. Clin Infect Dis, 2015, 61(10): 1543-1548.

[16] OSADEBE LU, MANTHIRAM K, MCCOLLUM AM, et al. Novel poxvirus infection in 2 patients from the United States. Clin Infect Dis, 2015, 60(2): 195-202.

[17] SPRINGER YP, HSU CH, WERLE ZR, et al. Novel Orthopoxvirus Infection in an Alaska Resident. Clin Infect Dis, 2017, 64(12): 1737-1741.

[18] DEVI S. First fatality from Alaskapox virus. Lancet Infect Dis, 2024, 24(5): 282.

[19] MUNGMUNPUNTIPANTIP R, WIWANITKIT V. Orf, a Human Parapoxvirus Infection. Adv Exp Med Biol, 2024, 1451: 171-181.

[20] LEDERMAN ER, AUSTIN C, TREVINO I, et al. ORF virus infection in children: clinical characteristics, transmission, diagnostic methods, and future therapeutics. Pediatr Infect Dis J, 2007, 26(8): 740-744.

[21] KUHL JT, HUERTER CJ, HASHISH H. A case of human orf contracted from a deer. Cutis, 2003, 71(4): 288-290.